全国医药卫生类院校精品教材

五官科护理

WUGUANKE HULI

主　编　周　哲

副主编　尹梅华　彭培艳

编　者　李海念　史伦梅　熊水香

李　婉　罗　婷

中南大学出版社
www.csupress.com.cn

图书在版编目（CIP）数据

五官科护理 / 周哲主编. —长沙：中南大学出版社，2018.12

ISBN 978-7-5487-3253-2

Ⅰ. ①五… Ⅱ. ①周… Ⅲ. ①五官科学—护理学—高等职业教育—教材 Ⅳ. ① R473.76

中国版本图书馆 CIP 数据核字（2018）第 098783 号

五官科护理

周　哲　主编

□责任编辑　郑　伟　白　婧
□责任印制　易建国
□出版发行　中南大学出版社
社址：长沙市麓山南路　邮编：410083
发行科电话：0731-88876770　传真：0731-88710482
□印　　装　定州市新华印刷有限公司

□开　　本　787×1092　1/16　□印张 18　□字数 414 千字
□版　　次　2018 年 12 月第 1 版　□ 2018 年 12 月第 1 次印刷
□书　　号　ISBN 978-7-5487-3253-2
□定　　价　49.00 元

前言

《五官科护理》编者根据教育部“十三五”国家级规划教材的要求，配合《国家中长期教育改革与发展纲要》文件的相关精神来编写此书。

本教材的主要特点体现在以下几方面：

一、教材编写架构分为眼科护理学、耳鼻咽喉科护理学和口腔科护理学三篇，各篇内容包括应用解剖和生理、专科护理概述、专科常用诊疗护理技术、专科疾病护理、康复与卫生保健等，并且在专科疾病护理中减少了临床上不常见疾病的介绍。

二、贯穿以整体护理观为指导，以护理程序为框架的编写思路，注重护理诊断/问题的应用，以期培养学生科学的临床思维和工作方法，提高处理临床护理问题的能力。

三、在教材中除解剖和生理以外的所有章节均设置“预习案例”及“案例评析”板块，穿插的典型案例与教材内容的关联性强，便于学生理解和运用所学知识。

本教材对培养学生成为高素质的技术型专门人才大有裨益，也为临床护士提供有利的参考。

为提高本教材的质量，满足教学需要，在编写时参考了大量国内外资料和教科书，其中的参考书籍在书后列出。在此对本教材所有参考书籍的作者表示诚挚的感谢和敬意。

鉴于编者的学识有限，时间仓促，书中仍难免存在错误与疏漏，恳请专家、读者和使用本教材的广大师生谅解并予以指正。

编　者

目录

第一篇 眼科护理学

第一篇　眼科护理学

第一章
眼的应用解剖和生理

学习目标

1. 了解眼球壁的组成及其解剖生理特征，了解视觉的传导通路。

2. 熟悉眼附属器各部的解剖生理特征。

3. 掌握眼内容物的解剖生理特征。

眼为视觉器官，包括眼球、视路和眼附属器三部分。眼球接受外界光线成像于视网膜，经视路传导至视皮质产生视觉。眼附属器对眼球起保护、运动等作用。

第一节　眼球的应用解剖和生理

眼球（eye ball）近似球形，正常眼球的前后径出生时约 16mm，3 岁时达 23mm，成年时平均为 24mm，垂直径和水平径比前后径略小。

眼球位于眼眶前部，前面有眼睑保护，周围有眶脂肪垫衬，借眶筋膜、韧带与眶壁相连，后部受眶骨壁保护。眼球向前方平视时，一般突出于外侧眶缘 12 ～ 14mm，两眼间相差通常不超过 2mm。

眼球的结构和视觉的形成

眼球由眼球壁和眼球内容物两部分组成（图 1-1）。

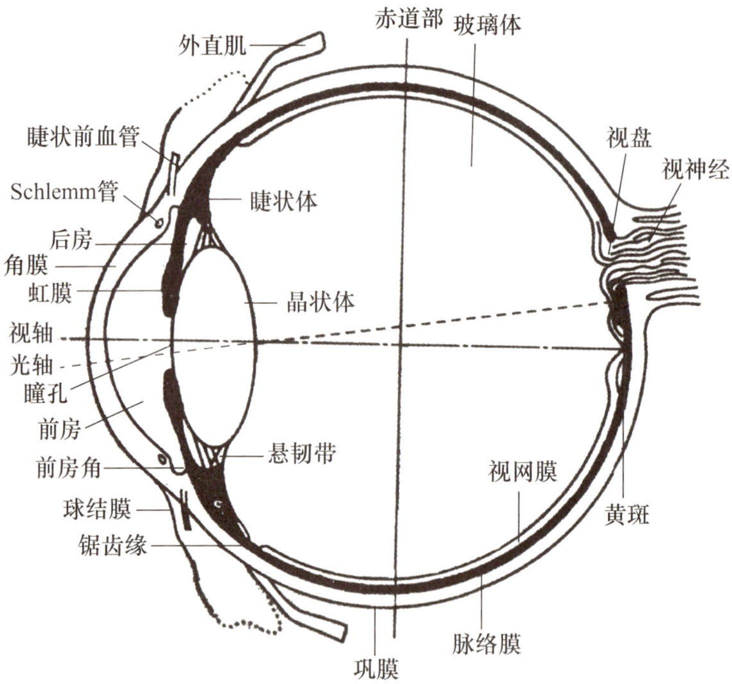

图 1-1　眼球的应用解剖

一、眼球壁

眼球壁由外、中、内三层膜构成，外层为纤维膜，中层为葡萄膜，内层为视网膜。

角膜和虹膜

（一）外层

由坚韧致密的纤维组织构成，故称纤维膜，前面 1/6 为透明的角膜，后面 5/6 为瓷白色不透明的巩膜，两者移行部分为角巩膜缘。它们的主要生理功能是保护眼内组织和维持眼球的形状，角膜还有透光和屈光作用。

1. 角膜　位于眼球前极中央，向前微突，嵌在巩膜上呈略向前凸的透明横椭圆形，横径为 11.5 ～ 12mm，垂直径为 10.5 ～ 11mm，前表面中央 1/3 区域称光学区，近似球面，周边部较扁平。角膜的，中央部较薄，0.5 ～ 0.55mm，周边部相对较厚约 1mm，是眼屈光系统的重要组成部分。

组织学上角膜由外向内分为五层：

（1）上皮细胞层：为复层扁平上皮细胞，无角化，再生能力强，损伤后快速修复且不留瘢痕。

（2）前弹力层（前界层）：为一层无细胞成分的均质透明膜，无再生能力。

（3）基质层（实质层）：占角膜厚度的 90%，由胶原纤维束薄板组成，损伤后不能再生，由不透明纤维组织代替，形成瘢痕。

（4）后弹力层（后界层）：为较坚韧的透明均质膜，有弹性，对化学物质和细菌毒素的抵抗力强，损伤后可再生。

（5）内皮细胞层：由单层六角形扁平细胞构成，具有角膜–房水屏障功能，正常情况下房水不能透过此层渗入角膜组织。对角膜正常生理及光学性能的保持有重要作用。

角膜的特点。①透明：角膜是最主要的屈光介质，其屈光力占眼球总屈光力的3/4。②代谢缓慢：角膜无血管，如出现新生血管是重要的病理改变，角膜的营养主要依赖于房水、角膜缘血管网和泪液，故损伤时修复缓慢。③弯曲度规则：角膜每条径线或每部分的屈折力基本相等，进入眼内的光线经屈折后，聚焦在视网膜上而形成清晰物像；如果弯曲度不规则可出现散光。④感觉敏锐：角膜有丰富的三叉神经末梢分布，对微小刺激即产生显著反应。

2. 巩膜　质地坚韧，呈乳白色，由致密的胶原纤维和弹力纤维交错构成。巩膜厚度各处不同，眼外肌附着处最薄，后极部（视神经周围）最厚。

3. 角巩膜缘　是角膜和巩膜的移行区。宽约1mm，呈半透明状。此处可见角巩膜缘血管网，分浅、深两层：浅层由结膜血管分支构成；深层由睫状前血管分支构成。角膜、巩膜、虹膜睫状体炎症时，角巩膜缘血管网可发生充血，称睫状充血。角巩膜缘深部有环形的施莱姆管（schlemm），向内经小梁网与前房角相通。小梁网及施莱姆管在房水排出过程中起重要作用。角巩膜缘是十分重要的解剖部位，又是临床上许多内眼手术切口的标志部位。另外，角巩膜缘比较薄弱，也是眼球钝挫伤时眼球破裂的常见部位。

（二）中层

为葡萄膜（uvea），因含丰富的血管及色素故又称血管膜、色素膜，主要起营养及遮光作用。自前向后分为虹膜、睫状体和脉络膜三部分。

1. 虹膜（iris）　为一圆盘状膜，位于角膜后面，晶状体前面，并将晶状体前的眼内空隙分隔为前房和后房。虹膜中央有一个2.5～4mm的圆孔，即瞳孔（pupil），虹膜周边与睫状体连接处为虹膜根部。虹膜颜色因种族而异，我国人多呈棕褐色。虹膜表面有辐射状凹凸不平的皱褶，称虹膜纹理。

虹膜组织内有两种肌肉：环绕瞳孔周围的瞳孔括约肌（副交感神经支配），有缩瞳作用；向虹膜周边部呈放射状排列的瞳孔开大肌（交感神经支配），有散瞳作用。由于这两种平滑肌的协调运动，瞳孔能随外界光线的强弱而缩小或扩大，以调节进入眼内的光线，保证视网膜成像清晰。光照下瞳孔缩小，称为瞳孔对光反射。当注视近物体时，瞳孔也缩小、同时发生调节和辐辏，称为近反射。瞳孔大小还与年龄、屈光状态、神经精神状态等因素有关，幼儿、老年人瞳孔小，交感神经兴奋时瞳孔散大。

2. 睫状体（ciliary body）　位于虹膜根部与脉络膜之间，为宽约6mm的环状组织，其矢状面略呈三角形。睫状体前1/3较肥厚称睫状冠，宽约2mm，内表面有70～80个纵行放射状突起称睫状突，后2/3薄而扁平称睫状环或称睫状体扁平部，此处血管少，又无重要组织，是玻璃体手术的切口部位。

睫状体主要有两个功能：

（1）调节功能：睫状肌收缩与舒张，可以松弛或拉紧悬韧带，从而调节晶状体的厚度，使屈光力根据需要增强或减弱。

（2）分泌功能：睫状突上皮细胞分泌房水。

3. 脉络膜（choroid） 位于巩膜与视网膜之间，前起锯齿缘，后止于视盘周围，有丰富的血管和色素细胞，有充分遮光暗房作用，能提高视网膜的像质。脉络膜血液主要来自睫状后短动脉，血管多，血容量大，约占眼球血液总量的65%，为视网膜外层和黄斑区提供血液。血液中病原体也易经脉络膜扩散。脉络膜无感觉神经分布，故脉络膜炎不引起疼痛。

（三）内层

内层为视网膜（retina），是一层透明的膜，是眼的感光部分，前起锯齿缘，后止于视神经盘，位于脉络膜的内侧。按胚胎发育来源，可分为两层，外层为色素上皮层，内层为视网膜神经感觉层。两层间有潜在间隙，临床上视网膜脱离即由此处分离。

视网膜后极部有一中央无血管的凹陷区，称为黄斑，是由于该区富含叶黄素而得名。其中央有一小凹，称为黄斑中心凹，是视网膜上视觉最敏锐的部位。中心凹处可见反光点，称中心凹反射。

视网膜神经感觉层主要由三级神经元构成，感光细胞是第一级神经元，分视锥细胞和视杆细胞两种。视锥细胞主要分布在黄斑区，感强光（明视觉）和色觉；视杆细胞分布在黄斑以外的视网膜周边部，感弱光（暗视觉）和无色视觉，如视杆细胞功能障碍，则产生夜盲。双极细胞为第二级神经元，神经节细胞为第三级神经元。黄斑中心凹只有视锥细胞，而且三级神经元在此处为单线连接，故黄斑视觉最敏锐和精确。

距黄斑鼻侧约3mm处，有一直径约1.5mm边界清楚的、橙红色的圆形盘状结构，称为视神经盘，又称为视乳头，是神经节细胞纤维汇集穿出眼球的部位。视盘中央有小凹陷区，称为视杯或杯凹。视盘上有视网膜中央动静脉通过，并分布于视网膜上。视盘表面无感光细胞，因而无视觉功能，在视野中形成生理盲点。

二、眼内容物

眼内容物包括房水、晶状体和玻璃体，为无血管和神经的透明物质，是光线进入眼内达视网膜的通路，具有屈光作用，和角膜一并称为眼的屈光介质，共同构成眼的屈光系统。

1. 房水（aqueous humor） 为透明液体。由睫状体的睫状突上皮细胞产生，充满后房与前房，其主要成分是水，尚含有少量的氯化物、蛋白质、维生素C、尿素及无机盐等。当眼内炎症、手术或眼外伤时，蛋白含量增高。房水具有营养角膜、晶状体、玻璃体和维持正常的眼压功能。

房水循环

房水的循环途径：由睫状突上皮细胞产生后进入后方，经瞳孔到前房，再经前房角小梁网、施莱姆管、集液管和房水静脉，最后进入巩膜表层的睫状前静脉而回到血液循环。当房水循环发生障碍时可致眼压升高而发生青光眼。

2. 晶状体（lens） 透明无血管，形如双凸透镜，位于虹膜之后玻璃体之前，通过晶状体悬韧带与睫状体联系固定。晶状体前面的曲率半径约 10mm，后面约 6mm，前后两面交界处称为晶状体赤道部，两面的顶点分别称晶状体前极和后极。晶状体直径约 9mm，厚 4 ～ 5mm，其营养由房水提供。

晶状体由晶状体囊和晶状体纤维组成。晶状体囊为一层具有弹性的均质基底膜，晶状体纤维为赤道部上皮细胞向前后伸展、延长而成。一生中晶状体纤维不断生成，并将旧的纤维挤向中心，逐渐硬化而形成晶状体核。晶状体核外较新的纤维称为晶状体皮质。

晶状体的功能是参与眼的调节。随着年龄增长，晶状体弹性减弱，调节力下降，出现老视。

3. 玻璃体（vitreous body）　为透明的胶质体，主要成分为水，充满于玻璃体腔内，占眼球内容积的 4/5，约 4.5mL。玻璃体前面有一凹面称为玻璃体凹，以容纳晶状体，其他部分与视网膜和睫状体相贴，其间以视盘边缘、黄斑中心凹周围及玻璃体基底部（即锯齿缘前 2mm 和后 4mm 区域）粘连紧密。

第二节　视路

视路（visual pathway）是视觉信息从视网膜光感受器开始，到大脑枕叶视中枢的传导径路。临床上通常指从视神经开始，经视交叉、视束、外侧膝状体、视放射到枕叶视中枢的神经传导径路（图 1–2）。视网膜神经纤维汇集于眼底后极部，形成视神经盘，其纤维通过巩膜筛板穿出眼球，形成视神经。向后通过视神经孔、视神经管进入颅内。

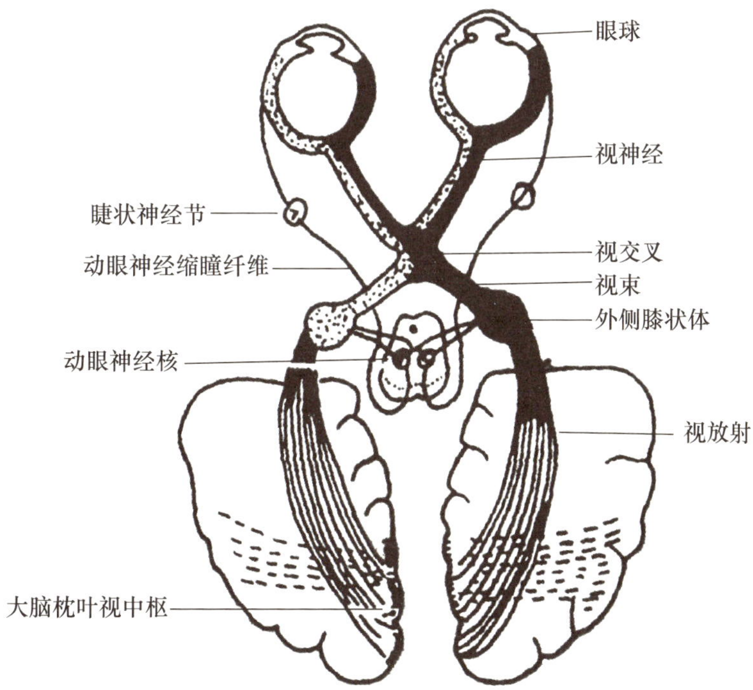

图 1–2　视路

视神经是中枢神经系统的一部分，从视盘起全长约40mm。按其部位划分为眼内段、眶内段、管内段及颅内段四部分。视神经外由视神经鞘膜包裹，此鞘膜是三层脑膜的延续。鞘膜间隙与颅内同名间隙连通，有脑脊液填充。当颅内压升高时，常发生视神经盘水肿。

【知识拓展】

视觉的成长

人类视觉的能力在很大程度上是通过后天的经验获得的，新生儿的视觉只能追随较大的物体，较大的婴儿才能注意到小物体或物体的细部特征。婴儿在最初生活的几年里视觉功能十分脆弱，很容易受到异常视觉条件的影响。双眼视觉的关键期从出生后几个月开始，一直延续至12岁左右，而可塑性高峰期在2岁左右。

眼内段是从视盘开始，神经节细胞的轴突组成神经纤维，成束穿过巩膜筛板出眼球，长约1mm。管内段即视神经通过颅骨视神经管的部分，长6～10mm，鞘膜与骨膜紧密相连，以固定视神经。颅内段为视神经出视神经骨管后，进入颅内到达视交叉前脚的部分，约为10mm。视路各部的神经纤维排列极有规律，因此，当视路不同部位受损，则出现相应的视野改变，表现为特定的视野异常，这种改变对眼底病及颅内占位性病变的定位诊断有很大意义。因此，检出这些视野缺损的特征性改变，对中枢神经系统病变的定位诊断具有重要意义。

第三节　眼附属器的应用解剖和生理

眼附属器包括眼睑、结膜、泪器、眼外肌和眼眶。

一、眼睑

眼睑（eyelid）覆盖于眼球表面，分上睑和下睑，上、下睑缘间的裂隙称睑裂。正常平视时，睑裂高度约8mm，上睑遮盖角膜上部1～2mm。睑裂内外连接处分别称内眦和外眦，内眦处有一小的肉样隆起称为泪阜，为变态的皮肤组织。泪阜的颞侧有一垂直的半月形黏膜皱襞称半月皱襞，相当于低等动物的第三眼睑。眼睑游离缘称睑缘，睑缘分为前唇和后唇。前唇钝圆，有2～3行排列整齐的睫毛，毛囊周围有皮脂腺（zeis腺），及变态汗腺（moll腺）开口于毛囊。后唇呈直角，与眼球表面紧密接触。两唇间有一条灰色线，为皮肤与结膜的交界处。灰线与后唇之间有一排细孔，为睑板腺的开口。上下睑缘的内侧端各有一乳头状突起，其上有一小孔称泪点（图1-3）。眼睑的主要生理功能是保护眼球，避免直接损伤眼球表面，保持角膜光泽，清除结膜囊内灰尘及细菌。眼睑瞬目运动可使泪液润湿角膜。眼睑的感觉由三叉神经第1支和第2支支配。

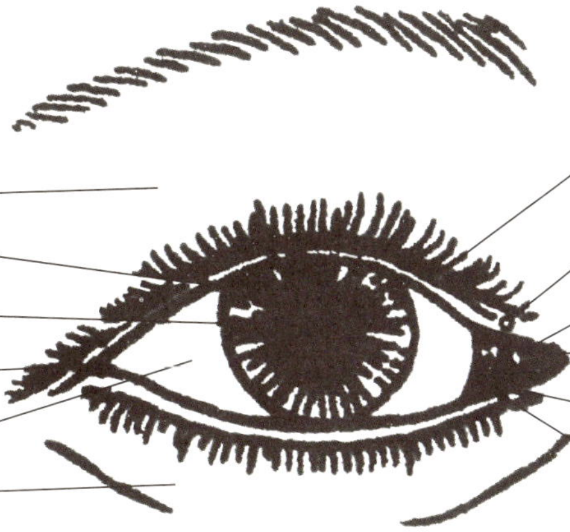

图 1–3　眼睑外观

组织学上眼睑从外向内分为五层，如下。

1. 皮肤层　是人体最薄的皮肤之一，易形成皱褶，利于眼睑的开闭活动。

2. 皮下组织层　为疏松结缔组织和少量脂肪，局部炎症或肾病等易出现水肿，外伤时易发生瘀血。

3. 肌层　包括眼轮匝肌、提上睑肌和睑板肌（Mailer 肌）。眼轮匝肌由面神经支配，司眼睑闭合；提上睑肌由动眼神经支配，司上睑提起；睑板肌由交感神经支配，收缩时睑裂增大。

4. 睑板　由致密结缔组织形成的半月状结构，睑板内有若干与睑缘呈垂直方向排列的睑板腺，是全身最大的皮脂腺，开口于睑缘，分泌类脂质，有润滑眼表面和防止泪液外溢的作用。睑板为眼睑的支架，具有重要的保护功能。

5. 睑结膜　为眼睑的内表面，紧贴睑板，透明光滑。

二、结膜

结膜（conjunctiva）是一层薄的半透明黏膜，柔软光滑且富弹性，覆盖于眼睑后面和眼球巩膜前表面，按解剖部位不同分为睑结膜、球结膜和穹隆结膜，这三部分结膜形成一个以睑裂为开口的囊状间隙，称为结膜囊。

1. 睑结膜　与睑板牢固黏附不能被推动，正常情况下可见小血管走行和透见部分睑板腺管。

2. 球结膜　覆盖于眼球前部巩膜表面，止于角巩膜缘，是结膜的最薄和最透明部分，可被推动。球结膜与巩膜间有眼球筋膜疏松相连，在角膜缘附近 3mm 以内与球筋膜、巩膜融合。

3. 穹隆结膜　是睑结膜和球结膜两者的移行部分。此部结膜组织疏松，多皱褶，利于眼球活动，近穹隆部的球结膜下是注射药物的常用部位。

三、泪器

泪器（lacrimal apparatus）包括泪腺和泪道两部分（图 1–4）。

（一）泪腺

泪腺位于眼眶外上方的泪腺窝内，长约 20mm，宽 12mm，借结缔组织固定于眶骨膜上，提上睑肌外侧肌腱从中通过，将其分隔成较大的眶部泪腺和较小的睑部泪腺，正常时从眼睑不能触及。泪腺的排出管有 10 ～ 12 根，开口于外侧上穹隆结膜。泪液为弱碱性透明液体，含有溶菌酶、免疫球蛋白等，泪液除具有润滑角膜作用外，还具有杀菌、预防感染的作用。

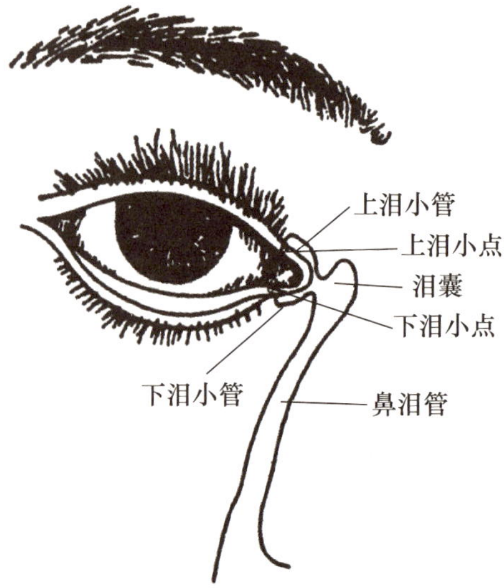

图 1–4　泪道示意图

【知识拓展】

电脑族的眼部保健

长时间使用电脑，因眼睛紧盯电脑荧屏，导致眨眼频次减少，特别是玩游戏时，眨眼动作由正常的每分钟眨眼 15 次左右减少到仅眨眼 3 次，眼睛出现干涩、发痒灼痛、畏光等症状，因此，电脑一族应注意用眼卫生。注意：不应过久集中用眼，应增加眨眼次数；及时补充蛋黄及深绿色新鲜蔬菜以获取较多的“叶黄素”，提升视紫质合成、增强视网膜感旋光性能，改善视力；酌补养睛护目的牛奶、胡萝卜、猪肝、羊肝等。

（二）泪道

泪道是泪液的排出通道，总长约为 40mm。

1. 泪小点　上下睑缘内侧端各有一乳头状突起，上有小孔称为泪小点，是泪道的起始部。

2. 泪小管　为连接泪小点与泪囊的小管，从泪小点开始后的 1 ～ 2mm，泪小管与睑缘垂直，然后呈一直角转为水平位，长约 8mm。

3. 泪囊　位于泪囊窝内。其上方为盲端，下方与鼻泪管相连接，长 10 ～ 12mm、宽 2 ～ 3mm。

4. 鼻泪管　位于骨性鼻泪管内，接泪囊，开口于下鼻道。全长约 18mm，鼻泪管下端的开口处有一半月形瓣膜，称 Hasher 瓣，有阀门作用。

泪液的排泄

泪液排出到结膜囊后，经瞬目运动分布于眼球的前表面，大部分直接蒸发，其余泪液聚于眼表面内眦处的泪湖，再由泪点和泪小管的虹吸作用吸入泪囊、鼻泪管到鼻腔。如果泪道阻塞可引起溢泪症。

四、眼外肌

眼外肌（extraocular muscles）是司眼球运动的肌肉。每眼眼外肌有 6 条，即 4 条直肌和 2 条斜肌。4 条直肌为上直肌、下直肌、内直肌和外直肌，它们均起自眶尖部视神经孔周围的总腱环，向前展开越过眼球赤道部，分别附着于眼球前部的巩膜上。内、外直肌的主要功能是使眼球向肌肉收缩的方向转动。由于上、下直肌走向与视轴呈 23°，收缩时除具有使眼球上、下转动的主要功能外，同时还有内转内旋、内转外旋的作用。2 条斜肌是上斜肌和下斜肌，上斜肌起自眶尖总腱环，沿眶上壁向前至眶内上缘，穿过滑车向后转折，附着于眼球外上巩膜处。下斜肌起自眼眶下壁前内侧上颌骨眶板近泪窝处，经下直肌与眶下壁之间，向后外上伸展，附着于赤道部后外侧的巩膜上。上、下斜肌的作用力方向与视轴呈 51° 角，收缩时主要功能是分别使眼球内旋和外旋，次要功能是上斜肌为下转、外转，下斜肌为上转、外转（图 1–5）。

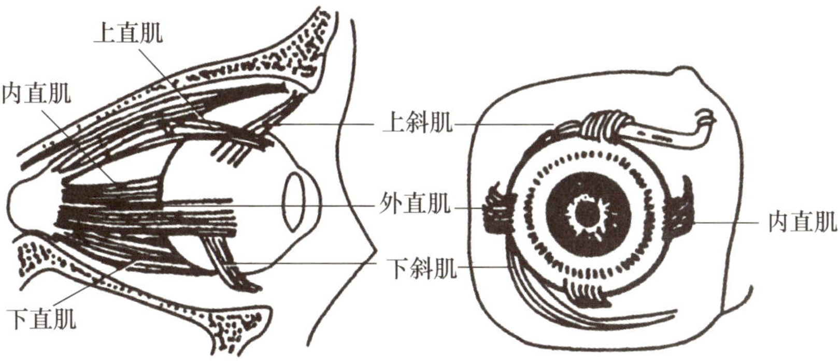

图 1–5　眼外肌起、止端图解

除外直肌受外展神经支配、上斜肌受滑车神经支配外，其余四肌皆受动眼神经支配。各肌的血液供应均由眼动脉的肌支供给。

五、眼眶

眼眶（orbit）是由额骨、蝶骨、筛骨、腭骨、泪骨、上颌骨和颧骨 7 块骨构成的骨性空腔，具有保护眼球，防止眼外伤的功能。眼眶似四边锥体形，眶尖朝向后，略偏内侧。眶尖处有视神经孔、眶上裂和眶下裂，视神经孔内有视神经和眼动脉通过，眶上裂有动眼神经、滑车神经、三叉神经眼支、外展神经、眼上静脉等通过，眶下裂有三叉神经上颌支、眶下神经及眶下静脉等通过。

眼眶深约 5cm，容纳了眼球、眼外肌、泪腺、血管、神经和筋膜等。眶内各组织间隙充填着脂肪组织，有软垫作用，可缓冲头部运动对眼球的震动。

第四节　眼的血液循环和神经支配

一、血管及血液循环

（一）动脉

眼球的动脉供应主要有视网膜中央血管系统和睫状血管系统。

1. 视网膜中央动脉　为眼动脉眶内段的分支，在眼球后 9 ～ 12mm 处从内下或下方进入视神经中央，再从视神经盘穿出，分为颞上、颞下、鼻上、鼻下 4 支，走行于视网膜神经纤维层内，逐级分支到达周边部，主要供给视网膜内 5 层。

2. 睫状动脉按部位和走行分为睫状后短动脉、睫状后长动脉和睫状前动脉

（1）睫状后短动脉由视神经周围处穿入巩膜到达脉络膜，营养脉络膜及视网膜外 5 层。

（2）睫状后长动脉由眼动脉分出 2 支，在视神经周围稍远处穿入巩膜，经巩膜与脉络膜之间向前达睫状体和虹膜，变成小分支向后营养脉络膜的前部。

（3）睫状前动脉是由眼动脉分支的 4 条直肌的肌动脉而来，在肌腱止端处发出的分支，走行于表层巩膜与巩膜实质内，前行至角膜缘组成角膜缘血管网。

（二）静脉

1. 视网膜中央静脉与同名动脉伴行，经眼上静脉或直接回流到海绵窦。

2. 涡静脉位于眼球赤道部后方，共 4 ～ 6 条，汇集脉络膜及部分虹膜睫状体的血液，在直肌之间距角膜缘 14 ～ 25mm 处，斜穿出巩膜，经眼上静脉、眼下静脉回流到海绵窦。

3. 睫状前静脉收集虹膜、睫状体的血液。上半部静脉血流入眼上静脉，下半部血流入眼下静脉，大部分经眶上裂注入海绵窦，一部分经眶下裂注入面静脉及翼静脉丛，进入颈外静脉。

眼上静脉、眼下静脉与面静脉、海绵窦、鼻腔静脉、翼静脉丛都有丰富的血管吻合，并且缺乏静脉瓣，血液可以互相流通。当鼻、唇的疖肿或颌面部发生炎症时，可迅速扩散到眶内或颅内，引起严重并发症，故应禁忌挤压。

二、神经支配

眼部的神经支配丰富，主要有如下几种。

（一）视神经

视神经主要传导视觉冲动。

（二）运动神经

1. 动眼神经　支配上直肌、下直肌、内直肌、下斜肌、提上睑肌，主要司眼球运动

和开大睑裂。

2. 滑车神经　支配上斜肌运动，使眼球内转、下转、外转。

3. 外展神经　支配外直肌运动，使眼球外转。

4. 面神经　支配眼轮匝肌，使眼睑闭合。

5. 自主神经

（1）交感神经通过鼻睫神经的分支睫状长神经进入眼内，支配瞳孔开大肌，司瞳孔散大。

（2）副交感神经通过动眼神经的运动根进入睫状神经节，节后纤维称为睫状短神经，支配瞳孔括约肌和睫状肌，参与缩瞳和调节作用。

（三）感觉神经

来自三叉神经的第一分支（眼神经）、第二分支（上颌神经），司眼球及眼睑的感觉。

【知识拓展】

关于眼睑皮肤

十几年前，全国掀起一阵文眉文眼线的热潮，那时街头巷尾的美容店里都有这项服务。可惜当时的技术水平和审美观点都很糟糕，而爱美的人们却趋之若鹜，结果许多人在自己脸上留下了又粗又黑的眼线，至今眼整形门诊的患者中仍然有不少是当年做过该项“美容”的。对于这些患者，美容医生在手术中要特别小心，因为眼睑皮肤是人体全身最薄的皮肤，厚度小于1mm，富有弹性。对于那些纹过“粗黑”眼线的患者，在缝合眼睑切口或伤口，特别是在靠近睑缘的地方进行重睑和睑袋手术时，不能将近睑缘的皮肤拉得太紧，以免眼线被拉宽而影响美容（重者可形成卓别林那样的黑眼圈）；如果是眼睑纵行伤口，缝合时还要注意睑缘灰线和眼线皮肤的对合。

其实，医生对疾病的诊断和治疗尤其是手术中的每一个微细动作，都是基于这些解剖知识！综上所述，充分说明了解剖的重要性。如果你对外眼手术特别是眼整形手术感兴趣的话，就一定要认真研读解剖学的所有细节，勿以“善”小而不为哦！

【学习检测】

第二章
眼科护理概述

学习目标

1. 了解眼科护理工作制度，学会对眼科各种仪器设备的操作及保养。

2. 熟悉眼科常用护理应急预案的处理流程；熟悉盲和低视力患者的康复和护理。

3. 掌握眼科手术前后的常规护理。

预习案例

患者，女性，52 岁，因视物模糊、视力下降 3 个月而入院。患者自诉 3 个月前感到双眼视物模糊、视力下降，未引起重视。近 5 天来感到右眼视力下降明显，无其他不适。既往糖尿病史 12 年，无药物和食物过敏史，否认传染病、外伤、输血史。检查：T36.5 ℃，P78 次 / 分钟，R20 次 / 分钟，BP128/76mmHg。专科检查测视力右眼 0.1，左眼 0.2，视力矫正无提高，测眼压右眼 18mmHg，左眼 16mmHg，结膜无充血，双眼角膜透明，虹膜纹理清，瞳孔等大正圆，对光反射稍迟钝，眼底示视网膜后极部可见微血管瘤和点片状出血伴黄白色渗出。遵医嘱拟行眼底激光治疗。

思考

1. 简述眼底激光室的工作制度。
2. 如何做好眼底激光治疗的个人防护？

人们都说“眼睛是心灵的窗户”。透过眼睛，我们既可以看到五彩缤纷的大千世界，也可以看到不同的内心世界。视力低下给患者的学习、工作和生活带来极大的不便和痛苦，提高护理质量，解决患者的痛苦是每个护士的职责。现代眼科作为一门独立的专业学科，其发展也为护理管理提供了一个广阔的舞台，眼科的护理工作贯穿于患者就诊的全过程，根据疾病的专科特点有其重点管理要求，既要掌握相应的管理知识，又要具备临床突发事件的应急处理能力，才能为患者提供优质的护理服务，满足患者生理、心理、社会、精神文化等多方面的需要。

第一节　眼科护理工作制度

一、眼科门诊

1. 环境　诊室应安静、整洁、明亮、通风，并于每天开诊前备好洗手消毒液和擦手毛巾。

2. 物品　检查医疗电脑，并处于工作状态。准备诊疗物品，如聚光手电筒、放大镜、近视力表、消毒玻璃棒、0.5% 丁卡因滴眼液、无菌荧光素钠溶液、抗生素眼药水及眼药膏、缩瞳及散瞳眼药水、消毒干棉球及棉签、75% 乙醇棉球等；准备好文具、病历纸、住院证以及各种检查、治疗、化验单等办公用品。

3. 工作内容

（1）就诊秩序：主动接诊并初步问诊，按病情特点和挂号先后进行分诊；急诊患者随到随诊，如眼化学伤可立即到治疗室进行初步处理；老弱病残患者可安排优先就诊。

（2）协助检查：协助医生做好视力检查，根据医嘱给患者滴散瞳眼药水、检查视野、测量眼压等。对生活自理缺陷者应给予有效的护理照顾，引导患者进入检查位置，协助患者上诊查椅或检查床，配合医生进行检查。

（3）健康指导：根据患者病情和医嘱，运用护理知识，在生活、用药和健康教育等方面给予必要的护理指导需要时应登记预约复诊时间，通过板报、电视、网络等多种途径，宣传常见眼病的防治知识。

二、眼科病房

（1）眼科病房设有住院病房、特殊检查室、治疗室、处置室等。

（2）病房内应安静、整洁、舒适、安全，光线充足，禁止吸烟并注意通风。

（3）病房内物品统一摆放，位置相对固定，走廊及卫生间内设有扶手，防止患者因视力欠佳发生摔倒。

（4）病房护理质量主要采取护士长负责制，护士长指导并协调护士共同完成各项护理工作。

（5）眼科病房护士应具备高尚的职业道德和素养，扎实的专科知识及操作技术，并且具有良好的沟通技巧和敏锐的观察力。

（6）严格遵守基本医疗护理制度，认真履行岗位职责，遵守各项专科操作流程。

（7）严密观察患者病情变化，发现异常情况及时报告、及时处理。

（8）定期进行质量自查与风险分析，对存在的安全隐患提出防范及整改措施并及时落实。

（9）认真组织专科知识学习，积极开展新业务、新技术。

（10）认真做好专科健康教育，配备各种健康教育资料，并定期召开工作座谈会，征求意见以改进病房工作，提高护理服务质量。

三、眼科暗室

1. 环境　地面应做到不反光、不打滑，墙壁为绿灰或墨绿色，窗户应为避光窗帘，以保证室内黑暗状态，以利于使用眼科仪器进行检查；室内应保持通风及相对干燥，以保护室内仪器。

2. 物品　暗室内各种专科仪器配备齐全，如裂隙灯显微镜、检眼镜、灯箱视力表、验光仪、镜片箱等，各种仪器设备应配备操作流程图。

3. 工作内容

（1）仪器的安放和使用：室内仪器应合理安放，以利于患者安全和检查操作。同时，应严格按照精密仪器的使用、保养规程操作，如可用擦镜纸轻轻擦拭镜头、镜片等光学仪器配件的表面污迹，以免损坏仪器。

（2）护理指导：对暗室环境感到陌生的患者，能指导和帮助患者适应暗室环境，协助医生和患者完成各项检查，避免意外的发生。

（3）安全检查：每天下班前，应将检查仪器恢复原位，关闭仪器开关，切断电源，关好门窗、水管、照明开关等，做好安全检查，消除安全隐患。

四、眼科激光室

（一）激光室一般要求

（1）激光室应贴有警示标志，无关人员不能随意出入，安装避光的玻璃或窗帘，以防激光透出。

（2）激光室墙壁不反光，工作室内避免放置具有镜面反射的物品。激光操作最好在暗室进行，一方面可保持患者瞳孔散大，另一方面可减少激光反射。

（二）激光室的安全使用

（1）激光室指定专人管理，定期对室内环境进行监测，定期对激光器进行维护保养。

（2）室内应做好防潮防尘，严禁在激光室放置液体类物品并放置灭火装置。

（三）工作人员的安全防护

（1）防护用具：治疗时工作人员应戴防护眼罩等用具，做好自我保护。

（2）加强安全教育：激光对工作人员造成意外伤害最多的是眼睛和皮肤，对工作人员应加强安全教育，注意自我保护。

【案例评析】

患者，刘某，男性，52 岁，因发现左眼角膜上新生物 2 个月而入院治疗。入院诊断为左眼翼状胬肉。入院后完善相关检查并行左眼翼状胬肉切除术。术后第 2 天，眼科值班医生为其做视功能检查，进入检查暗室开启裂隙灯显微镜，发现镜片有水雾且成像不清，立即报告科主任及护士长后，发现暗室内其他检查仪器表面也覆盖有水雾，暂时不能进行操作。

解析　暗室是眼科特殊检查区域，室内配备较多的专科仪器设备，这些仪器设备大多精密贵重，对环境的温湿度要求严格，因此室内务必要保持通风及干燥，以免损坏仪器设备。

案例中，当时正值雨季，空气潮湿，科室工作人员一时疏忽，未采用除湿仪除湿，环境湿度太高，致使仪器设备表面及镜片潮湿而影响使用。

第二节　眼科常用护理应急预案

一、暴发流行性细菌性结膜炎（红眼病）应急预案

（一）处理措施

（1）当门诊发现红眼病患者突然增加时，应及时报告科主任、科护士长，并通知总值班。

（2）立即遵医嘱给予全身及局部使用抗生素进行抗感染治疗。

（3）接触患者前后都应洗手。认真落实各项消毒隔离措施，做好环境物品表面及空气消毒等工作。

（4）由接诊医生认真填写好传染病上报卡，通知医院感控科做好流行病学调查。

（5）对患者做好健康宣教，杜绝再传染。

（二）应急处理流程

红眼病患者突然增加→报告科主任、护士长→抗感染治疗→做好消毒隔离→填写传染病卡→做好流行病学调查→终末消毒→行健康宣教。

二、化学性烧伤应急预案

（一）处理措施

（1）争分夺秒的彻底冲洗眼部，冲洗时应翻转眼睑，转动眼球，暴露穹隆部，将结膜囊内的化学物质彻底洗出，应至少冲洗 30 分钟。可根据致伤物质使用中和液冲洗：

酸性物质用 3% 碳酸氢钠溶液；碱性物质用 3% 硼酸溶液；氢氯化钙烧伤用 0.37% 依地酸二钠溶液。冲洗液不应少于 1 000mL。

（2）用结膜囊试纸实验确定化学物质的性质，pH<7 为酸性化学伤，pH>7 为碱性化学伤。

（3）依据手术适应证进行手术治疗。

（4）给予心理支持，减轻患者、家属的焦虑和恐惧心理。做好疾病相关知识宣教，增强自理能力和战胜疾病的信心。

（二）应急处理程序

化学性烧伤患者就诊→组织抢救→报告科主任、科护士长→确定化学物质性质→必要时做好手术准备→知识宣教和心理护理。

三、住院患者突发眼压增高应急预案

（一）防范措施

（1）评估患者有无原发性青光眼疾病史，有无炎症、外伤、充血、眼部手术及眼部占位性病变等。

（2）监测眼压，重点观察视盘及视野的改变情况。

（3）发现有早期的视神经损害应立即治疗。

（4）做好相关知识宣教，眼压超过正常值者应定时监测。

（二）处理措施

（1）患者诉眼部胀痛或伴恶心呕吐，立即通知主管医生或值班医生。

（2）立即监测眼压值，并遵医嘱给予降眼压药物。用药后 1 小时再次监测眼压，如眼压正常则协助患者休息；如眼压仍高，症状不缓解，则继续遵医嘱用药，必要时做好前房穿刺术前准备。

（3）给予患者心理护理，避免紧张、焦虑心理影响眼压值。

（4）密切观察病情变化，及时、准确做好护理记录。

（三）应急处理流程

患者眼部胀痛伴恶心呕吐→通知医生→监测眼压并用药→ 1 小时后复测眼压→视眼压情况决定是否手术→做好心理护理→完善护理记录。

【案例评析】

某中学，正在上实验课的黄明同学不小心打翻了一瓶化学溶液，溶液流出来后溅入了该同学的眼睛，引起眼部剧痛并且视物不清，一起做实验的另一位同学立即将黄明扶至水龙头下用清水为他冲洗眼睛，大约 5 分钟后，黄明感觉疼痛减轻，视物也较前清晰，于是直接回到宿舍休息。

解析　化学物质烧伤眼睛，应及时用大量清水或其他水源反复彻底冲洗眼部，至少冲洗30分钟，而且冲洗时应翻转眼睑，转动眼球，将存留在结膜囊内的化学物质彻底洗出。洗完后应送至医疗机构再行检查残留物质，并了解化学物质的酸、碱性质，用抗生素、糖皮质激素等进行后续治疗，如伴有球结膜、角膜坏死等应尽早手术。

病例中，黄明同学眼睛被化学物质烧伤后，清水冲洗时间不够，且洗完后没有去医院做后续治疗，有导致角膜受损的风险。

第三节　眼科手术常规护理

眼科手术大多数为复明手术，包括角膜、虹膜、晶状体、玻璃体、视网膜等部位的多种手术，为保证手术顺利进行，达到最佳手术效果，术前需做好充分的准备工作，术后更应当给予正确的护理。

眼科－外眼手术（上）

眼科－外眼手术（下）

一、术前常规护理

【护理评估】

（1）评估患者心理及精神状况。

（2）评估患者视觉障碍的程度，如视力变化、疼痛、畏光等情况。

（3）评估患者全身情况：生命体征、意识、有无外伤及内科疾病等。

【护理措施】

（1）术前应观察和掌握患者全身情况，如合并有高血压、心脏病、糖尿病等疾病应采取相应的治疗和护理措施；如有发热、咳嗽、月经来潮及全身感染等情况要及时通知医生，以便进行必要的治疗和考虑延期手术。

（2）协助患者完善相关检查，如血、尿常规，肝、肾功能检查，影像学检查，心电图等。

（3）给予术眼周围皮肤常规备皮，并遵医嘱给予抗生素眼药水滴眼，以温度适宜的生理盐水洗眼，加盖眼垫，并于术前给予止血、散瞳或缩瞳。

（4）协助患者做好个人卫生，洗头、洗澡，换干净内衣裤，进手术室前排空大小便，换上手术服。

【健康宣教】

（1）指导患者模拟手术形态下（仰卧、头部不动）按要求转动眼球以配合手术操作及术后效果的观察。

（2）教会患者有咳嗽、喷嚏冲动时张口呼吸，以缓解冲动，避免术中意外及术后出血。

（3）饮食宜清淡、易消化，保持大便通畅，有便秘者常规给予缓泻药。

二、术后常规护理

【护理评估】

（1）评估患者意识状态、生命体征。

（2）评估患者伤口情况，观察敷料有无渗血及绷带松紧情况。

（3）评估患者心理及精神状况。

【护理措施】

（1）全身麻醉患者按全身麻醉术后常规护理。

1）全身麻醉患者回病房后应去枕平卧 4 ～ 6 小时，头偏于一侧。

2）测量生命体征后记录，观察患者清醒程度，并与麻醉医生详细交接患者麻醉情况，了解有无特殊注意事项等。

3）交接患者输液、管道情况。

（2）术毕包扎好术眼，协助患者采取相应的体位，视网膜脱离手术后需采取特殊体位。

（3）保持病室内环境安静，光线应柔和，减少强光刺激。

（4）嘱患者安静休息，勿用手揉眼、大声谈笑或咳嗽，勿低头弯腰及自行拆开敷料。

（5）密切观察患者病情变化，如有眼部不适、头痛、恶心等情况应及时报告医师处理，注意眼垫有无松动、渗血等情况。

【健康宣教】

（1）术后应卧床休息，更改护理级别后，应嘱患者量力而行，逐步适应，不宜进行剧烈运动。

（2）保持良好的心理状态，避免情绪激动。

（3）应多吃水果和蔬菜，以保持大小便通畅，适当增加富含蛋白质及维生素类食物，以利于创口愈合。

（4）坚持按时滴眼药，按时服药，预防感染。

（5）出院后按常规复诊。

【案例评析】

患者，女性，57 岁，因发现左眼新生物 2 年而住院治疗，诊断为“翼状胬肉”，入院 2 天后行“左眼翼状胬肉切除 + 角膜缘干细胞移植术”，值班护士为其做了相关指导，嘱其注意用眼卫生，勿用力揉眼等。术后第 2 天，患者诉术眼视物模糊伴异物感加重，医师查看后询问病情，患者诉自觉术眼有异物感后用手揉眼。经裂隙灯显微镜下检查，患者术眼眼角膜移植瓣已卷曲，线结已脱落。

解析　眼科手术后应严禁外力碰击术眼及用手揉眼，以免对伤口造成损伤。案例中，患者术后自觉有异物感后用手揉眼，以致角膜移植瓣卷曲，线结脱落，导致伤口愈合延迟。

第四节　盲和低视力患者的康复与护理

世界卫生组织（WHO）估算全球盲人有 4 000 万～ 4 500 万，低视力者是盲人的 3 倍，全世界每年视力损害的花费已达 450 亿美元。视力损害是我国乃至全球的一个严重的公共卫生问题，为此，以 WHO 为主导包括国际防盲会在内的许多从事防盲工作的非政府组织于 1992 年 2 月 18 日共同发起了“视觉 2020——享有看见的权利”这一全球行动，目标是到 2020 年在全世界根除 5 种可避盲。

一、盲和低视力的标准

视力残疾包括低视力（low vision）和盲。为了便于国际交流，我国统一采用世界卫生组织于 1973 年制定的低视力和盲的分级标准，其标准如下：

1 级：最佳矫正后，0.1 ≤视力 <0.3；

2 级：最佳矫正后，0.05（3m 指数）≤视力 <0.1；

3 级：最佳矫正后，0.02（1m 指数）≤视力 <0.05；

4 级：最佳矫正后，光感 < 视力 <0.02；

5 级：最佳矫正后，无光感。

以上分级中，1、2 级为低视力；3、4、5 级则属盲的范畴。如中心视力好而视野缩小，以注视点为中心，5° < 视野半径≤ 10° 为 3 级盲；视野半径≤ 5° 为 4 级盲。

在实际工作中，又将盲和低视力分为单眼盲和双眼盲、单眼低视力和双眼低视力，如果只有一眼最好矫正视力 <0.05，而另一眼≥ 0.05，则为单眼盲；如果双眼最好矫正视力均 <0.05，则为双眼盲。如果只有一眼最好矫正视力 <0.3 但≥ 0.05，另一眼≥ 0.3，则为单眼低视力，如果双眼最好矫正视力均 <0.3 但≥ 0.05，则为双眼低视力。

实际上，对盲人的定义并不特别严格。1999 年 WHO 曾指出，盲人的定义是指因视力损伤不能独自行走的人，通常需要社会的帮助与扶持。

二、防盲治盲的现状和发展

（一）世界现状和发展

各个国家的患病率不尽相同，美国在 40 岁以上人群中低视力的患病率为 1.3%～ 1.9%。引起低视力的眼病在发达国家以年龄相关性黄斑变性、青光眼和糖尿病性视网膜病变最为常见，而在发展中国家以白内障最为常见。视力残疾严重影响人的生活质量，随着社会老龄化的发展，低视力人群也将越来越多，对视力残疾的康复需求显得越发重要和迫切。世界上第一个低视力门诊是美国于 1953 年开设的，之后各国也逐渐开展了低视力门诊，北京同仁医院眼科于 1983 年建立了我国第一个低视力门诊。自 1986 至今共举办过 12 次国际低视力大会，这些国际学术会议对促进全球低视力的发展起到了十分重要的作用。

（二）我国现状和发展

我国人口众多，视力残疾状况十分严重，2006年全国残疾人抽样调查结果显示我国单纯视力残疾患病率为0.94%，其中盲的患病率为0.31%，低视力的患病率为0.63%。在此次流行病学调查中低视力患者的主要病因依次为如下几种。

1. 白内障　白内障为致盲的首要病因，约占56.7%，所以，白内障的治疗是防盲治盲工作首先要考虑的。大多数患者通过手术治疗是可以恢复到接近正常视力的。

2. 角膜病　角膜病也是致盲的主要原因，以感染性角膜炎多见。积极预防治疗细菌性、病毒性角膜炎是减少角膜致盲的重要手段。角膜移植是治疗角膜致盲的有效手段。

3. 沙眼　沙眼是最常见的可防可控的致盲性眼病。可通过手术、抗生素、清洁脸部和改善环境来控制沙眼的发生。

4. 青光眼　在40～69岁组，青光眼是致盲的主要原因。它引起的视功能损害是不可逆的，要通过积极开展青光眼的普查和知识普及，使青光眼能早发现、早治疗。

北京同仁医院眼科在我国最早开展低视力康复治疗，在中国残疾人联合会的领导下于1988年开始制订全国性低视力康复规划，近几年在低视力康复工作中取得了很大的成绩，包括在许多城市建立了低视力康复中心；为广大低视力患者配用了助视器；举办不同层次的低视力培训班，培训低视力康复专业人员等。但视力残疾患者得到视觉康复者所占比例仍然较低，而且低视力康复专业人员十分匮乏。未来的发展应该是政府部门加大对低视力康复的重视和投入，培训足够的低视力康复专业人员，扩大各种助视器生产规模以满足广大低视力患者的需求，以真正实现“2020年，人人享有看见的权利”的目标。

三、盲和低视力人群的护理

【概述】

视力残疾严重影响患者的生活及工作，低视力的治疗主要是低视力康复治疗，是通过各种助视器的应用，帮助低视力患者充分利用其残存的有用视力，克服因低视力造成的障碍，从而提高他们独立生活的能力。它的康复对象不仅局限于低视力定义的范畴，还应包括视力低于0.05的盲眼患者及视力好于0.3的患者，广义上讲，所有因视力障碍造成生活和工作不便的患者均应成为低视力康复服务的对象。

【护理评估】

1. 健康史　医师应询问患者眼病史及其诊治过程，目前病情是否稳定，有无全身其他病史，持续时间，控制效果等。详细的病史可对患者的眼病、视力及治疗状况提供非常重要的信息。

2. 症状与体征

（1）症状：视力低下甚至不具备独自行走能力，工作、生活自理能力下降甚至丧失。

（2）体征：患者有视觉对比敏感度降低，也可伴有听力障碍。

3. 心理社会因素

（1）患者接受视力残疾过程的情感变化可有：震惊、否认、怨恨、消极、试图改变结果、接受等。一般后期阶段患者情绪稳定，为低视力康复的最佳阶段。

（2）由于社会环境多以视觉的标准构建，视力残疾患者常因社交障碍，易产生个性心理反应，如偏执、敏感、孤独、情绪不稳等心理问题。

4. 辅助检查

结合患者主要症状和盲与低视力的分类标准可确定具体的检查方案。

【治疗原则】

针对不同的致盲眼病，采取相应药物或手术方法，阻止或延缓眼病的发展，恢复眼组织的完整性及视功能。

【常见护理诊断 / 问题】

1. 自理缺陷　与严重视力障碍有关。

2. 有受伤的危险　与视力低下，不能及时识别危险环境因素有关。

3. 知识缺乏　缺乏视力残疾相关康复知识。

4. 功能障碍性悲哀　与盲或视力严重低下，长期不能恢复有关。

【护理措施】

1. 一般护理　指导患者及家属清理居住环境，保持居住环境安全和无障碍物，以免受伤。指导患者学会日常生活技巧，生活用品放置要固定，取放要方便，以提高生活自理能力。

2. 康复护理

（1）指导和协助患者依据屈光度、放大率、视野等选择合适的助视器，讲解助视器的使用方法、注意事项及如何锻炼视功能。

（2）指导患者进行残余视觉训练和其他感觉，如听觉、触觉和嗅觉方面的训练，以弥补视觉的不足，帮助患者获取更多的外界信息。

（3）指导患者避免接触眩光，以提高视觉对比敏感度。如调整光线的强弱，外出时戴浅色太阳镜、宽边眼镜，老年低视力患者戴抗反射的镀膜眼镜等。

3. 心理护理　低视力患者常有自卑心理，护士要多与患者及其家属进行心理沟通，耐心解释病情及治疗情况，倾听其心理感受，安慰和开导患者接受视力残疾的现实，坚持视力康复，树立生活信心。

【健康宣教】

（1）通过卫生宣教，使视力残疾患者得到社会和家庭的理解、关心和帮助。

（2）加强低视力和视盲患者的普查，做到早发现、早治疗。

（3）低视力儿童应尽早使用助视器，以便在成长的过程中获得生活和学习的重要机会。

（4）老年人对助视器的适应时间延长，初诊后 2 ～ 3 周应复诊以适时调整助视器。

【案例评析】

患者，李某，男性，69 岁，双眼视力下降一年。检查：右眼视力指数，左眼视力手动，视力不能矫正；眼底见黄斑区出现瘢痕化。诊断双眼年龄相关性黄斑变性，采用助视器提高中心视力，护士帮助患者选用合适的助视器，讲解助视器的使用方法和注意事项、指导患者进行远、近视觉功能训练，同时告诉患者戴上助视器可随意活动，还可戴宽边眼镜防眩光。以上康复措施，你认为有什么不妥吗?

解析　护士为该患者进行康复护理时有两处欠妥：①患者戴助视器不能随意活动，要注意活动区安全无障碍物，以免受伤。②老年低视力患者要戴抗反射的镀膜眼镜，防止接触眩光，而不是戴宽边眼镜防眩光。

【知识拓展】

眼视光学研究新进展

根据 WHO 最新资料统计，全球约有 3.14 亿人由于眼病或者未经矫正的屈光不正而造成视力损害，其中有 4 500 万盲人，而大约有 1 000 万盲人在中国。人们期望寿命得到延长，那么对视觉质量的要求也必然日益增高。

眼视光学研究的问题包含了各种屈光不正，双眼视觉异常，低视力康复等。其中近视是对人们生活影响面最大的几种疾病之一。有关近视的研究将是视光学研究的重点、难点。随着计算机科学、材料科学以及各种新式制造加工工艺的出现，各种屈光不正的矫治方法越来越趋于个体化，更舒适、安全。视光学技术将使更多人享受到初级眼保健，新的软角膜接触镜材料的应用（如硅水凝胶）将大大提高镜片的透氧性，为患者带来更安全舒适的视力矫正。人们对视觉的追求目标是完美的双眼视觉，五彩缤纷的世界将属于地球上每一个人。

【学习检测】

第三章

眼科常用诊疗护理技术

学习目标

1. 了解眼部检查方法及护理配合；学会眼科常用护理技术操作。

2. 熟悉视功能检查方法及护理配合。

3. 掌握眼底激光治疗及准分子激光手术的护理配合。

预习案例

患者，张某，女性，58 岁，因双眼视物模糊、视力下降半年，于 2010 年 9 月 15 日由家属陪伴入院，患者既往有“糖尿病”病史，于 1 个月前在本院行“双眼糖尿病性视网膜病变激光治疗术”，查体：T36.7℃，P72 次 / 分钟，R20 次 / 分钟，BP120/88mmHg。专科检查：右眼 0.1，左眼 0.2，双眼瞳孔尚圆，对光反射稍迟钝。眼底示：视盘边界色淡，视网膜散在大量微血管瘤及激光斑，并可见黄白色渗出及白色棉绒斑，黄斑部水肿明显，中心凹反应未见。主管医生为其拟行眼底荧光造影检查。

思考

1. 护士应如何配合医生进行眼底荧光造影检查？

2. 患者眼底荧光造影检查后需要掌握哪些注意事项？

当前，随着医学科学技术迅猛发展，眼科新理论、新技术、新方法也不断在临床实践中得到广泛推广和应用，因此对进一步规范眼科专科临床技术操作提出了新的更高的要求。总结近年来眼科学发展的最新成果，规范护理人员的临床技术操作，不但是确保医疗安全、防范医疗风险的重要举措，而且也是促进医疗质量安全、提高护理服务水平的重要方面。

第一节 眼科常用诊疗技术和护理配合

一、眼部检查

眼科检查应在良好照明系统下进行，可在自然光线下进行，也可在手电筒照明下进行，是眼病诊断的主要依据。检查需按一定顺序进行，先右眼后左眼，由外到内，由前到后，可避免遗漏某些病变。在患有传染性眼病时，则应先检查健眼，后检查患眼，以避免交叉感染。检查患儿时，护士或家长应配合将患儿手足及头部固定后，再进行检查。

（一）眼附属器检查

1. 眼睑 检查眼睑位置、闭合功能、眼睑形状、运动、对称性、睑裂大小、眼睑皮肤颜色、光泽、肿胀、瘢痕、新生物；睫毛有无倒睫，根部有无充血、鳞屑或溃疡；眼睑触诊则判断是否有压痛、水肿、气肿、新生物等。

2. 泪器 观察泪腺部位的颜色、形状，有无红肿、新生物等，泪小点位置、开口大小，泪囊区有无红肿压痛或瘘管，挤压泪囊有无分泌物自泪小点溢出，判断泪道是否通畅可行泪道冲洗，用钝圆针头的注射器由下泪小点注入生理盐水，如诉水流入口、鼻或咽部，表示泪道通畅；若液体不能进入鼻腔而反流，说明泪道有阻塞。

3. 结膜 在照明充足的条件下进行检查，按顺序分别检查上下睑结膜、上下穹隆结膜、球结膜内外眦部和半月皱襞。嘱患者双眼放松，将眼睑上、下翻转，观察有无充血、乳头肥大、滤泡增生、瘢痕、溃疡、睑球粘连、分泌物潴留，有无异物等。

翻转眼睑法：检查下睑结膜及下穹隆部时，用拇指或示指将下睑向下牵拉，同时嘱被检者向上看。检查上睑结膜及上穹隆部时，嘱受检者双眼向下看，检查者以左手拇指及示指捏起上睑中央部皮肤，并轻轻向前下方牵拉使眼睑稍离开眼球，示指下压，拇指上推，上睑即可翻转；将上睑固定眶上缘，右手拇指或示指从下睑皮肤面轻轻推压眼球，上穹隆部即可暴露（图 3–1）。

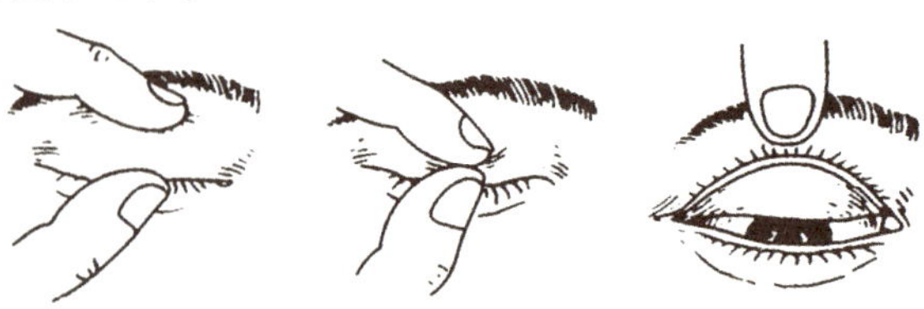

图 3–1 上眼睑翻转法

4. 眼球位置及运动　观察眼球位置、眼球大小，有无眼球震颤和斜视，有无突出或内陷。检测眼球突出方法可用 Hertel 突眼计。我国人眼球突出度的正常值为 12 ～ 14mm、两眼球差值不超过 2mm。观察眼球运动时，嘱受检者向左、右、上、下及右上、右下、左上、左下八个方向注视，以了解眼球位置，运动有无障碍。触诊了解眼球搏动情况。

5. 眼眶　观察两侧眼眶是否对称，眶壁与眶缘触诊有无缺损、压痛或肿物。

（二）眼前段检查

眼附属器及眼前段的检查

检查眼前段常用两种方法：一是利用聚光手电筒配合放大镜进行检查；一是利用裂隙灯显微镜及一些附件进行检查。检查的一般顺序为：巩膜、角膜、前房、虹膜、瞳孔、晶状体。

1. 巩膜　观察有无黄染、充血、结节、隆起及压痛。

2. 角膜　观察角膜形状、直径大小、弯曲度、透明度及表面是否光滑，有无异物、新生血管及混浊（瘢痕或炎症）；角膜感觉、角膜后沉着物等。

为检查角膜上皮有无缺损或溃疡，可用无菌的 1% ～ 2% 荧光素钠溶液滴于下穹隆结膜囊，或用灭菌的荧光素钠滤纸置于结膜囊内进行染色。在裂隙灯显微镜下通过钴蓝色滤光片观察，正常角膜不着色，上皮缺损或溃疡的部位呈黄绿色。

角膜知觉检查：可从消毒棉签拉出一条细棉丝，用其尖端从被检者侧面触及角膜，立即引起瞬目反射者为知觉正常，否则为异常。

3. 前房　观察房水有无混浊、积血、积脓以及前房的深浅度。

4. 虹膜　观察颜色、纹理，有无新生血管、虹膜萎缩、结节和色素脱失，有无前粘连（角膜粘连）、后粘连（晶状体粘连），有无根部离断及缺损，有无震颤等。

5. 瞳孔　观察瞳孔形状、大小、位置、对称情况、边缘是否整齐、反射是否正常。正常成人瞳孔在自然光线下直径为 2.5 ～ 4mm，幼儿及老年人稍小。检查瞳孔的各种反射对于视路及全身疾病的诊断都有重要意义。

6. 晶状体　观察透明度、颜色、位置、形态及异物等，有无混浊和脱位，必要时散大瞳孔进行检查。

（三）眼后段检查

眼后段是指眼球内位于晶状体以后的部位，包括玻璃体、视网膜、脉络膜和视神经盘，常用直接检眼镜和间接检眼镜在暗室里进行检查。观察玻璃体有无出血、混浊，视网膜、脉络膜有无出血、水肿、脱离等，视神经盘有无水肿、萎缩等。

（四）裂隙灯显微镜检查法

裂隙灯显微镜（图 3-2）为眼科最常用的检查工具之一，可放大 10 ～ 16 倍，能协助眼病的诊断或治疗。

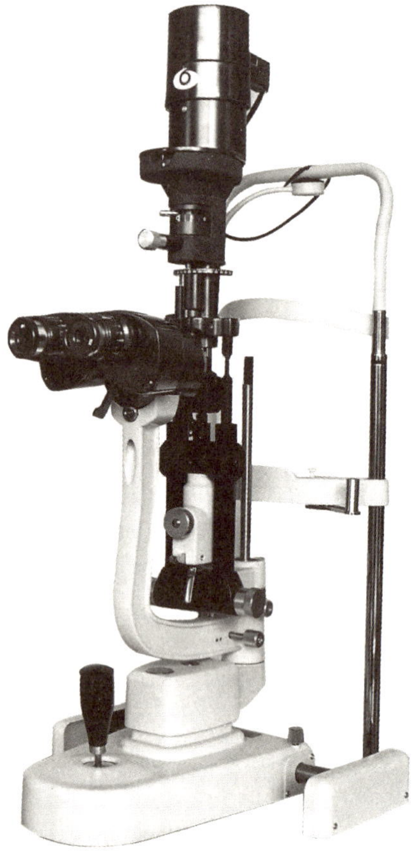

直接检眼镜的检查

图 3-2　裂隙灯显微镜

在暗室中，使患者头部舒适地固定于颏架上，调整好裂隙灯显微镜高度，患者眼部正好位于观察平面。打开光源，检查者左手撑开患者眼睑进行检查，常用的是直接照明法，即将灯光焦点与显微镜焦点联合对在一起，将光线投射到结膜、巩膜、角膜或虹膜上，可细微地观察该部位的病变。根据观察的需要可调节裂隙的宽度、光线强度和投射角度，一般光源投射角度与眼球呈 30° ～ 60°，光线越窄，切面越细，组织层面越分明。

（五）直接检眼镜检查法

直接检眼镜为眼科最常用的检查工具之一，检查所见眼底为正像，放大约 16 倍。

在暗室中，患者取坐位，朝正前方注视。检查时一般先检查右眼，后检查左眼。检查右眼时，检查者站在患者的右侧，用右手持检眼镜，用右眼观察，检查左眼时则相反。首先检查屈光介质有无混浊，将镜片拨到 +8 ～ +10D，距被检眼 10 ～ 20cm，将检眼镜灯光射入瞳孔，如屈光介质混浊，则红色反光中出现黑影，此时嘱患者转动眼球，如黑影移动方向与眼动方向一致，表明混浊位于晶状体前方；如相反，则位于晶状体后方；如不动则为晶状体混浊。然后进行眼底检查，让患者双眼平视前方，将检眼镜靠近被检眼前，将镜盘拨到 0 处，如有屈光不正，调拨镜片至看清眼底为止。要检查周边部眼底，可嘱患者向各个方位转运眼球，同时检眼者也随之做相应倾斜进行检查。检查完毕，关闭电源。

（六）眼压测量法

眼压是眼球内容物作用于眼球内壁的压力。眼压测量是青光眼诊治的重要项目之一，眼压的正常值为 10 ～ 21mmHg（1.3 ～ 2.8kPa）。眼压测量方法分为指测法和眼压计测量法。

眼压测量的检查

1. 指测法　嘱患者睁眼向下注视，检查者以两手的中指和无名指固定于被检查者前额，两手示指尖放在上睑皮肤上，两指交替轻压眼球，体会波动感，估测眼球的抵抗力，判断眼压的高低。正常值记录为 Tn，轻度、中度和重度增高分别记为 T+1、T+2 和 T+3，轻度、中度和重度降低分别为 T−1、T−2 和 T−3（图 3−3）。

2. Schiotz 眼压计测量法　该眼压计是以一定重量的砝码压陷角膜中央部来测量眼压。测量时患者低枕仰卧，检查眼滴 0.5% ～ 1% 丁卡因或 1% ～ 2% 利多卡因充分表面麻醉。眼压计首先校正指针为零，并消毒底板。让患者两眼固视前方，使角膜保持正中位。检查者用左手拇指和食指分开被检眼上下睑，右手将眼压计底板垂直放在角膜面上，观察指针刻度，查对附表，即可得到眼压的毫米汞柱值（图 3−3）。

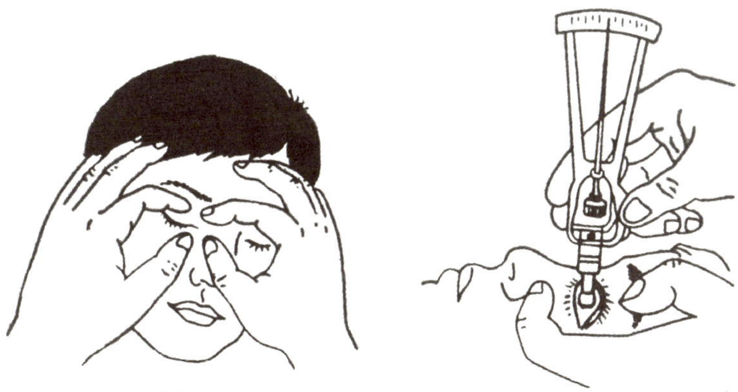

（1）指测法　　（2）眼压计测量法

图 3−3　眼压测量示意图

3. 非接触式眼压计（NCT）测量法　此测量方法不直接接触眼球，其原理是利用可控的空气脉冲，将角膜中央部恒定面积压平，通过监测系统感受角膜表面反射的光线和压平此面积所需的时间测出眼压值。避免了直接接触角膜而引起的交叉感染及可能对角膜造成的损伤，但眼压的准确性在 <8mmHg 和 >40mmHg 者误差较大。

4. 压平眼压计测量法　Goldmann 压平眼压计，需安装在裂隙灯显微镜上测量，根据压平角膜一定面积所需的压力来测算眼压，在测量时仅使角膜压平而不下陷，所以不受球壁硬度的影响，准确性较 Schiotz 眼压计和非接触式眼压计高。

二、视功能检查

视功能检查包括视力、视野、色觉、暗适应等方面的检查。

（一）视力检查

视力检查法

视力即视敏度，反映视网膜黄斑中心凹的视觉敏锐度，故亦称中心视力，是最主要的视功能，正常人视力一般在 1.0 或以上，可分为远视力及近视力。

1. 远视力检查法　常用国际标准视力表进行检查，以小数法记录视力。在标准的照明下，受检者距离视力表 5m，如空间小于 5m，可使用平面反射镜，距离 2.5m。测量时用小板遮盖对侧眼，先查右眼后查左眼，由上向下指示视标，受检者在 3 秒内说出或指出字符的缺口方向，能完全正确认清的最小视标的那一行，其旁边的数字即为该眼的视力。①如被检者在 5m 处不能辨认最大视标（相当于 0.1），则让其逐步向视力表走近，直到看清为止，以实际检查距离换算后记录。换算方法为 d/5 × 0.1,d 为看清最大视标的距离。②如在 3m 处能看清最大视标，则视力为 3/5 × 0.1=0.06。③如被检者在 1m 处仍不能辨认最大视标，则查指数。④嘱受检者背光而坐，检查者每次伸出不同数目的手指，让受检者辨认手指数目，并记录能辨认指数的最远距离，如“指数 /20cm”。⑤如被检者在最近距离仍不能辨认手指数目，则查手动。⑥检查人员用手在其眼前慢慢摆动，并记录辨识手动的最远距离，如“手动 /10cm”。⑦如被检者不能辨知手动，则查光感。在暗室中检查其能否感知手电亮光，如判断正确，则记录“光感 / 距离”，否则，记录“无光感”。有光感时还应检查光源定位能力，光定位检查通常将光源放在受检眼前 1m 处，检测 9 个方位（上、中、下、左、右、左上、左下、右上、右下等），呈“米”字形，检测受检眼能否正确判定光源方向，用“+”和“–”记录光源定位的阳性和阴性。

2. 近视力检查法　常用标准近视力表，在充足照明下，根据所使用的近视力表上要求的检查距离放置近视力表，通常检查距离为 30cm 或 40cm，如在该处不能看见最大字符也可移近检查，记录时需标明实际距离，如“1.0/10cm”。

（二）视野检查法及护理配合

视野是指眼向前注视时所见的空间范围，它反映了黄斑以外的视网膜功能，即周边视力。注视点 30° 以内的范围称为中心视野，30° 以外的范围称为周边视野。在视野范围内，除生理盲点外出现其他任何暗点均为病理性暗点。视野检查对眼底疾病、视路疾病及青光眼的诊断均有重要价值。视野检查的种类有对比法、弧形视野计法、平面视野计法及自动视野计法。

弧形视野计检查法

1. 对比法　检查者（视野正常）与被检者对视而坐，眼位等高，相距 0.5m。检查右眼时，受检者右眼注视检查者左眼，并各自遮盖另一只眼，检查左眼则相反。检查者以手指或视标置于二人等距离处，从周边向中心移动，如二人能在各方向同时看到视标，则受检者视野正常，此法仅作为初步的视野检查。

2. 弧形视野计法　主要用以动态检查周边视野。被检查者在暗室静坐适应 30 分钟，检查时受检者颏部固定于颏架上，受检者注视中心目标，遮盖另一眼。检查者用直径 3mm 的白色视标，沿弧形视野计弧弓内侧由周边不同方位向中心缓慢移动，直到刚能看清视标为止，将此处刻度标记在图上，每 30° 测量一次，依次检查 12 个径线，将各径线在图上的标记点连接起来，即为受检者的周边视野。正常视野范围：上方 55°，鼻侧 60°，下方 70°，颞侧 90°（图 3–4）。

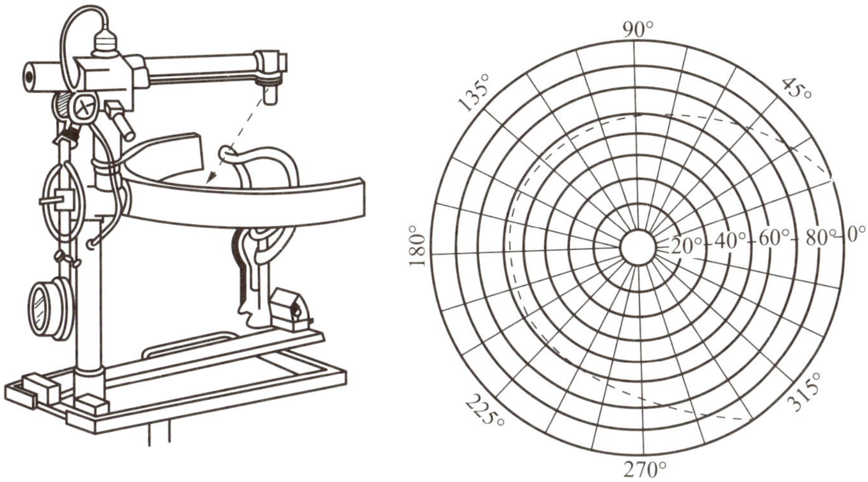

图 3–4 弧形视野计及记录图

3. 平面视野计法　是检查中心（30° 以内）视野的动态视野计。受检者坐在无反光黑色绒布屏前，相距 1.0m，受检眼注视中心注视点，与其同高，另一眼遮盖。先查生理盲点，然后检查者将视标（直径 3mm）按正上、下，鼻、颞侧，鼻上、下，颞上、下 8 个径线方向，从周边向中央缓慢移动，将检查结果描绘在图上。此法可测定有无暗点及视野缺损。

4. 自动视野计法　为目前最新型的由电脑控制的静态定量视野计，能按程序在视野的各个点进行由弱到强的光刺激，由电脑分析后打印出报告。该设备有检查青光眼、黄斑部疾病、神经系统疾病的特殊程序。

（三）色觉检查法

色觉的检查

色觉是人眼的辨色能力，反映视锥细胞的功能。色觉正常对从事美术、交通运输、医学、化学、军事等工作十分重要。色觉异常包括先天性和后天性，色觉障碍按轻重程度可分为色弱和色盲。色盲以红绿色盲最常见，可为先天性即遗传得来，也可后天因某些眼病或颅脑疾病所致。常用色盲本进行检查。在明亮的自然光线下，检查距离为 40 ～ 50cm，先用示教图，教以正确方法，再依法检查，做出诊断。一般双眼同时检查，要求在 5 秒钟内读出图中的图形或数字。按每图的说明判断患者为正常或异常，若为异常，进一步分辨其为全色盲、绿色盲、红色盲、红绿色盲或色弱。

（四）暗适应

当从明处进入暗处时，开始对周围物体辨认不清，随后逐渐能看清暗处的物体，眼的这种对光敏感度逐渐增加，最终达到最佳状态，这种视觉现象称为暗适应。暗适应的检查可以反映在光线非常暗弱条件下的视功能，在视网膜色素变性、维生素 A 缺乏等疾病时，暗适应功能降低或丧失。

三、眼底荧光造影检查

眼底荧光造影检查是将眼底血管造影剂从静脉（常用肘静脉）注入，利用特定滤光片和眼底照相机，拍摄其随血液在眼底血管内流动及灌注的过程。分为荧光素血管造影及吲哚青绿血管造影两种方法。

眼底荧光血管造影的检查

（一）检查方法

待患者充分扩瞳后，将造影剂从静脉快速注入，注射后 5 ～ 8 秒开始拍摄，根据疾病的不同确定拍摄的时间。荧光素血管造影以荧光素钠为造影剂，主要反映视网膜血管的情况；吲哚青绿血管造影以吲哚青绿为造影剂，反映脉络膜血管的情况。

（二）护理配合要点

（1）造影之前向患者详细讲述检查的目的及操作方法，以取得理解和配合。

（2）详细询问患者的病史，包括高血压史、心脏病史、过敏史及肝肾疾病史。对于有严重全身疾病者慎行检查。

（3）遵医嘱为患者扩瞳，瞳孔扩至 7 ～ 8mm 才达到摄片要求。

（4）检查前 20 分钟为患者静脉注射 0.1% 荧光素钠稀释液 5mL，判断是否对该药过敏。告知用药过程中如果感到头晕、恶心、呕吐等不适，或皮肤发痒、出现荨麻疹时，应及时告知医务人员；如无过敏反应，将 20% 荧光素钠溶液 3mL 在 3 秒内快速静脉推注完毕，以达到摄片要求。

（5）检查中指导患者保持舒适的姿势，眼睛睁大，少眨眼，按要求转动眼球，非检查眼注视红色指示灯，以固定眼球，勿讲话，以防唾液飞溅镜头。

（6）检查后嘱患者当日和次日多饮水，每日饮水量 2 000 ～ 3 000mL，可促进药液经尿液排出，如出现皮肤、结膜、尿液发黄，甚至视物有黄色或粉红色等现象时勿紧张，为荧光素的染料特性所致，通常在 24 小时内可全部排出体外。

四、眼底激光手术

眼底激光即视网膜光凝术，是利用激光的热效应，作用于视网膜的异常组织，使之有热凝破坏产生瘢痕达到治疗眼底病的目的。激光治疗眼底病已有 30 多年历史，眼底激光对糖尿病视网膜病变、视网膜中央静脉栓塞、中心性浆液性脉络膜视网膜炎等眼底病有确切的疗效。

护理配合要点如下：

（1）向患者或家属解释激光光凝治疗的目的、方法、安全性及可能发生的并发症，征得同意并签署知情同意书后方能进行。

（2）治疗前根据病情遵医嘱扩瞳或缩瞳。

（3）术前用 0.5% 戊二醛稀释液浸泡激光治疗所需的镜头 30 分钟，使用时需用生理盐水冲洗干净。

（4）为患者术眼滴表面麻醉剂，并嘱患者将下颏放在激光机的颏架上，嘱其固视激光机上的注视灯。

（5）光凝治疗后遵医嘱滴糖皮质激素滴眼液 3 天，并注意观察眼压的变化。

（6）交代患者术后 1 个月内勿提重物，勿视强光，遵医嘱定期复诊，如有不适随诊。

五、准分子激光手术

准分子激光是由氟化氩气体在激发状态下产生肉眼看不见的“冷激光”，医生将患者术前检查的数据输入计算机，由计算机来控制准分子激光进行精确切削。准分子激光手术是通过此激光光子的能量打断组织的共价键，使组织气化达到切削作用，改变角膜曲率，重塑角膜弯曲度，让光线能够聚焦于视网膜上，使视力变得清晰，从而达到治疗近视、远视和散光的作用。

准分子激光手术

护理配合要点如下：

（1）了解病史，向患者解释手术目的、方法、风险及注意事项，并签署知情同意书，同时给予患者心理护理。

（2）配合医生完成检查，包括视力、屈光状态、眼底及眼压检查，有无角膜病变等。

（3）术前常规清洗结膜囊，并用络合碘溶液消毒眼部、周围皮肤及睫毛根部。

（4）配合医生进行手术，如协助穿手术衣、铺巾、滴眼药水，对器械进行快速消毒处理等。

（5）缓解患者紧张心理，嘱患者双眼注视前方，勿眨眼，配合医生。

（6）术后为患者佩戴防护眼罩，并指导患者正确的滴眼药水方法，交代术后注意事项。

（7）告知患者定期复查，分别于术后 1 个月、3 个月、6 个月、1 年及 2 年来医院复查。

【知识拓展】

准分子激光治疗术后注意事项

1. 术后 1 周内最好不要长时间用电脑、看书等，外出时戴好护目镜或太阳眼镜。

2. 术后 2 周内，洗脸、洗发时应注意别让水进入眼内，不可做眼部化妆，避免剧烈运动。

3. 术后 4 周内不可游泳，不要用力揉眼睛，不可自行更换眼药水。

4. 术后视力未完全恢复前，避免在夜间驾驶。

六、光动力疗法

光动力疗法是利用光动力效应进行疾病诊断和治疗的一种新技术。其作用基础是光动力效应。这是一种有氧分子参与的伴随生物效应的光敏反应。

护理配合要点如下：

（1）向患者解释治疗的目的、风险及注意事项，并签署知情同意书。

（2）治疗前对患者心理状况及身体状况进行全面评估，并为患者称体重、量身高、测血压。

（3）术后避免外界光线射入，遵医嘱在特定的时间内将光敏感剂注入患者体内，谨防药物渗漏。

（4）做好病房准备，由于患者接受治疗后 2 ～ 5 天对光极为敏感，可能出现光敏反应，因此，病房窗帘要求避光性很强，使患者处于暗室中，日光灯 40W（要距病床 1m 以上），床位尽量不安排靠近窗户处。

（5）嘱患者穿长衣长裤，戴手套、墨镜，治疗后 48 小时内避免日光照射，2 ～ 3 天后在日落后进行户外活动，适当暴露皮肤于正常的室内光线以利于皮肤内光敏剂的灭活。

（6）协助患者暗适应，重点做好患者的安全管理，避免坠床、跌倒等意外事件发生。

（7）向患者及家属交代注意事项，强调定期复查的重要性。

【案例评析】

患者，男性，65 岁，因左眼视力下降，视物变形 6 个月入院，入院诊断为“年龄相关性黄斑变性”，患者既往有“前列腺增生”病史，医嘱拟行光动力疗法。术前护士遵医嘱完善相关检查及术前准备，手术如期顺利完成。第 3 天，医生查房时，患者诉全身刺痛不适，追问患者昨晚因小便次数太多，为避免患者跌倒，家属自作主张开灯让患者如厕。

解析　光动力疗法是一种有氧分子参与的伴随生物效应的光敏反应。光敏剂在输注后 48 小时内仍有光敏性，因此治疗后 48 小时内，患者应避免皮肤和眼部直接暴露于阳光或强的室内光源下。

案例中，手术当日患者因频繁开灯如厕，使药物发生光敏反应致全身刺痛不适，这也提示我们，对年龄较高、接受和理解能力较低的患者，更要加强暗适应能力的安全护理，避免不良事件发生。

第二节　眼科专科护理技术操作

点眼药水法

一、滴眼药法

【目的】

用于预防、治疗眼部疾病、扩瞳、缩瞳及表面麻醉等。

【用物准备】

治疗盘内放置眼药水、消毒棉签。

【操作步骤】

（1）操作前洗手，并核对患者姓名、眼别、药物的名称、浓度，水制剂应观察有无变色和沉淀等变质现象。

（2）患者取坐位或仰卧位，头稍向后仰并向患侧倾斜，眼向上注视。

（3）用棉签擦去患眼分泌物，用左手示指或棉签拉开患者下睑，右手持滴管或眼药水瓶先挤掉 1 ～ 2 滴，距眼 2 ～ 3cm 将药液滴入下穹隆的结膜囊内 1 ～ 2 滴。

（4）用手指将上睑轻轻提起，嘱患者闭眼 1 ～ 2 分钟，用棉签擦去流出的药液。

【注意事项】

（1）滴药前操作者应认真核对药液标签。滴药时，滴管口或瓶口勿触及睑缘、睫毛和手指，以免污染；药液不可直接滴于角膜上。

（2）滴药时勿压迫眼球，尤其是有角膜溃疡和角膜有伤口的患者；滴入阿托品、毛果芸香碱等毒性药物后，应压迫泪囊部 2 ～ 3 分钟，可减少药液经泪道进入鼻黏膜吸收，引起毒性反应。

（3）同时滴数种药液时，先滴刺激性弱的药物，再滴刺激性强的药物。

（4）眼药水与眼药膏同时使用时，先滴眼药水后涂眼药膏，每次每种药需间隔 3 ～ 5 分钟。

点眼药膏法

二、涂眼药膏法

【目的】

（1）延长药物在结膜囊内停留时间，减少用药次数，使药效更持久。

（2）眼睑闭合不全、绷带加压包扎前保护角膜。
（3）角膜划伤或擦伤。

【用物准备】

治疗盘内放置眼药膏，消毒棉签，消毒圆头玻璃棒。

【操作步骤】

（1）操作前洗手，并核对患者姓名、眼别、药物的名称、浓度、有效期。
（2）患者取坐位或仰卧位，头稍向后仰，眼向上注视。
（3）用棉签擦去患眼分泌物，用左手示指或棉签拉开患者下睑，右手将眼药膏挤入下穹隆结膜囊内，或用右手持蘸有绿豆大小眼药膏的玻璃棒，自颞侧水平放入下穹隆部结膜囊内，嘱患者闭眼后将玻璃棒旋转水平抽出。
（4）用手指将上睑轻轻提起遮盖眼球，按摩眼睑 2 ～ 3 分钟，使眼膏均匀分布于结膜囊内。

【注意事项】

（1）使用玻璃棒涂眼膏时，应先检查玻璃棒有无破损；玻璃棒用后及时消毒；涂的过程中不要将睫毛连同玻璃棒一同卷入结膜囊内。
（2）眼睑闭合不全者，眼药膏应均匀涂满角膜。
（3）涂眼药膏时，动作宜轻柔，避免加重角膜损伤。
（4）眼药水与眼药膏同时使用时，应先滴眼药水后涂眼药膏。
（5）注意观察用药后的不良反应及用药后的效果。

结膜囊冲洗法

三、结膜囊冲洗法

【目的】

清除结膜囊内的异物、酸碱化学物质和脓性分泌物以及手术前清洁结膜囊。

【用物准备】

玻璃洗眼壶或冲洗用吊瓶、受水器、治疗巾、冲洗液（生理盐水、3% 硼酸溶液、2% 碳酸氢钠等）、消毒棉签。

【操作步骤】

（1）操作前洗手，核对患者姓名、眼别、冲洗液的名称、浓度、有效期等。
（2）协助患者取坐位或仰卧位，头偏向一侧。受水器紧贴患眼侧颊部或颞侧。擦净眼分泌物及眼膏。
（3）轻闭双眼，冲洗液先冲洗眼睑及周围皮肤，然后再冲洗结膜囊。冲洗上穹隆部时翻转上眼睑，嘱患者向下看；冲洗下穹隆部时轻拉下眼睑，嘱患者向上看，同时眼球向各个方向转动，轻轻推动眼睑，充分冲洗结膜各部，冲洗完毕，用棉球拭净眼睑周围溅出的水滴。

（4）将受水器的污水倒出，消毒后备用。

【注意事项】

（1）冲洗时，洗眼壶距眼 3 ～ 5cm，不可接触眼睑及眼球；冲洗液不可直接冲在角膜上，也不可溅入健眼；冲洗液温度以 32 ～ 37℃为宜。

（2）化学伤冲洗应充分暴露上、下穹隆部，反复多次冲洗，防化学物质残留。如有大块异物不易冲去，可用消毒棉签轻轻擦去，冲洗液要足够，冲洗时间不少于 15 分钟。

（3）冲洗液不可直接冲向角膜，也不能流入健眼；有眼球穿通伤及较深的角膜溃疡者禁忌冲洗。

（4）操作中应注意患者有无眼痛等不适症状，注意观察眼睑皮肤及结膜情况。

（5）传染性眼病患者使用过的冲洗用具应严格消毒。

四、泪道冲洗法

泪道冲洗法

【目的】

用于泪道疾病的诊断、治疗及内眼手术前清洁泪道。

【用物准备】

无菌注射器（5mL）、泪道冲洗针头、泪点扩张器、丁卡因、消毒棉签和冲洗液，必要时准备泪道探针。

【操作步骤】

（1）操作前洗手，并核对患者的姓名和眼别。

（2）患者取坐位，头部稍后仰或取仰卧位，头偏向患侧，以手指或棉签挤压泪囊区，排出泪囊内积液、积脓。

（3）将浸湿了丁卡因的棉片置于上下泪点之间，闭眼表面麻醉 3 分钟。

（4）抽吸冲洗液，并连接泪道冲洗针头。

（5）左手将下睑向外下方牵拉，暴露下泪小点，右手持抽有冲洗液的注射器，将冲洗针头垂直插入泪小点 1 ～ 2mm，然后将针头朝内眦部方向转 90° 至水平位置，继续缓缓插入泪小管 5 ～ 6mm，一手固定针头，另一手缓慢推注冲洗液，并询问患者咽部或鼻部是否有冲洗液，仔细观察泪点溢出情况。

（6）泪道通畅者，药液将流入鼻前孔或鼻咽部；泪道狭窄者，则只有小量溶液流入咽部，大部分则从上、下泪点反流。如进针时阻力大，冲洗液体由原泪点或上泪点溢出，说明泪总管阻塞；如针头可触及骨壁，但冲洗液体逆流，鼻腔内无水，提示鼻泪管阻塞。冲洗后，泪小点有脓性分泌物溢出，为慢性泪囊炎；冲洗时如发现下睑肿胀，说明发生假道，必须停止注水。

（7）滴抗生素滴眼液，记录冲洗情况，包括从何处进针、有无阻力、冲洗液的流通情况及是否有分泌物等。

【注意事项】

（1）冲洗动作应准确、轻柔，如进针遇有阻力，不可强行推进；若下泪点闭锁，可由上泪点冲洗。

（2）冲洗时如出现下睑肿胀，说明针头误入皮下形成假道，应立即停止冲洗，并酌情给予抗感染药物。

（3）急性炎症时不宜进行泪道冲洗；勿反复冲洗，避免黏膜损伤或粘连引起泪小管阻塞。

球结膜下注射法

五、球结膜下注射法

【目的】

将药物注射到结膜下，可提高药物在眼局部的浓度，延长药物的作用时间，同时刺激局部血管扩张，增强渗透性，有利于新陈代谢和炎症吸收。常用于治疗眼球前段疾病。

【用物准备】

1mL 或 2mL 注射器、4 ～ 6 号注射针头、注射药物、0.5% ～ 1% 丁卡因、消毒棉签 / 棉球、抗生素眼膏、纱布眼垫、胶布。

【操作步骤】

（1）操作前洗手，核对患者的姓名、眼别、药物的名称及剂量。

（2）协助患者取坐位或仰卧位，患眼滴 0.5% ～ 1% 丁卡因溶液表面麻醉 2 次，每次间隔 3 ～ 5 分钟。

（3）操作者用左手分开眼睑，不合作者可用开睑器开睑，右手持注射器，颞下方注射时嘱患者向上方注视；颞上方注射时嘱患者向下方注视，充分暴露球结膜，然后将注射针头与睑缘平行呈 10° ～ 15° 挑起注射部位的球结膜（颞侧近穹隆部的结膜），避开血管刺入结膜下，缓慢注入药液，结膜呈鱼泡样隆起。

（4）注射后涂抗生素眼膏，嘱患者闭眼数分钟，观察有无出血情况，并予纱布眼垫包眼。

【注意事项】

（1）注射器针头斜面应朝向巩膜，刺入方向与角膜缘平行，注射点应距离角膜缘 5 ～ 6mm，避免伤及角膜，并嘱患者切勿转动眼球，以免损伤眼球；多次注射应更换注射部位，以免形成瘢痕；为角膜溃疡患者注射时勿加压于眼球。

（2）如注射散瞳药物应及时观察患者的全身状况，并在注射后 20 分钟观察瞳孔是否散大。

（3）结膜下注射可能会伤及结膜血管引起结膜下出血，需对患者进行解释，不必惊恐，可予以热敷。

六、球后注射法

球后注射法

【目的】

该方法用于球后给药及内眼手术前麻醉。

【用物准备】

2～5mL无菌注射器、球后注射针头、注射药物、2%碘酒、75%乙醇、消毒棉签、纱布眼垫、胶布、治疗盘。

【操作步骤】

（1）操作前洗手，核对患者的姓名、眼别、药物的名称及剂量。

（2）协助患者取坐位或仰卧位，头略后仰，固定，滴表面麻醉剂2次，常规消毒眼睑周围皮肤。

（3）嘱患者向鼻上方注视，操作者站在患者头顶方向侧，左手示指压紧消毒区进针边缘的皮肤，右手持抽好药物的注射器，在眶下缘中、外1/3交界处将注射器针头垂直刺入皮肤1～2cm，沿眶壁走行，向内上方倾斜30°针头在外直肌与视神经之间向眶尖方向推进，进针3～3.5cm，抽吸无回血，缓慢注入药液。

（4）注射完毕，慢慢抽出针头，嘱患者闭眼并压迫针眼3～5分钟，轻轻按摩眼球。

【注意事项】

（1）进针时如有阻力或碰及骨壁不可强行进针。

（2）眼前部有化脓性感染及有明显出血倾向的患者禁忌球后注射。

（3）注射后如出现暂时的复视现象，是药物麻痹眼外肌或运动神经所致，一般半小时后症状可缓解。

（4）进针深度不可超过3.5cm，以免伤及神经组织。

【案例评析】

患者，女性，30岁，因双眼溢泪3个月，来医院门诊就诊，经医生检查后，需要进行泪道冲洗。护士遵医嘱进行泪道冲洗，冲洗右眼时感进针阻力较大，仍试着进针2～3cm，推注冲洗液时发现患者右下睑内眦部有局部肿胀，鼻咽部无液体流入。

解析　泪道冲洗时如进针阻力大，不可强行进针，应缓慢退出，再平行进针，插入泪小管。操作中应学会与患者沟通，更应熟练掌握专科操作技术，避免问题的发生。案例中护士为患者进行泪道冲洗时缺乏沟通，没有及时询问患者的感觉。内眦部皮肤局部肿胀，具有波动感，说明护士冲洗时进针遇有阻力仍强行进针，导致假道形成，冲洗液进入皮下。

【知识拓展】

眼部疾病与各系统的紧密关系

眼部疾病与全身其他系统有着非常密切的关系并且相互影响，很多全身疾病在眼部都有特殊的表现和并发症，如高血压可引起视网膜病变、糖尿病也可引起视网膜病变、白血病可引起结膜下出血、结核病可引起除晶状体外眼部各组织病变。全身用药可引起眼底并发症，眼部用药也可引起全身反应甚至死亡。如不慎使用噻吗洛尔滴眼液滴眼就有可能引起心源性猝死。

【学习检测】

第四章 眼科患者的护理

学习目标

1. 了解眼睑及泪器疾病患者的护理。

2. 了解屈光不正、老视、斜视及弱视患者的护理措施和健康指导。

3. 熟悉单纯疱疹病毒性角膜炎的定义、主要症状和体征。

4. 熟悉葡萄膜炎、视网膜及玻璃体疾病的护理评估、护理措施及健康指导。

5. 熟悉沙眼、翼状胬肉、免疫性结膜病及干眼症的病情评估、护理措施及健康指导。

6. 掌握细菌性、真菌性角膜炎的护理评估、护理措施及健康指导。

7. 掌握白内障的分类、病因、临床分期及特点、护理措施及健康指导。

8. 掌握青光眼的定义、分类、护理评估、护理措施及健康指导。

9. 掌握眼外伤的护理措施及健康指导。

10. 掌握细菌性、病毒性结膜炎的病情评估及护理措施。

预习案例

刘某，女性，56 岁，晚饭时与爱人发生冲突，情绪紧张，半夜即右眼剧烈疼痛，伴头痛、呕吐 3 次，服镇痛药后勉强入睡。次日晨起床后发现左眼视物不清，急去医院就诊。查体：左眼视力光感，角膜雾状水肿，前房变浅，瞳孔 7mm，眼压 T2，初步诊断右眼急性闭角型青光眼急性发作期，左眼临床前期。

思考

1. 急性闭角型青光眼发作的诱因是什么？发作期的症状与体征有哪些？

2. 该患者的护理措施是什么？

3. 如何对该患者进行健康知识宣教？

眼睛是心灵的窗户，也是人们观察世界的窗口，人对外界信息的获取有 70% 左右是通过眼睛“看”到的。人们都希望自己有一双明亮而有神的眼睛，而我们的眼睛常因各种疾病、创伤等受到损害，导致视力障碍，严重的甚至失明，给患者生活、学习、工作和社交带来困难，还有可能造成精神疾病与心理创伤。因此，为了减少眼睛的疾病，我们必须了解和掌握眼科疾病的发病原因、主要症状与体征、相关的护理知识，并为眼疾患者提供有效的预防和护理措施。

第一节　眼睑及泪器疾病患者的护理

一、睑腺炎

睑腺炎切开引流

【概述】

睑腺炎（hordeolum）是眼睑腺体的急性化脓性炎症，又称麦粒肿，常由金黄色葡萄球菌感染引起，是常见的眼睑炎症，多发生于儿童及青年人。按其感染的腺体不同，可分为内、外睑腺炎。睑板腺感染，称为内睑腺炎；睫毛毛囊或其附属皮脂腺、汗腺感染，称外睑腺炎。

【护理评估】

1. 症状与体征　患部眼睑表现为红、肿、热、痛等急性炎症症状，并可伴同侧耳前淋巴结肿大。如并发眼睑蜂窝织炎或败血症，可出现发热、寒战、头痛等全身中毒症状。

（1）外睑腺炎的炎症反应集中于睫毛根部的睑缘处，红肿范围较弥散。

（2）内睑腺炎的炎症浸润常局限于睑板腺内，肿胀较局限，有硬结，疼痛和压痛均较外睑腺炎剧烈，病程较长。脓点常溃破于睑结膜面。

2. 健康史

（1）了解患者的卫生习惯、生活环境及饮食习惯。

（2）是否长期使用劣质化妆品，最近有无文眼线。

（3）是否有全身性疾病及局部病变，如营养不良、糖尿病、屈光不正、沙眼等。

（4）评估患者眼睑肿痛时间、程度，有无体温升高、寒战，有无挤压或针挑，以及用药史。

3. 心理社会因素　睑腺炎起病较急，且疼痛不适，影响美观，患者较为着急，尤其在脓肿未溃破之前，易自行挤压或针挑，护士应评估患者有无焦虑情绪，了解患者及其家属对所患疾病的认识。

4. 辅助检查　进行分泌物细菌培养及药物敏感试验，但临床上很少选用。

【知识拓展】

注意“眼皮跳”

民间有种说法：“左眼跳财，右眼跳灾。”其实眼睑跳动未必不是病，医学专家表示：眼睑跳动可能是面部肌肉抽搐的早期症状。该病的发病原因是微血管压迫三叉神经所致，患者大多为中年女性，精神越紧张越激动，痉挛的程度也越严重。患病后应及时问诊，以免留下后患。

【治疗原则】

早期局部热敷，应用抗生素眼药水或眼药膏，重症或合并全身中毒症状者，可根据细菌培养及药物敏感试验，全身应用敏感的抗生素。脓肿形成后切开引流，积极治疗原发病。

【常见护理诊断 / 问题】

1. 疼痛　眼痛，与睑腺炎有关。
2. 潜在并发症　全身化脓性感染、毒血症、败血症、脓毒血症。

【护理措施】

1. 一般护理

（1）消除诱因，嘱患者少食辛辣食物及甜食，避免精神紧张、过度劳累，矫正屈光不正，注意营养和体育锻炼，避免使用劣质化妆品。

（2）耐心听取患者对疼痛的主诉，解释疼痛的原因，给予支持与安慰，指导放松技巧。

2. 心理护理　睑腺炎病因复杂，病程较长，需长期、综合治疗，需要患者积极配合，充分准备，以达到理想的治疗效果。

3. 治疗与用药护理

（1）早期指导局部热敷。热敷可以促进血液循环，有助于炎症消散和疼痛减轻：早期热敷有利于脓肿成熟。热敷时应注意温度，以防烫伤。常用方法有：①气热敷法。将装满开水的保温瓶瓶口覆盖上一层消毒纱布，嘱患者眼部靠近瓶口，并将干净的双手围成筒状，使热气集中于眼部。温度以患者能接受为度，每次 15 ～ 20 分钟，每日 3 次。②干性热敷法。用装有 2/3 满的热水袋，外裹多层纱布，将它直接置于患眼。温度一般在 40℃左右，每次 15 ～ 20 分钟，每日 3 次。③湿性热敷法。嘱患者闭上眼睛，先在患眼部涂上凡士林，再将消毒的湿热纱布拧干盖上。每 5 ～ 10 分钟更换 1 次，每次更换 2 ～ 4 遍，每日 2 ～ 3 次。

（2）轻者可口服用药，指导患者正确滴用抗生素眼药水或涂用眼膏的方法，重症或合并全身中毒症状者，可根据细菌培养及药物敏感试验，全身应用敏感的抗生素。

（3）积极治疗原发病，合并糖尿病者，应积极控制血糖，按糖尿病常规护理。对顽固复发、抵抗力低下者，给予支持治疗，提高机体抵抗力。

【健康指导】

（1）去除诱因，如停止使用劣质化妆品，长期在粉尘及烟熏等环境生活和工作时注意戴防护目镜。

（2）养成良好的卫生习惯，不用脏手或不洁手帕揉眼。

（3）告知患者治疗原发病的重要性，如有慢性结膜炎、睑腺炎或屈光不正者，应及时治疗或矫正。

（4）在脓肿未成熟前，切忌挤压或用针挑刺，以免细菌经眼静脉进入海绵窦，导致颅内、全身感染等严重并发症。

二、睑板腺囊肿

【概述】

睑板腺囊肿（chalazion）通常称为霰粒肿。因睑板腺分泌物潴留引起的特发性、无菌性、慢性肉芽肿性炎症。常见于青少年及中壮年，以上眼睑居多。与睑板腺腺体分泌功能旺盛，排出口阻塞，分泌物潴留在睑板内，及用眼过度疲劳有关。

【护理评估】

1. 症状与体征

（1）较小的囊肿可无明显自觉症状，常因异物感或无痛性肿块而就医。

（2）较大的囊肿可使眼睑皮肤隆起，表现为皮下圆形肿块，大小不一，触之不痛，与皮肤不粘连，睑结膜面略呈紫红色的微隆起。

（3）囊肿偶可自结膜面溃破，排出脂肪样物质而在睑结膜面形成肉芽肿，加重摩擦感。

（4）如继发感染时，临床表现与内睑腺炎相似，但症状较轻，切开后有脓性物质流出。

2. 健康史　了解患者的睑板腺囊肿是否反复发作，有无做过病理检查。

3. 心理社会因素　因睑板腺囊肿是慢性疾病，且易反复发作，护士应注意评估患者有无焦虑情绪，对治疗是否缺乏信心；了解患者及其家属对所患疾病的认识。

4. 辅助检查　对于反复发作或老年人睑板腺囊肿，应将切除标本送病理检查，以排除睑板腺癌的可能。

【治疗原则】

无自觉症状的小囊肿无须治疗，稍大者可行手术摘除。

【常见护理诊断 / 问题】

1. 有继发感染的危险　与睑板腺囊肿有关。

2. 知识缺乏　缺乏睑板腺囊肿的防治知识。

【护理措施】

1. 一般护理　检测体温、血常规，并采集脓液或血液标本送检细菌培养及药物敏感试验。

2. 心理护理　仔细观察患者对疼痛的反应，耐心听取其对疼痛的主诉，解释疼痛的原因，给予支持与安慰，指导放松技巧。

3. 治疗与用药护理

（1）注意观察囊肿的变化。小而无症状的睑板腺囊肿无须治疗；较大的囊肿可进行热敷，或向囊肿腔内注射抗生素和糖皮质激素。

睑板腺囊肿内注入激素

（2）指导热敷护理，见睑腺炎护理。

（3）按医嘱进行眼部或全身用药护理，需行睑板腺囊肿刮除术的，先控制炎症，再行手术刮除囊肿。

（4）睑板腺囊肿刮除术护理：①按外眼手术常规准备，如滴抗生素眼液、查凝血功能、清洁睑部皮肤等。②在睑结膜面做与睑缘垂直的切口，刮净囊肿内容物，并向两侧分离囊壁，将囊肿完整摘除，术后压迫眼部 10 ～ 15 分钟，观察局部有无出血，创口不需缝合。③注意复发性或老年人的囊肿，应将标本送病理检查。④涂抗生素眼膏，并用眼垫遮盖。

睑板腺囊肿刮除

【健康指导】

（1）养成良好的卫生习惯，不用脏手或不洁手帕揉眼。

（2）遵医嘱用药，按时换药和门诊随访。一般术后次日眼部换药，涂抗生素眼膏，并用眼垫遮盖。

内翻倒睫矫正术

三、睑内翻和倒睫

【概述】

睑内翻（entropion）是指睑缘向眼球方向内卷，部分或全部睫毛朝向眼球的一种眼睑位置异常。倒睫（trichiasis）是睫毛倒向眼球，刺激角膜和球结膜而引起一系列角膜、结膜继发改变的睫毛位置异常。睑内翻常与倒睫并存，其病因如下。

（1）因睑结膜与睑板瘢痕性收缩所致，称为瘢痕性睑内翻，常见于沙眼患者。

（2）由于眼睑皮肤和皮下组织萎缩变薄，失去牵制眼轮匝肌的收缩作用，眼轮匝肌纤维向前上方滑动压迫睑板上缘，以致下睑上部向内翻卷，称为痉挛性睑内翻，常见于老年人，也称老年性睑内翻。

（3）因内眦赘皮牵拉、眼轮匝肌过度发育及睑板发育不良所致，称为先天性睑内翻。

【护理评估】

1. 症状与体征　患者有异物感、畏光、流泪、眼睑痉挛等。检查见睑缘向眼球方向内卷，睫毛内翻，倒向眼球，刺激球结膜和角膜，导致结膜充血，角膜上皮脱落、溃疡、角膜新生血管形成及角膜瘢痕，并有不同程度的视力障碍。

2. 健康史

（1）了解患者眼部疾病史，如沙眼、白喉性结膜炎、结膜天疱疮，有无眼化学伤病史。

（2）婴幼儿出生时有无睑内翻等。

3. 心理社会因素　评估患者有无焦虑、紧张情绪，了解疾病对患者学习、工作的影响；评估患者对疾病的认知程度等。

4. 辅助检查　症状较典型，检查发现倒睫、眼睑位置异常，可以诊断。

【治疗原则】

电解破坏倒睫的毛囊，减少倒睫再生机会，必要时行睑板部分切除、睑板切断术及缝线术等手术治疗。

【常见护理诊断/问题】

1. 疼痛　眼部刺痛，与睫毛刺激角膜有关。

2. 潜在并发症　角膜炎症、角膜瘢痕形成。

【护理措施】

（1）及时去除疼痛原因。如仅有 1 ～ 2 根倒睫，可用镊子拔除，或采用较彻底的治疗方法即睫毛电解法，通过电解破坏倒睫的毛囊，减少倒睫再生机会。

（2）如眼睑内翻症状明显，可用胶布法或缝线法在眼睑皮肤面牵引，使睑缘向外复位。

（3）遵医嘱做好手术矫正准备，术前 3 日滴消炎眼药水，防止交叉感染，术后按外眼手术常规护理。

【健康指导】

（1）遵医嘱给予抗生素眼药水滴眼，指导用药方法和注意事项。

（2）告知患者长期的睑内翻与倒睫可致角膜混浊、溃疡，应尽早治疗，减少并发症发生。

四、眼睑外翻和眼睑闭合不全

【概述】

眼睑外翻（ectropion）为睑缘离开眼球向外翻转。轻者为下睑离开眼球表面，破坏了泪道与眼球之间的毛细管作用，不能吸引泪湖的泪液而致溢泪；重者可发生睑缘外翻，睑结膜面外露及睑裂闭合不全。睑裂闭合不全，亦称兔眼，为眼睑闭合受限或完全不能闭合。常见原因如下：

1. 瘢痕性睑外翻　因创伤、烧伤、化学伤等引起眼睑皮肤收缩。

2. 老年性睑外翻　由于皮肤肌肉和（或）内外韧带松弛，睑缘不能紧贴眼球，下睑受重力影响而致外翻，老年人若有向下擦泪习惯者，更加重外翻。

3. 麻痹性睑外翻　仅发生在下睑。由于面神经麻痹，眼轮匝肌失去张力，加之下睑本身重力作用，导致下眼睑外翻。

4. 眼睑裂闭合不全——兔眼　多因创伤、感染等瘢痕收缩致眼睑缩短、先天性眼睑缺损、重度睑外翻、面神经麻痹，不能遮盖眼球。全身麻醉或昏迷者亦可发生。

【护理评估】

1. 症状与体征　有泪溢、畏光、疼痛等症状。睑结膜长时间不同程度地暴露在外，引起结膜充血、干燥、肥厚及角化。角膜上皮脱落、溃疡，角膜新生血管形成及角膜瘢痕，导致不同程度的视力障碍。

2. 健康史　了解患者有无眼部外伤史、有无神经系统疾病，老年人要注意有无向下擦泪的习惯。

3. 心理社会因素　患者因面部仪容受损，常产生自卑感、孤独感，不愿意与他人交往；如果是因为眼部创伤、烧伤等导致瘢痕性睑外翻的患者，往往由于一时不能接受突然发生的事实而产生焦虑、恐惧，甚至绝望，或对手术矫正期望值很高等。护士应评估患者的心理状况，了解疾病对其工作、学习的影响。

4. 辅助检查　X 线、B 超、CT 检查有助于判断有无眼眶肿瘤。

【治疗原则】

（1）针对病因进行治疗。

（2）手术治疗矫正睑外翻和眼睑闭合不全。

【常见护理诊断 / 问题】

同睑腺炎。

【护理措施】

1. 一般护理

（1）指导患者正确揩拭泪液的方法：用手帕由下眼睑往上揩，否则长期向下揩拭可加重睑外翻。

（2）需要手术的患者，应向患者简单介绍手术目的、方法，以消除患者对手术的恐惧感。

2. 心理护理　患者因颜面仪容受损，常产生自卑感，护士应多与患者交谈，进行心理疏导，使其正确对待疾病，树立自信心，配合治疗并恢复正常人际交往。

3. 治疗与用药护理

（1）合并眼睑裂闭合不全者，结膜囊内涂大量抗生素眼膏，再以眼垫遮盖。

（2）严重眼睑裂闭合不全者，可用“湿房”即用透明塑料片或胶片做成锥形空罩覆盖眼上，周围空隙用胶布密封，利用蒸发的泪液保持眼球的湿润；或戴软性角膜接触镜；也可行暂时性眼睑缘缝合，以保护角膜。

（3）遵医嘱眼部滴用抗生素眼药水，防止角膜炎症。

【健康指导】

（1）有泪溢的患者，嘱其不要向下擦眼睛，以免加重睑外翻。

（2）注意用药及复查，手术患者注意拆线时间。

五、上睑下垂

【概述】

上睑下垂（ptosis）指上眼睑部分或全部下垂状态，即在向前方注视时上眼睑缘遮盖超过角膜上部的1/5。轻者不遮盖瞳孔，只影响美观；重者部分或全部遮盖瞳孔，影响视功能。常染色体显性遗传病、动眼神经麻痹、提上睑肌损伤等是常见病因。

【护理评估】

1. 症状与体征

（1）先天性上睑下垂者，可伴有睑裂狭小、鼻梁低平、眼球震颤等眼部发育异常。

（2）因上睑下垂遮盖瞳孔而影响视物，常会有皱额、耸肩以借用前额肌力开大睑裂及抬头仰视等现象。

（3）获得性上眼睑下垂者，伴有神经系统或其他系统病变。

（4）重症肌无力所致的上眼睑下垂者，其特点为晨轻夜重，频繁眨眼后上眼睑下垂加重，注射新斯的明后症状明显减轻。

2. 健康史　了解患者有无神经系统疾病和家族遗传史，发病期间对药物的敏感性等。

3. 心理社会因素　因睁眼困难、两眼大小不对称等导致容貌、形象受损，患者有自卑、社交障碍、社交孤立等心理状况，护士应注意评估患者的心理状况。

4. 辅助检查

（1）X线或CT可排除颅内占位性病变。

（2）注射新斯的明后，上睑下垂减轻的为重症肌无力。

【治疗原则】

（1）先天性者以手术治疗为主。

（2）获得性者进行病因或药物治疗，如无效再考虑手术。

【常见护理诊断/问题】

同睑腺炎。

【护理措施】

（1）先天性上睑下垂者，以手术治疗为主，术前不需剪短睫毛。如果进行额肌悬吊术，需要剃眉毛。

（2）术后按外眼手术护理，特别注意有无缝线和睫毛刺激角膜。

（3）保持局部创口干燥，一般术后加压包扎 24 小时，术后 7 天拆线。

【健康指导】

（1）指导患者注意安全，注意休息，避免外伤，保持情绪稳定。

（2）宣教用药注意事项，注意保暖，注意营养均衡。

六、泪囊炎

【概述】

泪道探通及扩张术

泪囊炎（dacryocystitis）是泪囊黏膜的卡他性或化脓性炎症。可分为慢性泪囊炎、急性泪囊炎和新生儿泪囊炎。临床上以慢性泪囊炎较为常见，急性泪囊炎常发生在慢性泪囊炎的基础上。慢性泪囊炎多见于中老年女性，占 70% ～ 80%。

常因鼻泪管狭窄或阻塞，泪液滞留于泪囊内，引起细菌大量繁殖并刺激泪囊内壁黏膜导致感染所致。致病菌多为肺炎球菌、链球菌和葡萄球菌等。新生儿泪囊炎是由于鼻泪管下端胚胎性残膜没有退化，阻塞鼻泪管下端引起。

【护理评估】

1. 症状与体征

（1）急性泪囊炎：患眼充血、流泪，有脓性分泌物。泪囊区皮肤红肿，触之坚实、剧痛，炎症可扩展到眼睑、鼻根及面颊部。

（2）慢性泪囊炎：以溢泪为主要症状，检查发现结膜充血，内眦部位的皮肤浸渍、糜烂、粗糙肥厚及湿疹。泪囊区囊样隆起，用手指压迫或泪道冲洗，有大量黏液脓性分泌物自泪小点反流。

（3）新生儿泪囊炎：生后 6 周出现溢泪和眼分泌物增多，挤压泪囊区有明胶样黏液或黄白色脓性分泌物自泪小点溢出，可伴有结膜充血。

2. 健康史　了解患者是否有鼻泪管狭窄或阻塞、沙眼等病史及外伤史。

3. 心理社会因素　慢性泪囊炎不直接影响视力，部分患者不够重视，缺乏对其潜在危害的认识。

4. 辅助检查

（1）X 线碘油造影可以显示泪囊大小及阻塞部位。

（2）分泌物培养可找到化脓性细菌。

（3）分泌物涂片染色可鉴定病原微生物。

【治疗原则】

（1）局部用药，控制感染。
（2）泪道冲洗。
（3）手术治疗。

【常见护理诊断 / 问题】

同睑腺炎。

【护理措施】

1. 一般护理

（1）保持眼睛清洁卫生，不用脏手或脏手帕揉擦眼睛。

（2）嘱患者应少吃或不吃辣椒、大葱等刺激性食物，禁烟酒。经过保守治疗 6 个月还无效时，尽早行泪囊鼻黏膜吻合术。

2. 心理护理　由于泪囊炎病程长、见效慢，患者常缺乏信心与耐心。护士要安慰患者，鼓励患者树立战胜疾病的信心和勇气，坚持长期治疗。

3. 治疗与用药护理

（1）急性期护理重点：①物理疗法、局部热敷和超短波物理治疗，以缓解疼痛；②按医嘱应用有效抗生素，注意观察药物的不良反应；③急性期切忌泪道探通或泪道冲洗，以免导致感染扩散，引起眶蜂窝织炎；④脓肿形成后，切忌挤压，尽量保持泪囊壁完整，以备炎症消除后可行泪囊鼻腔吻合术。

热敷法

（2）慢性期护理重点：①指导正确滴眼药，每次滴眼药前，先用手指按压泪囊区或行泪道冲洗，排空泪囊内的分泌物后，再滴抗生素眼药水，有利于药物吸收，每日 4 ～ 6 次；②冲洗泪道，选用生理盐水加抗生素行泪道冲洗，每周 1 ～ 2 次。

（3）新生儿泪囊炎的护理：①指导患儿母亲掌握泪囊局部按摩方法。置患儿立位或侧卧位，用一手拇指压迫患者内眦部，另一手食指压迫泪囊处，沿鼻泪管方向自上而下按摩，按摩后再滴抗生素眼药水，每日 2 次。②滴注眼药时要距离眼睑 2cm 以上，以防碰伤患儿。按摩时可在泪囊部加用棉垫，既可增加泪囊部的压力，又可避免皮肤擦伤。③操作时还要注意不能让分泌物进入婴儿气管内。若泪囊局部隆起消失，表示残膜已破。

【健康指导】

（1）及早治疗沙眼和鼻炎、鼻中隔偏曲等鼻部疾病，预防慢性泪囊炎的发生。
（2）告知患者治疗泪囊炎，可预防角膜炎和眼内炎等并发症的发生。

【案例评析】

患者，女性，52 岁，自诉左眼流泪 2 年，自行挤压左眼内眦部，均有脓性分泌物挤出，患者在多家医院的眼科就诊，均没有治愈。半个月前患者出现结膜充血、内眦部位的皮肤浸渍、糜烂、粗糙肥厚及湿疹。遂再次到医院就诊，经检查发现该患者泪囊区囊样隆起，用手压迫或泪道冲洗，有大量黏液脓性分泌物自泪小点反流，当即以“慢性泪囊炎”收治入院。入院后，护士指导和协助患者进行正确滴眼药，给予泪道冲洗，10 天后患者痊愈出院。

解析 ①慢性泪囊炎患者溢泪为主要症状。对此类患者正确的滴眼药非常重要，护士一定要告知患者正确的滴眼药方法，以利于患者早日康复。②泪囊炎正确滴眼药法：每次滴眼药前，先用手指按压泪囊区或行泪道冲洗，排空泪囊内的分泌物后，再滴抗生素眼药水，有利于药物吸收，每日 4 ～ 6 次。

第二节 结膜病患者的护理

结膜结石取出术

正常情况下结膜组织具有一定的防御能力。当全身或局部的防御能力减弱或致病因素过强时，将使结膜组织发生急性或慢性的炎症，统称为结膜炎（conjunctivitis）。结膜炎是最常见的眼病之一。

通常将病程小于 3 周称为急性结膜炎，病程大于 3 周称为慢性结膜炎。

一、急性细菌性结膜炎

【概述】

急性细菌性结膜炎（acute bacterial conjunctivitis）是由细菌所致的急性结膜炎症的总称，通常为自限性，病程在 2 周左右。一般不引起角膜并发症，预后良好。临床上最常见的有超急性化脓性结膜炎和急性细菌性（卡他性）结膜炎。

（1）超急性化脓性结膜炎传染性极强，破坏性极大。主要为奈瑟菌属细菌，包括淋球菌和脑膜炎球菌感染所致。

（2）急性细菌性（卡他性）结膜炎是以革兰阳性球菌感染为主的急性结膜炎症，俗称“红眼病”。常见致病菌为肺炎链球菌、Koch-Weeks 杆菌和金黄色葡萄球菌等。传染性强，可在家庭、学校、工厂或公共场所和游泳池、浴室等引起群体性传播。

【护理评估】

1. 症状与体征

（1）异物感、灼热感、发痒、畏光、假膜、流泪，无视力影响。

（2）急性细菌性结膜炎有结膜充血、水肿，眼部有较多的浆液性、黏液性或脓性分泌物，上下睫毛常被粘住，睁眼困难，尤其淋球菌性结膜炎患者常不断从睑裂溢出黏液，故称“脓漏眼”。

（3）重者球结膜突出于眼睑裂外，可有假膜形成。

2. 健康史

（1）了解患者有无传染性眼病接触史，以及用眼卫生习惯。

（2）成人多有淋球菌性尿道炎病史。

（3）新生患儿则应了解其母亲有无阴道炎病史。

3. 心理社会因素　急性细菌性结膜炎起病急，多数患者因结膜高度充血、水肿和分泌物多影响其外观而产生焦虑；如果对患者实行接触性隔离，其容易产生孤独、自卑心理。护士应了解患者的心理状况，评估患者对疾病的认知程度和疾病对患者工作、学习的影响。

4. 辅助检查

（1）结膜分泌物涂片及结膜刮片可见大量多型核白细胞及细菌。

（2）细菌培养及药物敏感试验，以明确致病菌和选择敏感抗生素。

（3）分泌物细菌培养和糖发酵试验是脑膜炎球菌性结膜炎的特异性诊断。

【治疗原则】

去除病因，抗感染治疗。

【常见护理诊断 / 问题】

1. 疼痛　眼痛，与结膜炎症累及角膜有关。

2. 潜在并发症　角膜炎症、溃疡和穿孔。

3. 知识缺乏　缺乏急性结膜炎的预防知识。

【护理措施】

1. 一般护理

（1）严密观察病情变化，特别是角膜刺激征或角膜溃疡症状。

（2）结膜囊冲洗：常用生理盐水或 3% 硼酸溶液冲洗。淋球菌性结膜炎选用 1 ∶ 5 000 单位青霉素溶液冲洗。

（3）可用冷敷减轻充血水肿、灼热等不适；为减少眼部的光线刺激，建议佩戴墨镜，健眼可用眼罩保护。

（4）冲洗时使患者取患侧卧位，勿将冲洗液溅入健眼；冲洗时动作要轻，以免损伤角膜；如有假膜形成，应先除去假膜再进行冲洗。

（5）遵医嘱留取结膜分泌物送检细菌培养及药物敏感试验。

2. 治疗与用药护理

（1）遵医嘱选用敏感抗生素眼药水 2 ～ 3 种频繁交替点眼，每 1 ～ 2 小时 1 次，睡前涂眼药膏。淋球菌性结膜炎局部和全身并用大剂量青霉素、头孢曲松钠（菌必治）等。

（2）严禁包扎患眼。因包盖患眼，分泌物不易排出，不利于结膜囊清洁，并使眼部温度升高，更有利于细菌繁殖，加剧炎症。

（3）传染性结膜炎急性感染期应实行接触性隔离：①接触过眼分泌物和病眼的仪

器、用具等都要及时消毒隔离，用过的敷料要焚烧。②双眼患病者实行一人一瓶眼药；单眼患病者实行一眼一瓶眼药。③做眼部检查时，应先查健眼，后查患眼。

【健康指导】

（1）向患者及其家属传授结膜炎预防知识，提倡一人一巾一盆，接触过眼分泌物和病眼的仪器、用具等都要及时消毒隔离，用过的敷料要焚烧。

（2）注意洗手和个人卫生，勿用手拭眼，勿进入公共场所和游泳池，以免交叉感染。接触患者前后双手要立即彻底冲洗与消毒。

（3）淋球菌性尿道炎患者，要注意便后立即洗手。

（4）患有淋球菌性尿道炎的孕妇须在产前治愈。未愈者，婴儿出生后，立即用1%硝酸银液、青霉素溶液滴眼，5%四环素或红霉素眼膏涂眼，以预防新生儿淋球菌性结膜炎。

二、病毒性结膜炎

【概述】

病毒性结膜炎（viral conjunctivitis）是一种常见的急性传染性眼病，可由多种病毒引起，传染力强，在世界各地引起过多次大流行，好发于夏秋季节，通常有自限性。主要类型及病因如下：

1. 流行性角膜结膜炎　由8型、19型、29型和37型腺病毒引起，发病急剧，传染性强。

2. 流行性出血性结膜炎　由70型肠病毒引起。

【护理评估】

1. 症状与体征　流行性出血性结膜炎多在18～48小时发病，多为双眼，常引起暴发性流行；流行性角结膜炎潜伏期多为5～7天。可有耳前淋巴结肿大伴压痛，部分患者可有头痛、发热、咽痛等上呼吸道感染症状。

（1）主要症状有异物感、眼痛、畏光、流泪、分泌物呈水样，常双眼出现症状。

（2）体征：眼睑水肿，结膜充血，睑结膜滤泡增生，常侵犯角膜，荧光染色可见角膜上点状上皮脱落，流行性出血性结膜炎患者球结膜上有点、片状出血。

2. 健康史　了解患者有无病毒性眼病接触史，或近期是否去过病毒性眼病流行区域。

3. 心理社会因素　评估患者的文化层次、对疾病的认知程度、被实行接触性隔离后的心理状态。

4. 辅助检查

（1）有接触史，结合典型症状，可以诊断。

（2）分泌物涂片镜检单核细胞增多，可分离到病毒。

【治疗原则】

眼部滴用抗病毒药和对症处理。

【常见护理诊断 / 问题】

同急性细菌性结膜炎。

【护理措施】

1. 一般护理　生理盐水冲洗结膜囊，眼局部冷敷以减轻充血和疼痛，注意消毒隔离。

2. 治疗与用药护理

（1）一旦发现本病，应及时按丙类传染病要求，向当地疾病预防控制中心报告。注意做好传染性眼病的消毒隔离和健康教育。

（2）抗病毒眼药水每小时滴 1 次；合并角膜炎、混合感染者，可配合使用抗生素眼药水；炎症期不宜用皮质类固醇类药物。

【健康指导】

（1）病毒性结膜炎是高度接触传染的疾病，可由飞沫、污染物以及由手接触到眼来传播。为避免交叉感染，尽量不去人多的地方。

（2）嘱患者在接触其眼或鼻分泌物后必须彻底洗手，要避免接触感染眼后去接触非感染眼，并且要避免合用毛巾和枕头。

（3）去除眼部分泌物，不宜包封患眼，不用可能污染的滴眼液。

（4）注意用眼卫生，一眼患病，防止另一眼感染。

三、沙眼

【概述】

沙眼（trachoma）是由沙眼衣原体引起的一种慢性传染性结膜角膜炎，因其睑结膜面粗糙不平，形似沙粒，故名沙眼。沙眼是致盲性眼病之一。沙眼多发生于儿童及青少年。主要由 A、B、C 或 Ba 沙眼衣原体感染结膜、角膜所致。通过直接接触患者眼分泌物或污染物传播。若有严重结膜、角膜并发症，可导致视力损害。

【护理评估】

1. 症状与体征

（1）急性期有异物感、刺痒感、畏光、流泪、少量黏性分泌物。

（2）慢性期无任何不适，若有角膜并发症，可严重影响视力，甚至失明。

（3）体征：①急性期体征，上穹隆部和上睑结膜血管模糊、充血，睑结膜乳头增生，上下穹隆部滤泡形成。②慢性期沙眼的特有体征：角膜血管翳、睑结膜瘢痕。

（4）后遗症与并发症：倒睫及睑内翻、上睑下垂、结膜角膜干燥症、角膜混浊。

【知识拓展】

视觉 2020——享有看见的权利

WHO 及一些非政府组织在 1999 年发起“视觉 2020——享有看见的权利”行动，目标是在 2020 年以前，全球根治可避免盲。行动的重点是白内障、沙眼、河盲、儿童盲、屈光不正和低视力六个方面。

对于沙眼的防治，“视觉 2020”制定的防治策略是“SAFE”，即手术、抗生素、清洁面部和改善环境。通过实施 SAFE 防治策略，我们期待在 2020 年以前消灭致盲性沙眼。

2. 健康史　了解患者有无沙眼接触史。

3. 心理社会因素　沙眼的早期自觉症状没什么特异性，易被人们忽视。护士要评估患者的文化层次、对疾病的认识程度、心理特点，生活或工作的环境卫生、生活居住条件和个人卫生习惯。

4. 辅助检查

（1）结膜刮片行 Giemsa 染色：找包涵体。

（2）荧光抗体染色法或酶联免疫法：测定沙眼衣原体抗原，是最常用的筛选方法，可用于高危人群的筛选。

【治疗原则】

以局部用药为主，机械疗法为辅。

【常见护理诊断 / 问题】

同急性细菌性结膜炎。

【护理措施】

1. 药物治疗与护理　按医嘱局部给予 0.1% 利福平、10% ～ 30% 磺胺醋酰钠、0.1% 酞丁胺眼药水滴眼，每日 4 ～ 6 次。每晚临睡前用四环素或红霉素眼膏涂眼 1 次，需坚持用药 1 ～ 3 个月。重症者需用药半年以上。急性期或重症沙眼，可口服多西环素、红霉素或螺旋霉素。

2. 手术患者的护理　乳头滤泡较多者，可用手术进行摩擦或挤压治疗。但应注意无菌操作，防止感染造成睑球粘连。

3. 并发症的治疗及护理　针对其并发症进行手术或相关治疗，如角膜炎的治疗、睑内翻矫正术、倒睫电解术等。

沙眼摩擦及滤泡挤压法

【健康指导】

（1）向患者宣传沙眼的危害性，重视沙眼的防治，坚持用药；积极治疗并发症，做到早发现、早诊断、早治疗，尽量在疾病早期治愈。

（2）平时要培养良好卫生习惯。注意个人卫生，不用手揉眼，防止交叉感染。患者可用流水洗漱，不与他人共用脸盆、毛巾，毛巾要挂在通风处或晒干，每周2次消毒。

（3）搞好公共卫生，特别是理发店、游泳池、浴室等要加强卫生管理，做到水源清洁，面巾消毒。

四、免疫性结膜炎

【概述】

免疫性结膜炎（immunologie conjunctivitis）是结膜对外界变应原的一种超敏性免疫反应，又称变态反应性结膜炎。

1. 春季角膜结膜炎　病因不确定，可能是Ⅰ、Ⅳ型超敏反应共同作用的结果。过敏源可能为花粉、微生物、动物羽毛等。20岁以下青春前期的儿童和青少年男性多见，常侵犯双眼，有自限性。

2. 泡性角膜结膜炎　一般认为是对结核杆菌、葡萄球菌、球孢子菌属及沙眼衣原体等微生物蛋白的变态反应。多见于营养不良、体质虚弱的儿童。

【护理评估】

1. 症状与体征

（1）春季角膜结膜炎：双眼奇痒、异物感、畏光、流泪，视力一般无影响，分泌物呈黏稠丝状，临床上分三种类型。

①睑结膜型：上睑结膜充血，呈扁平而肥大的乳头，硬而密集，形如铺路石样，反复发作，结膜面呈蜡样肥厚。

②角膜缘型：角膜缘局限性充血，可见黄褐色胶样隆起增生的结节。

③混合型：上述两种病变同时出现。

（2）泡性角膜结膜炎：有异物感、流泪等症状，侵犯角膜时可有畏光、流泪、眼睑痉挛。根据其疱疹结节部位不同，可分为三种类型。

①泡性结膜炎：睑裂部的球结膜上出现灰红色小结节隆起，其周围结膜呈局限性充血。

②泡性角膜炎：角膜上有灰白色圆形浸润。

③泡性角膜结膜炎：在角膜缘及其附近球结膜上，可出现一个或多个灰白色结节，局部结膜充血。位于球结膜上不留瘢痕，累及角膜可遗留角膜云翳。

2. 健康史　了解患者疾病的发作是否有季节性，有无接触史，儿童是否体弱多病。

3. 心理社会因素　因疾病呈季节性的反复发作而影响患者的学习、工作和生活，患者很容易产生焦虑和烦躁心理。护士应了解患者的心理状态，评估患者及家属对疾病的认识程度，患者的生活环境，有无变应原等。

4. 辅助检查

（1）患者有季节性反复发作、眼部奇痒，有较明显变应原接触史。

（2）显微镜下结膜刮片有超过2个嗜酸性粒细胞，即可做出诊断。

【治疗原则】

（1）病因治疗。

（2）抗过敏治疗，角膜受累者按角膜炎治疗。

【常见护理诊断/问题】

同急性细菌性结膜炎。

【护理措施】

1. 避免接触致敏原，寻找病因，积极治疗

2. 泡性角膜结膜炎　局部滴用糖皮质激素和抗生素眼药水，常用0.1%地塞米松或0.5%可的松眼药水，与0.5%链霉素或0.1%利福平眼药水交替滴眼。重者球结膜下注射地塞米松。

3. 春季结膜炎　局部应用2%～4%色甘酸钠眼药水以改善症状。滴用糖皮质激素眼药水可减轻症状。此外，可口服抗组胺类药、钙剂缓解症状。

【健康指导】

（1）告知患者避免接触致敏原，保持空气流通，外出戴有色眼镜，减少与光线、花粉的接触及刺激等。

（2）对体质虚弱的患者应注意补充各种维生素，加强营养和体育锻炼。

（3）指导患者不能随意使用和停用眼药，告知其危害性。长期用药应警惕糖皮质激素性青光眼的发生，注意观察眼痛、头痛和眼压变化。

（4）指导患者进食清淡、易消化饮食，不宜食用鱼虾、蛋类、牛奶等易过敏食物。

五、翼状胬肉

【概述】

翼状胬肉切除

翼状胬肉（pterygium）是常见的变性性结膜病，为睑裂部球结膜及结膜下组织变性、肥厚、增生而侵袭到角膜上，呈三角形，形似翼状。通常双眼患病，多见于鼻侧。

病因尚不十分明确，一般认为与结膜慢性炎症、风沙、粉尘等长期刺激使结膜组织变性及增生有关。多见于户外工作者，如渔民、农民等。

【护理评估】

1. 症状与体征

（1）小的翼状胬肉一般无症状，偶有异物感，若侵及瞳孔区则影响视力。

（2）眼睑裂部球结膜增生、肥厚，呈三角形，胬肉进入角膜的部分为头部，跨越角膜缘处为颈部，其余为体部。

（3）静止期翼状胬肉增生组织菲薄，体部不充血，头部平坦，前方角膜透明清亮；进行期翼状胬肉增生组织肥厚、充血，头部隆起，其前方角膜有浸润，向角膜中央发展。

2. 健康史　了解患者的工作性质，既往有无慢性结膜炎病史。

3. 心理社会因素　评估患者工作性质是否为长期户外工作，如农民、渔民等。

4. 辅助检查　眼睑裂部结膜肥厚、增生、侵入角膜，呈三角形即可诊断。

【治疗原则】

如侵袭瞳孔影响视力或因外观容貌上的需要时，可手术治疗。

【常见护理诊断 / 问题】

知识缺乏——缺乏翼状胬肉的防治知识。

【护理措施】

（1）术前 3 天给予滴抗生素眼药水。

（2）术后嘱患者注意眼部卫生，一般 7 ～ 10 天后拆除缝线。定期复查，观察是否有胬肉复发，复发率达 20% ～ 30%。

（3）为降低术后复发性，术中需彻底清除胬肉组织、术后配合 β 射线治疗或局部应用丝裂霉素等。

【健康指导】

（1）指导患者户外活动时戴上防风、防尘及防紫外线眼镜。

（2）避免风尘、阳光刺激，积极防治慢性结膜炎。

六、干眼症

【概述】

干眼症（xerophthalmia）又称角结膜干燥症（keratoconjunctivitis sicca），是常见的眼表疾病，是因泪液分泌量下降或质量改变而导致泪膜功能的异常。

临床上通常分为：①泪液生成不足型，为水样液缺乏性干眼症，部分患者伴有 Sjogren 综合征，它是一种自身免疫性疾病。②蒸发过强，如眼睑板腺功能障碍，暴露过久、长期佩戴角膜接触镜等原因。

【护理评估】

1. 症状与体征

（1）最常见症状为干涩感、异物感，其他还有烧灼感、痒感、畏光、视物模糊、容易视疲劳、不能耐受有烟尘的环境等。

（2）严重干眼症多见于 Sjogren 综合征，常伴有口干、关节痛等。

2. 健康史

（1）了解患者年龄，多见于 40 岁以上人群。

（2）了解患者有无沙眼病史或角膜接触镜佩戴史等。

3. 心理社会因素

患者因干眼症产生视觉疲劳，影响工作、学习，且干眼症是慢性病，需长期用药，患者易产生焦虑、厌烦情绪。护士应评估患者的年龄、职业、用眼卫生习惯，评估患者有无焦虑、厌烦情绪以及掌握心理应对方法。

4. 辅助检查

对可疑患者可做如下检查：泪液分泌试验；泪膜破裂时间；角膜荧光素、角结膜虎红染色；泪液溶菌酶含量测定；泪液的渗透压测定。

【治疗原则】

对症处理，常用人工泪液、泪小点封闭治疗。

【常见护理诊断 / 问题】

舒适改变——干涩感、异物感，与角膜缺乏润滑液有关。

【护理措施】

（1）屈光不正者，应佩戴适合度数的眼镜，如戴角膜接触镜，应选质量较好的护理液。

（2）遵医嘱用药：滴用不含防腐剂的人工泪液，刺激泪液分泌。

（3）保留泪液：戴硅胶眼罩、湿房镜或用泪小点栓子行泪小点封闭治疗。

（4）对严重干眼症患者，可行颌下腺导管移植手术。

【健康指导】

（1）合理使用各种电子产品，观看电子产品 1 ～ 2 小时后应休息 10 分钟并向远处眺望。不要在阳光直射的地方看书写字或观看手机，眼与屏幕距离 30 ～ 40cm。

（2）需长期观看电子屏幕的人员要注意饮食调理，应多吃豆制品、鱼、牛奶、核桃、大白菜、空心菜、西红柿及新鲜水果等。

（3）发现眼睛不适，可预防性使用人工泪液，如加重应及时去眼科就诊。

（4）如果是因服用某些药物引起的干眼症，则要停止用药；若是因免疫性疾病、内分泌失调、维生素缺乏等引起的干眼症，应先行病因治疗。

（5）若是因眼镜或隐形眼镜佩戴不合适引起，需由眼科医生重新配置合适的眼镜。

【案例评析】

学生李某放学回家后告诉妈妈，一整天都觉得眼睛痒、畏光、流泪等。妈妈观察发现李某的眼睛已经被揉得红红的，还有点儿肿。妈妈赶紧找来消炎的眼药水给李某滴，并且用无菌纱布覆盖。第二天早上起床，李某的眼睛不但没好，而且眼睛周围还有大量分泌物，部分上下睫毛被粘连，睁眼困难，继续滴眼药水还是觉得痒得厉害。于是妈妈带李某来医院眼科做检查，眼科医生检查后发现患眼结膜充血、水肿，有较多的黏液性分泌物，经确诊李某患细菌性结膜炎。医生立即行结膜囊冲洗，开了敏感抗生素滴眼液及眼药膏，嘱李某 2 ～ 3 种滴眼液频繁交替点眼，每 1 ～ 2 小时滴 1 次，睡前涂眼膏。3 天后，李某眼睛逐渐痊愈。

解析　细菌性结膜炎的治疗除选用结膜囊冲洗，选用敏感抗生素滴眼液、眼药膏，服用抗生素以外，对患眼是严禁包扎的，因包盖患眼，分泌物不易排出，不利于结膜囊清洁，并使眼部温度升高，更有利于细菌繁殖，加剧炎症。此病例中，虽然李某妈妈给李某使用了抗生素滴眼液，但给李某的患眼进行了覆盖，导致患眼病情加重。

第三节　角膜病患者的护理

角膜炎多由外来各种致病菌感染所致，角膜炎的分类尚未统一，根据病因可分为感染性角膜炎、免疫性角膜炎、外伤性角膜炎、营养不良性角膜炎等，其中感染性角膜炎最为常见，常因角膜外伤引起，以细菌和真菌感染最为多见，它可导致视力损害，甚至摧毁眼球。角膜炎的病因虽然不同，但其病理变化过程基本相同，分为浸润期、溃疡形成期、溃疡消退期、愈合期 4 期。

一、细菌性角膜炎

【概述】

细菌性角膜炎（bacterial keratitis）是由细菌引起的角膜炎症的总称，是常见的角膜炎之一。通常起病急，发展迅速，如未及时控制感染，可发生角膜溃疡、穿孔，甚至眼内炎。角膜外伤后被感染是常见的病因，致病菌有表皮葡萄球菌、金黄色葡萄球菌、铜绿假单胞菌（绿脓杆菌）等；眼局部因素和全身抵抗力低下也可诱发感染。

【护理评估】

1. 症状与体征　发病急，常在角膜外伤后 24 ～ 48 小时发病。有明显的眼痛、畏光、流泪、异物感、视力下降等症状，伴较多的脓性分泌物。

（1）常见体征为眼睑肿胀、痉挛，睫状充血或混合充血，球结膜水肿。

（2）角膜溃疡呈黄白色坏死灶，并短期内迅速扩展出现角膜浸润及液化性坏死。严重者可发生角膜穿孔，甚至化脓性眼内炎。

2. 健康史

（1）了解患者有无角膜外伤史、眼部病史、用药史。

（2）是否长期佩戴角膜接触镜等。

（3）有无营养不良、糖尿病病史。

3. 心理社会因素　因角膜炎起病急，患者对疾病的了解较少，护士应评估患者对细菌性角膜炎的认识程度，有无紧张、焦虑、悲哀等心理表现。

4. 辅助检查

（1）角膜溃疡刮片、镜检可发现致病菌。

（2）细胞培养和药物敏感试验，可进一步明确病因学诊断和指导临床用药。

【治疗原则】

积极控制感染，减轻炎症反应，促进溃疡愈合，减少瘢痕形成。

【常见护理诊断/问题】

1. 疼痛　眼痛。

2. 潜在并发症　角膜溃疡、穿孔、眼内炎。

3. 感知改变　视力障碍。

【护理措施】

1. 一般护理

（1）提供安静、舒适的环境，病房要适当遮光，避免强光刺激。

（2）严密观察患者病情变化，如有无角膜刺激征、结膜是否充血、视力及角膜有无穿孔等情况，如出现异常，立即通知医生并协助处理。

（3）严格执行消毒隔离制度，患者住隔离室，所用药品应固定专人专眼专用，器械用后消毒，脏敷料焚毁，检查治疗患者前后洗手等，避免交叉感染。

2. 治疗与用药护理

（1）遵医嘱积极抗感染治疗：急性期选用高浓度抗生素眼药水频繁滴眼，5 分钟 1 次，病情控制后 30 分钟 1 次。睡前涂眼药膏。严重病例结膜下注射或全身应用抗生素。

（2）局部应用胶原酶抑制剂，可减轻角膜溃疡发展。口服大量维生素 C、维生素 B 促进溃疡愈合。

（3）局部热敷、眼垫包盖有助于炎症吸收及保护溃疡面，缓解疼痛。

（4）并发虹膜睫状体炎者，应予以 1% 阿托品眼液或眼膏散瞳，减轻疼痛及防止虹膜后粘连。注意压迫泪囊，防止吸收中毒。

（5）预防角膜穿孔的护理：①滴眼药时动作要轻柔，勿压迫眼球。指导患者勿用力咳嗽及打喷嚏，勿用手擦眼球。②多食用易消化的食物，保持大便通畅，避免便秘，以防增加腹压。③球结膜下注射时，避免在同一部位反复注射，尽量避开溃疡面。④深层角膜溃疡，后弹力层膨出者，采用绷带加压包扎，必要时应用降眼压药物。

【健康指导】

（1）指导患者外出时应佩戴有色眼镜或眼垫遮盖，以减少刺激，保护溃疡面。

（2）根据视力障碍的程度，指导患者及家属采取相应的防护措施，避免因视力障碍而发生意外。

（3）鼓励患者多参加体育锻炼，增强体质，预防感冒，以降低复发率。

二、真菌性角膜炎

【概述】

真菌性角膜炎（fungal keratitis）是由致病真菌引起的感染性角膜病。近年来，随着广谱抗生素和糖皮质激素的广泛应用，其发病率有升高趋势，是致盲率极高的角膜病。常发生于植物引起的角膜外伤，尤其是农作物，也与长期局部使用广谱抗生素、糖皮质激素有关。常见的致病菌为曲霉菌。

【护理评估】

1. 症状与体征

症状：有轻度畏光、流泪，伴视力下降。

体征：体征较重，眼部充血明显，角膜病灶呈灰白色或黄白色，表面微隆起，外观干燥而欠光滑，似牙膏样或苔垢样；溃疡周围由于抗体与真菌作用，形成灰白色环形浸润即“免疫环”。

2. 健康史

（1）了解患者有无植物外伤史，如角膜被谷粒弹伤、植物枝叶擦伤。

（2）了解患者有无长期应用广谱抗生素和糖皮质激素的药物史。

3. 心理社会因素

了解患者有无紧张、焦虑、悲哀等心理表现，评估患者对疾病的认知程度，了解疾病对患者的工作、学习以及家庭经济的影响。

4. 辅助检查

（1）角膜刮片可发现真菌菌丝，为早期诊断提供依据。

（2）病变区角膜活检，可提高培养和分离真菌的阳性率。

（3）共焦显微镜是近年发展起来的非侵入性活体检查，它快速、无损伤，可直接发现病原微生物，并可动态观察而指导临床治疗。

【治疗原则】

以药物治疗为主，如有角膜溃疡穿孔危险或已穿孔者，可考虑治疗性角膜移植。

【常见护理诊断 / 问题】

1. 疼痛　眼痛，与角膜炎症有关。
2. 潜在并发症　角膜溃疡穿孔、真菌性眼内炎，与严重溃疡灶有关。
3. 感知改变　视力障碍，与角膜炎症有关。
4. 知识缺乏　缺乏角膜外伤后感染的预防知识。
5. 焦虑　与病程长、担心预后有关。

【护理措施】

（1）按医嘱选择抗真菌药物：白天用眼药水滴眼，每 0.5 ～ 1 小时滴眼 1 次，睡前涂眼药膏，临床治愈后仍要坚持用药 1 ～ 2 周，以防复发。禁用皮质类固醇激素。

（2）有虹膜睫状体炎时，应用散瞳剂。有穿孔危险者不宜散瞳。

（3）对药物不能控制或有角膜溃疡穿孔危险的，可行角膜移植术。

角膜移植术

【健康指导】

（1）告诉患者如有植物引起角膜外伤，或长期应用广谱抗生素及糖皮质激素眼药水或眼药膏者，应注意眼部病情变化，避免真菌性角膜炎的发生。

（2）养成良好的卫生习惯，勤洗手，常剪指甲。

（3）不要长期戴隐形眼镜，更换隐形眼镜时要注意卫生。

（4）切断传染源，禁止患者在公共场所洗浴、游泳。

（5）饮食上多吃一些具有寒性与清热泻火作用的食物与水果，如茭白、冬瓜、苦瓜、鲜藕、甘蔗、香蕉、西瓜等。

【知识拓展】

怎样捐献角膜

角膜移植是用健康人捐献的角膜代替患者病变角膜的一种重要的眼科成形、复明手术。手术中，医生切掉角膜的病变部分甚至整个角膜，然后缝合上健康的角膜组织，从而使许多角膜病得到根治，使患者得以重见光明。用于移植的角膜，捐献者年龄以 5 ～ 60 岁为最好，年龄太小或太大可能会影响角膜组织的活性；某些传染性疾病或恶性肿瘤已侵犯眼组织者以及某些眼部有疾病患者的角膜不能捐献。

三、单纯疱疹病毒性角膜炎

【概述】

单纯疱疹病毒性角膜炎（herpes simplex keratitis，HSK）是由单纯疱疹病毒所致的、严重的感染性角膜病，居角膜病致盲首位。大多数角膜病变由Ⅰ型疱疹病毒引起，少数由Ⅱ型引起。当机体抵抗力下降时，潜伏的病毒激活，可沿三叉神经至角膜组织，引起单纯疱疹病毒性角膜炎。

【护理评估】

1. 症状与体征

（1）有轻微眼痛、畏光、流泪、眼痉挛。原发感染常见于幼儿。

（2）单纯疱疹病毒性角膜炎可有典型的角膜浸润灶形态：①树枝状和地图状角膜炎是最常见类型。初起时患眼角膜上皮呈小点状浸润，排列成行或成簇，继而形成小水泡，水泡破裂互相融合，形成树枝状表浅溃疡，称树枝状角膜炎。随病情进展，炎症逐渐向角膜病灶四周及基质层扩展，可形成不规则的地图状角膜溃疡，称为地图状角膜炎。②盘状角膜炎：炎症浸润角膜中央深部基质层，呈盘状水肿、增厚，边界清楚，后弹力层皱褶。③坏死性角膜基质炎：角膜基质层内出现单个或多个黄白色浸润灶、溃疡甚至穿孔。

2. 健康史　了解患者发病前有无上呼吸道感染或其他病史或特定诱因。

3. 心理社会因素　角膜炎反复发作，病情持续时间长，患者容易产生焦虑和悲观情绪。

4. 辅助检查　分子生物学方法，如 PCR 查到角膜中病毒核酸，有助于病原学诊断。

【治疗原则】

抑制病毒复制，减轻炎症反应引起的角膜损害。

【常见护理诊断 / 问题】

1. 感知改变　视力障碍，与角膜浸润灶有关。

2. 潜在并发症　细菌感染、浸润灶扩展，与糖皮质激素治疗的不良反应有关。

3. 焦虑　与疾病反复发作、担心预后有关。

【护理措施】

（1）急性期每 1 ～ 2 小时滴眼 1 次，晚上涂眼药膏。必要时使用维生素 B_2、维生素 C 等药物，以促进角膜溃疡的愈合。

（2）树枝状和地图状角膜炎应早期使用有效的抗病毒药，联合抗单纯疱疹病毒药可以加快愈合，但禁用糖皮质激素。在清除病灶上皮后，加压包扎。上皮缺损通常在 72 小时可以恢复。

（3）盘状角膜炎，可在抗病毒药物应用的基础上，适量应用糖皮质激素药物，常用方法为局部滴眼、涂眼及球结膜下注射。

（4）有虹膜睫状体炎者，加用散瞳剂。

（5）对可疑或发生细菌或真菌的合并感染者，应做病原学检查，并进行预防性治疗，加用广谱抗生素眼药水。

（6）药物治疗无效、反复发作、角膜溃疡面积较大者，有穿孔危险，可行治疗性角膜移植术。

【健康指导】

（1）使用糖皮质激素眼药水者，要告知患者按医嘱及时用药。停用时，要逐渐减量，不能随意增加使用次数和停用，并告知其危害性。

（2）应用散瞳药的患者，外出可戴有色眼镜，以减少光线刺激。

（3）鼓励患者多参加体育锻炼，增强体质，预防感冒，以降低复发率。

（4）稳定期抗复发的治疗，口服阿昔洛韦片，可持续 1 ～ 2 年。

【案例评析】

患者，女性，20 岁，在时尚眼镜店购置化妆用隐形眼镜一副并佩戴 1 个月，因不了解任何关于隐形眼镜护理的卫生知识，仅使用氯化钠溶液冲洗镜片，有和朋友分享使用镜片的习惯，1 个月后，患者有轻度畏光、流泪，伴视力下降。到医院检查发现双侧角膜溃疡。角膜制片显示双眼存在棘阿米巴和镰刀菌。医嘱予每小时局部用酮康唑、己氧苯脒和新霉素滴眼液，全身治疗用氧氟沙星和磷霉素。经过一段时间的治疗，患者痊愈。

解析　时下，有些年轻女性喜欢佩戴化妆用隐形眼镜，但又不知佩戴化妆用隐形眼镜的护理。化妆用隐形眼镜，应由眼科医生处方购买，需告知其潜在威胁及可能出现的并发症，同时教授购买者如何佩戴、清洁处理镜片，养成良好的卫生习惯，勤洗手，常剪指甲。不要长期佩戴隐形眼镜，严禁与人分享使用镜片，防止交叉感染。

第四节　白内障患者的护理

白内障（cataract）指晶状体混浊并影响视力者。世界卫生组织防盲规定：晶状体混浊而矫正视力在 0.5 以下者，才归入白内障的诊断范围。目前，白内障已成为主要致盲性眼病之一。临床上根据白内障的病因、发病时间、晶状体混浊部位和形态不同而有不同的分类方法：

1. 按发病原因　可分为年龄相关性（老年性）白内障、外伤性白内障、代谢性（糖尿病性）白内障、并发性白内障、中毒性白内障、辐射性白内障、发育性白内障和后发性白内障等。

2. 按发病时间　可分为先天性白内障、后天获得性白内障等。

3. 按晶状体混浊部位　可分为皮质性白内障、核性白内障、囊膜下白内障等。

4. 按晶状体混浊形态　可分为点状白内障、冠状白内障和板层白内障。

一、年龄相关性白内障

【概述】

年龄相关性白内障（age-related cataract）是指从中老年开始发生的晶状体混浊，随着年龄增加患病率明显增高，故又称老年性白内障（senile cataract），是最常见的白内障类型，也是最主要的致盲原因之一。

其发病机制尚不完全明确，一般认为是在全身老化，晶状体代谢功能减退的基础上加上多种因素形成的。研究发现，晶状体抗氧化系统活性异常下降，也是白内障形成的重要因素。此外也与遗传、紫外线、全身疾病及营养状况有关。在我国，西藏地区发病率最高。

【护理评估】

1. 症状与体征

双眼呈渐进性无痛性视力下降，最后只剩下光感。早期患者常出现眼前固定不动的黑点，可有单眼复视或多视、屈光改变等表现。

（1）初发期：仅有晶状体周边部皮质混浊，此时晶状体大部分透明，瞳孔区未受累，视力无障碍。

（2）膨胀期或未成熟期：混浊逐渐加重，视力明显减退。皮质吸收水分肿胀，晶状体体积增大，推虹膜向前，使前房变浅，有诱发闭角型青光眼的可能。用斜照法检查，在该侧瞳孔内出现新月形投影，为此期特点。

（3）成熟期：晶状体全部混浊，呈乳白色。虹膜投影消失，晶状体肿胀消退，前房深度恢复正常，视力降至光感或手动。

（4）过熟期：成熟期持续时间过长，晶状体内水分继续丢失，晶状体体积缩小，囊膜皱缩，前房加深，虹膜震颤。病程继续发展，晶状体皮质液化，呈乳汁状物，核随体位变化而移动，核下沉后可使视力突然提高，液化的皮质漏到晶状体囊外，可引起晶状体蛋白过敏性葡萄膜炎和晶状体溶解性青光眼；晶状体核脱入前房或玻璃体中可引起继发性青光眼。

2. 健康史

（1）询问患者是否有糖尿病、高血压等病史，及病情控制情况。

（2）询问患者视力下降的时间、程度、发展速度。

（3）观察患者生活自理情况。

3. 心理社会因素

患者多因视力下降，影响生活、工作、学习，并且因为害怕失明、恐惧手术、担心术后复明效果而焦虑、紧张。

4. 辅助检查

（1）眼压测量：特别是膨胀期白内障患者。

（2）角膜内皮计数：内皮细胞计数，评估角膜内皮功能。

（3）眼部B超检查：检查眼后节有无疾病。

（4）人工晶体度数测量：选择合适的人工晶体。

【治疗原则】

目前尚无疗效肯定的药物，主要以手术治疗为主。

【常见护理诊断/问题】

1. 感知改变　视力障碍。

2. 潜在并发症　继发性闭角型青光眼、术后伤口感染。

3. 生活自理能力下降　与白内障有关。

【护理措施】

1. 一般护理

（1）根据患者的情况，有重点的做好入院宣教。

（2）保持病房安静、整洁、有序，常用物品固定摆放，避免跌倒与撞伤。

（3）加强生活护理，及时了解并满足患者的需要。

（4）向患者讲解白内障的相关知识，以及术前、术中、术后相关注意事项。

（5）监测血糖、血压变化，给予患者相应的知识指导，遵医嘱正确用药。

（6）监测眼压、生命体征的变化。

2. 心理护理

帮助患者树立信心，消除对手术的恐惧心理，告知患者白内障为复明手术，术后视力会有明显提高，应嘱其保持情绪稳定，避免术后过于兴奋；安慰未行人工晶状体植入术者，配镜后也可能得到较好的矫正视力；眼底疾病、糖尿病、眼外伤术后视力恢复欠佳，应使患者预知术后效果，有思想准备。

3. 治疗与用药护理

本病以手术治疗为主。

（1）术前准备：术前常规冲洗泪道、冲洗结膜囊、生命体征测量、监测血糖；循序渐进地指导患者进行眼位训练；遵医嘱散瞳；术前排空大小便，更换病员服（第一个纽扣应解开，以免去枕平卧时压迫颈部，影响面部血供，腰带也不宜过紧）；有咳嗽的患者术前遵医嘱口服或口含止咳药。

（2）术后护理：①进食清淡、易消化、有营养的食物，并保证充足的饮水量（1 000mL/d），以促进伤口愈合，勿进食过硬的食物（如坚果等）以及刺激性食物（如辣椒）；②保护术眼，由于眼垫遮挡术眼，影响立体视觉，嘱患者卧床休息 1 ～ 2 天，行走时应放慢脚步，避免跌倒；③术后避免低头弯腰动作、打喷嚏、剧烈咳嗽、剧烈运动等，如出现便秘者应遵医嘱给予缓泻剂或灌肠剂，嘱患者勿用力排便；④密切观察伤口敷料有无渗血及术眼胀痛，如渗血量较多、疼痛明显时，应通知医生处理；⑤避免眼部感染，在点眼药时动作轻柔，勿压迫眼球，严格执行无菌操作。

（3）遵医嘱按时给予抗生素、激素类眼药水滴眼。

（4）告知患者药物的作用及注意事项。

【健康指导】

（1）饮食以清淡、易消化、高营养为宜，忌食刺激性食物。适当饮水，保持排便通畅。

（2）避免剧烈运动、用力咳嗽、打喷嚏、揉眼等。

（3）注意个人卫生，特别是眼部卫生，勿用脏水洗脸和用不洁净的毛巾擦眼等。

（4）注意劳逸结合，不可长时间读书看报，注意眼睛休息，避免视疲劳。

（5）外出时可戴墨镜，避免强光刺激。

（6）按时用药、按时复诊，如突然出现视力下降、眼红、眼痛应及时就诊。

（7）如需配镜，于术后 3 个月验光配镜。

二、糖尿病性白内障

【概述】

糖尿病性白内障（diabetic cataract）是指白内障的发生与糖尿病有直接关系，临床上分为两大类，一种为合并年龄相关性皮质性白内障，另一种为真性糖尿病性白内障，可合并糖尿病性视网膜病变。由于血糖增高，晶状体内葡萄糖增多，转化为山梨醇，使晶状体内渗透压升高，吸收水分，纤维肿胀变性而致晶状体混浊。

【护理评估】

1. 症状与体征

（1）由于晶状体混浊及视网膜病变的损害，可有不同程度视力下降。糖尿病患者的年龄相关性白内障发生率比非糖尿病患者高 4 ～ 6 倍，症状相似，但晶状体混浊发生较早，进展较快，容易成熟。

（2）真性糖尿病性白内障大多发生于严重的青少年糖尿病患者，多为双眼，前后囊下白点状或雪片状混浊，迅速扩展为全部晶状体混浊。

（3）当血糖升高时，房水进入晶状体内使之肿胀变凸，形成近视；血糖降低时，晶状体内水分渗出，晶状体变扁平，形成远视。这种白内障也可随着血糖的控制，全身状况的改善而缓慢进行或停止进行，甚至好转。

2. 健康史

了解糖尿病发病情况和治疗的经过，有无家族史。

3. 心理社会因素

糖尿病为终身性疾病，漫长的病程和并发症的出现可能使患者出现焦虑不安或对疾病治疗失去信心，护士应对患者的心理状态以及家庭和朋友的支持情况进行评估，及时疏导，帮助患者树立战胜疾病的信心。

4. 辅助检查

（1）血糖和糖基化血红蛋白升高。

（2）检查眼睛可以帮助确诊。

【治疗原则】

严格控制血糖，在血糖控制正常的情况下行白内障摘除术和人工晶状体植入术。糖尿病患者视网膜病变，应在术前治疗。

超声乳化白内障摘除术联合可折叠人工晶体植入术

【常见护理诊断 / 问题】

1. 感知改变　视力障碍，与晶状体混浊及糖尿病性视网膜病变有关。

2. 自理缺陷　与晶状体混浊导致视力减退有关。

3. 潜在并发症　术后感染及出血，与糖尿病所致眼部微血管病变有关。

4. 社交障碍、社交孤立、有孤独的危险　与视力减退引起性格改变有关。

5. 功能障碍性悲哀　与晶状体混浊及视网膜病变引起的视力障碍有关。

【护理措施】

（1）遵医嘱应用降血糖药物，严密观察药物的副作用及血糖变化，如低血糖反应。

（2）手术护理见年龄相关性白内障术后护理。

（3）糖尿病性白内障术后易发生出血及感染，术前应严格掌握手术适应证，术后密切观察病情变化，注意无菌操作。

【健康指导】

（1）向患者及家属传授糖尿病的有关知识，指导患者进行血糖监测，提高自我护理能力，如遇到低血糖反应的紧急处理。

（2）饮食宜含丰富的蛋白质、钙、微量元素，多食鱼类及含维生素食物；忌用糖、淀粉类食物。

（3）指导家属提供生活帮助，避免患者发生损伤。

（4）并发性白内障应积极治疗原发病，如糖尿病应控制血糖，慢性葡萄膜炎应积极查找病因，并坚持治疗，预防复发。

三、先天性白内障

【概述】

先天性白内障（consenital cataract）是胎儿发育过程中，晶状体发育生长障碍的结果，表现为各种形态与部位的晶状体混浊。多为双侧，大多数在出生前即已存在，小部分在出生后才逐渐形成。可分为内源性和外源性两种，是儿童常见的眼病。内源性与染色体基因有关，有遗传性；外源性是指母体怀孕期间特别是前 3 个月，宫内病毒感染或药物、放射线或全身病变影响胎儿晶状体的发育。

【护理评估】

1. 症状与体征

（1）先天性白内障患者多为婴幼儿，因不能自诉，常依赖其父母观察才能发现。

（2）常合并其他眼病，如斜视、眼球震颤、先天性小眼球等。

2. 健康史　了解患儿母亲孕期是否曾有病毒感染、接触放射线等，家族是否有相似病例。

3. 心理社会因素　通常患儿父母对孩子的视力障碍非常担心，对疾病的知识缺乏。

4. 辅助检查　实验室检查，如染色体、血糖、尿糖和酮体检查等，可以帮助了解病因。

【治疗原则】

治疗目标是恢复视力，减少弱视和视盲。

【常见护理诊断 / 问题】

1. 自理缺陷　与晶状体混浊导致视力下降有关。
2. 潜在并发症　弱视、斜视及眼球震颤，与视功能发育受到抑制有关。
3. 家庭应对无效　与家庭主要成员对该病缺乏防治知识有关。

【护理措施】

1. 一般护理　已发生弱视婴儿，应指导家长进行正确的弱视训练，如遮盖疗法、光学药物压抑法、精细动作训练等。

2. 心理护理　向患儿家长解释手术的必要性，取得他们的理解，尽早进行手术。

3. 治疗与用药护理　需要手术治疗者按眼科手术和全身麻醉手术护理常规进行护理。

【健康指导】

（1）预防先天性白内障，应提倡优生优育，有白内障家族史者要避免近亲结婚或婚后尽量不生孩子，母亲在怀孕期间，特别是妊娠前 2 个月内及怀孕 6 个月内，尽可能预防感冒及其他传染病，保持充足睡眠，避免过度劳累。

（2）外源性先天性白内障应做好孕妇早期保健护理，特别是母体怀孕后前 3 个月内。

（3）先天性白内障患者要多吃深绿色、新鲜的蔬菜，避免食用油炸食品以及人造脂肪，全脂奶粉等制品。

【案例评析】

赵女士，62 岁，教师，生有 1 女，近 8 年来左眼逐渐视物模糊不清，眼前有黑影，加重 3 个月。眼部检查：左眼视力眼前手动 /10cm，右眼视力 0.4；晶状体混浊，呈乳白色，虹膜投影消失。诊断为左眼年龄相关性白内障，行手术治疗，术后第 2 天，患者下床排便后，感左眼疼痛加剧，立即报告医生，经检查是伤口裂开，医生马上接患者进手术室处理。

解析　对白内障手术患者，护士应告诉患者宜安静卧床休息，取仰卧或健侧卧位。一般术后 3 天床上活动，3 天后可下床活动，双眼包盖。第一次下床要小心，并加以扶持，避免跌倒，避免低头，控制咳嗽、打喷嚏、呕吐，不用力挤眼，不用力排便，严禁突然翻身和坐起，以防伤口裂开。

第五节　青光眼患者的护理

青光眼（glaucoma）是一组以眼压异常升高，视功能减退和眼组织的损害，引起视神经凹陷性萎缩、视野缺损为特征的眼病。青光眼是主要的致盲眼病之一，若能及早诊治，大多数患者可避免失明。

根据前房角形态、病因机制及发病年龄三个主要因素，将青光眼分为原发性青光眼、继发性青光眼和先天性青光眼三大类。原发性青光眼又分为闭角型青光眼和开角型青光眼。

一、原发性闭角型青光眼

原发性急性闭角型青光眼

【概述】

原发性闭角型青光眼（primary angle-closure glaucoma）是由于周边虹膜堵塞了前房角或与小梁网发生永久性粘连，房水流出受阻，导致眼压升高的一类青光眼。在我国，是最常见的青光眼类型，患病率为 1.79%。女性多见，发病年龄多在 40 岁以上。可双眼同时或先后发病，与遗传因素有关。原发性闭角型青光眼根据眼压升高是骤然发生还是逐渐发展，分为急性闭角型青光眼和慢性闭角型青光眼。发病主要因素有：眼轴短、前房浅、房角窄及大晶状体，瞳孔阻滞是引起本病的解剖因素。情绪激动、暗室停留时间过长、长时间阅读或近距离用眼、过度疲劳和疼痛等，是急性闭角型青光眼的诱发因素。

【护理评估】

1. 症状与体征

典型的急性闭角型青光眼有以下几个不同的临床阶段。

（1）临床前期：当一眼急性发作被确诊为本病，另一眼只要具有前房浅、虹膜膨隆、房角狭窄等表现，即使患者没有任何临床症状也可以诊断为临床前期。

（2）先兆期：表现为一过性或反复多次的小发作，多出现在傍晚时分。表现为轻度的眼痛伴同侧偏头痛、视力减退、鼻根部酸胀和恶心，轻度睫状充血、角膜轻度雾状混浊、眼压略高，经睡眠或充分休息后可自行缓解。

（3）急性发作期：①症状。表现剧烈的头痛、眼痛，虹视、雾视，视力急剧下降，常降到指数或手动，可伴有恶心、呕吐等全身症状。此期如不能控制，将严重影响视功能，甚至导致永久性失明。②体征。球结膜水肿，混合充血或睫状充血；角膜水肿，呈雾状或毛玻璃状；瞳孔中等散大，常呈竖椭圆形，对光反射迟钝或消失，房角镜检查可见房角完全关闭；眼压升高。如角膜后色素沉着、虹膜节段性萎缩及色素脱落、晶状体前囊下点状或片状灰白色混浊（青光眼斑），临床上称为青光眼三联征。

（4）间歇期：指小发作缓解后，房角重新开放，症状和体征减轻或消失，不用药或仅用少量缩瞳剂就能将眼压维持在正常范围内。

（5）慢性期：急性大发作或多次小发作后，房角发生广泛粘连，小梁功能严重损害，表现为眼压中度增高，视力进行性下降，眼底可见青光眼性视盘凹陷，并有相应的视野缺损。

（6）绝对期：眼压持续升高，眼组织特别是视神经遭到严重破坏。视功能完全丧失，无光感，出现顽固性眼痛、头痛，瞳孔极度散大强直，角膜上皮水肿、知觉减退。

2. 健康史

（1）了解患者的工作性质，发病的时间，起病的缓急。

（2）发病前有无情绪剧烈波动及其他促发因素存在。

（3）询问患者有无青光眼家族史。

3. 心理社会因素

急性闭角型青光眼发病急，视力下降明显，患者易产生紧张、焦虑心理。护士应注意评估患者的年龄、性别、性格特征、文化层次、工作性质、情绪状态和对本病的认知程度，评估患者家属对疾病的了解和对患者的支持和关爱。

4. 辅助检查

（1）眼底彩照、眼压检查、视野检查及房角镜检查即可确诊。

（2）暗室试验用于可疑患者检查。

【治疗原则】

立即降低眼压，减少组织损害，积极挽救视力。首先用药物降低眼压，待眼压恢复正常后，可以考虑手术治疗。

【常见护理诊断 / 问题】

1. 疼痛　眼痛，伴偏头痛。

2. 感知改变　视力障碍。

3. 生活自理能力缺陷　与视力障碍有关。

4. 知识缺乏　缺乏原发性闭角型青光眼的防治及护理知识。

【护理措施】

1. 一般护理

（1）教会患者使用床旁传呼系统，并鼓励其寻求帮助。

（2）厕所、浴池等必须安置方便的设施，如坐便器、扶手等，并教会患者使用方法。

（3）按照方便患者使用的原则，将常用的物品固定位置摆放，活动的空间不设置障碍物，避免患者绊倒。

2. 心理护理

青光眼患者性情急躁、易激动，护士应进行耐心细致的心理疏导工作。教会患者控制情绪的方法，消除紧张、焦虑心理，保持良好的心态。

3. 治疗与用药护理

（1）手术护理：按内眼手术护理常规做好术前准备。术后第 1 天开始换药，注意询问患者有无眼痛，观察术眼切口、滤泡形成、前房形成等情况，对于前房形成迟缓合并低眼压者应加压包扎。为预防炎症反应，应按医嘱使用散瞳剂。

（2）药物治疗：①拟副交感神经药（缩瞳剂）：常用 1% ～ 4% 的毛果芸香碱（pilocarpine）滴眼液。每隔 5 ～ 10 分钟 1 次，瞳孔缩小眼压降低后，改为 1 ～ 2 小时 1 次。每次滴药后应压迫泪囊区数分钟。② β- 肾上腺能受体阻滞剂：通过抑制房水生成而降低眼压。常用 0.25% ～ 0.5% 噻吗洛尔（timolol）滴眼液，每日滴眼 2 次。注意心率变化，对心脏房室传导阻滞、窦性心动过缓和支气管哮喘者禁用。③碳酸酐酶抑制剂：常用乙酰唑胺（diamox）口服，如服用后出现口周及手脚麻木，停药后症状即可消失。④高渗剂：常用 20% 甘露醇（mannitol）注射液静脉快速点滴。对年老体弱或有心血管疾病者，应注意呼吸及脉搏变化，以防发生意外。药物作用使颅压降低，部分患者可出现头痛、恶心等症状，用药后宜平卧休息。

（3）视神经保护性治疗：谷氨酸拮抗剂、神经营养因子、抗氧化剂（维生素 C、维生素 E）及某些中药可起到一定的保护视神经的作用。

（4）辅助治疗：局部滴用糖皮质激素有利于减轻充血及虹膜炎症反应。全身症状严重者，可给予止吐、镇静和催眠药物。

【健康指导】

（1）保证充足的睡眠，避免情绪激动（如过度兴奋、忧郁等）。

（2）避免短时间内饮水量过多（一次饮水量 <300mL 为宜），以免加重病情或引起发作。

（3）选择清淡、易消化的饮食，保持大便通畅。不宜烟酒、浓茶、咖啡和辛辣等刺激性食物。

（4）向患者介绍眼压升高的表现，说明坚持用药和定期复查的重要性。

（5）睡眠时适当垫高枕头，不穿紧身或领子过紧的上衣。进行适当的有氧运动，避免举重、倒立等增加肌张力的运动。

二、原发性开角型青光眼

【概述】

原发性开角型青光眼（open-angle glaucoma，OAG）的特点为发病缓慢，症状隐匿，眼压升高但房角始终是开放的，并有特征性的视盘变化和视野缺损表现。好发于 20 ～ 60 岁的人群。

【护理评估】

1. 症状与体征

（1）多数人无任何自觉症状。少数患者眼压升高时，出现眼胀、雾视等症状。

（2）典型的开角型青光眼具有三大指标：眼压升高、视盘杯 / 盘比 >0.6、视野缺损。

（3）房水流畅系数降低、相对性传入性瞳孔障碍、获得性色觉异常、对比敏感度下降，对开角型青光眼的诊断也有一定参考价值。

2. 健康史

详细询问有无青光眼家族史，有无糖尿病、心血管疾病和血液流变学异常。

3. 心理社会因素

开角型青光眼除视野改变外，黄斑功能也受损，且很难恢复，严重影响患者的工作和生活，患者常常表现出焦虑和悲伤情绪。

4. 辅助检查　可做 24 小时眼压测定、饮水试验等开角型青光眼的激发试验。

【知识拓展】

爱护我们的双眼

每年 6 月 6 日为“全国爱眼日”。每年都有不同的宣传主题，如：加强全民爱眼意识，提高民族健康素质；动员社会各界力量，共同关心人们的眼睛等。2017 年第 22 个“爱眼日”活动的主题定为“‘目’浴阳光，预防近视”。

【治疗原则】

控制眼压，防止或延缓视功能进一步损害，积极挽救视力，以药物治疗为主，无效时再考虑手术治疗。

【常见护理诊断 / 问题】

同原发性闭角型青光眼。

【护理措施】

1. 一般护理　观察患者的视野改变，视野缺损明显者，鼓励其寻求帮助；患者常用的物品固定放置；活动的空间尽量宽敞，不设置障碍物，以免绊倒。

2. 心理护理

协助患者树立战胜疾病的信心，克服焦虑、恐惧心理，并向患者传授防治知识。

3. 治疗与用药护理

（1）用药护理：同急性闭角型青光眼。注意先用低浓度的药液后用高浓度的药液滴眼，根据不同药物的有效降眼压作用时间，决定每天用药的次数，最重要的是要保证在 24 小时内能维持有效药量，睡前可改用眼膏涂眼；长期应用抗青光眼药物，若出现药效降低时，可改用其他降眼压药或联合应用。

（2）手术治疗：同急性闭角型青光眼。

【健康指导】

（1）患者出院时，一定要告诉患者遵医嘱坚持用药和按时复诊的重要性，以了解眼压和视功能变化，及时调整治疗方案。

（2）指导患者保持愉快情绪，保证充分的休息和睡眠，饮食应选择清淡、多纤维素的食物，勿吃辛辣食物，保持大便通畅，忌烟酒、浓茶、咖啡。控制饮水量，一次饮水量不能超过 300mL。

（3）指导患者学会自我按摩眼球。患者应经常自我按摩眼球，按从下向上的方向，轻轻按摩，不可用力过猛。

三、先天性青光眼

房水循环

【概述】

先天性青光眼（congenital glaucoma）是由于胚胎发育时期，前房角发育异常，影响了小梁网及 Schlemm 管系统的房水引流功能，导致眼压升高。

此病属遗传疾病，为常染色体显性、隐性或多因素遗传，男性多见，常伴其他先天异常如虹膜缺损、白内障及心脏病等。

【护理评估】

1. 症状与体征

（1）常见症状有畏光、流泪、眼睑痉挛，尤其在强光下症状加重。

（2）眼球扩大，前房加深，角膜直径增大，角膜水肿，外观呈雾状混浊；眼压升高，眼底可见青光眼性视神经盘凹陷，且出现早、进展快。

（3）并发症：前房积血，眼球破裂。

2. 健康史　评估患者发病的时间，治疗的过程，有无家族史等。

3. 心理社会因素　患者发病年龄小，出现症状后，易出现恐惧、孤单的心理。疾病会影响患者的生活、学习，护士要做好患者的解释工作，配合医生进行治疗。

4. 辅助检查　眼压测量、前房角镜检查等可确诊。

【治疗原则】

一旦确诊，应及早手术治疗，术前用药控制眼压。

【常见护理诊断 / 问题】

同原发性闭角型青光眼。

【护理措施】

（1）手术是先天性青光眼的主要治疗措施，约 80% 患者可通过房角切开术或小梁切开术控制眼压。晚期病例，可行小梁切除术。

（2）婴幼儿有畏光、流泪及不肯睁眼者，应到医院检查，若确诊为先天性青光眼应该积极手术治疗。

【健康指导】

（1）向患者家庭主要成员介绍本病的有关知识。如遇眼球明显增大的患儿，应特别注意保护眼睛，避免受到意外的伤害而出现眼球破裂。

（2）提倡优生优育，避免近亲结婚。

【案例评析】

患者，男性，46 岁，因双眼视疲劳 1 年而就诊。患者双眼近视 -6.00D。眼部视力检查：双眼矫正视力均 0.9。眼压：右眼 29mmHg，左眼 32mmHg。外眼检查正常，角膜透明，前房变浅，眼底 C/D 为 0.7，视野检查见双眼视野环形缺损。诊断为原发性开角型青光眼，医嘱予滴眼药治疗，3 天后，患者再次就诊，诉症状无明显改善。护士询问患者用药方法，对其正确使用滴眼液进行指导，4 天后复诊时，患者自觉症状消除，嘱其坚持用药 3 个月后复查。

解析　原发性开角型青光眼药物治疗时，应先用低浓度的药液再用高浓度的药液滴眼，根据不同药物的有效降眼压作用时间，决定每天点药的次数，最重要的是要保证在 24 小时内能维持有效药量，睡前可改用眼药膏涂眼；长期应用抗青光眼药物，若出现药效降低时，可改用其他降眼压药，或联合应用。

第六节　葡萄膜、视网膜和玻璃体疾病患者的护理

一、葡萄膜炎

葡萄膜炎房角改变

【概述】

葡萄膜炎（uveitis）是一类由多种原因引起的葡萄膜的炎症，为眼科常见疾病，多发生于青壮年，易合并全身性自身免疫性疾病，常反复发作。病程小于 3 个月为急性葡萄膜炎，大于 3 个月为慢性葡萄膜炎。

病因主要分为感染性和非感染性。感染性内因主要是病原体通过血行播散，从身体其他感染部位进入眼内；非感染性内因主要由于自身免疫系统反应、过敏以及对变性组织、坏死肿瘤组织的反应所致。免疫系统反应是葡萄膜炎的重要病因。

【护理评估】

1. 症状与体征　急性虹膜睫状体炎表现为眼痛、畏光、流泪和视力减退。

检查发现：

（1）睫状充血或混合充血。

（2）角膜后沉着物。

（3）房水混浊。

（4）虹膜水肿、纹理不清。

（5）瞳孔改变：瞳孔缩小、光反射迟钝或消失。

2. 健康史

（1）询问患者发病时间，有无反复发作史。

（2）有无全身相关性疾病，如风湿性疾病、结核病、溃疡性结肠炎、梅毒等。

（3）有无眼外伤史或眼部感染病史。

3. 心理社会因素　评估患者对虹膜睫状体炎的认识程度，有无紧张、焦虑等心理表现。

4. 辅助检查

（1）实验室检查：血常规、血沉、HLA–B27 抗原分型。

（2）病原学检查：有无病原体。

【常见护理诊断 / 问题】

1. 眼痛　与睫状神经刺激有关。

2. 感知改变　视力障碍，与房水混浊、角膜后沉着物、生活自理能力缺陷等有关。

3. 潜在并发症　晶状体混浊、眼压升高、感染。

【护理措施】

1. 一般护理　注意观察药物的副作用，尤其是眼压变化。

2. 治疗与用药护理

（1）散瞳：一旦诊断明确，立即进行散瞳，使瞳孔扩大，这是治疗的首要关键性措施。眼局部点阿托品眼药水或涂阿托品眼药膏；选择 1mL 的注射器结膜下注射散瞳合剂，注射点选择瞳孔未散开的部位，并告诉患者如果出现明显的心跳、面红、口干等症状是药物的正常作用，休息片刻即可缓解。注意药物浓度，如出现口干欲饮水，继而心跳、面色潮红、头晕、烦躁不安、胡言乱语等症状要立即停药，及时通知医生，可让患者卧床，多饮水，保温，静脉滴注葡萄糖。心脏病患者应慎用。

（2）根据病情还可选用糖皮质激素、非甾体类抗炎药和抗感染药、免疫治疗。

（3）局部热敷能扩张血管促进血液循环，消除毒素和炎症产物，从而减轻炎症反应，并有镇痛作用。

（4）积极治疗并发症，并发性白内障待炎症控制后参照白内障手术治疗，继发性青光眼参照青光眼处理。

【健康指导】

（1）患者应自备 1% 阿托品眼液，一旦患眼出现红、痛等病情反复的表现时，到医院就诊前可自行点用 1% 阿托品眼液。

（2）指导患者戒烟酒，季节变换时注意预防感冒，应加强身体锻炼，增强体质，外出应戴墨镜。

（3）如明确有过敏物质，应避免与过敏源接触。如有全身性自身免疫性疾病或眼部感染性疾病应积极治疗。

二、视网膜动脉阻塞

【概述】

视网膜动脉阻塞（retinal artery occlusion，RAO）是指视网膜中央动脉或其分支阻塞。视网膜中央血管为终末血管，当动脉阻塞后，该血管供应的视网膜营养中断，势必引起视网膜的功能障碍，如果处理不及时，预后极为不良。

该病主要由血管栓塞、血管痉挛、血管壁的改变、血管受压和血栓形成所致。一般为单眼发病。

【护理评估】

1. 症状与体征

（1）症状：视网膜中央动脉主干阻塞者表现为突然发生一眼无痛性完全失明，分支阻塞者则为视野某一区域突然出现遮挡。

（2）体征：外眼检查正常，但主干阻塞的患眼瞳孔直接对光反射消失，而间接对光反射存在。眼底检查可见患眼视网膜静脉粗大、迂曲，血管呈暗红色，大量的火焰状出血，视网膜水肿，病程久者可见一些黄白色硬性脂质渗出及黄斑囊样水肿。

2. 健康史　了解患者既往病史，失明发生有无明显诱因，是否采取治疗措施。

3. 心理社会因素　患者因突发失明，易产生焦虑、恐惧、悲观的心理，护士应评估患者的年龄、性别，向患者及家属介绍疾病的发病原因、治疗和护理措施，取得患者家属对患者的照顾和支持。

4. 辅助检查

（1）眼底荧光血管造影检查，显示视网膜阻塞支动脉充盈时间延长，动脉、静脉血流变细，视网膜循环时间延长。

（2）视野检查提示病变程度和范围。

【常见护理诊断 / 问题】

1. 感知改变　突然视力丧失或视野缺损，与视网膜动脉阻塞有关。
2. 焦虑、恐惧　与突发性视力下降有关。
3. 自理缺陷　与视功能障碍有关。
4. 家庭应对无效　与家族主要成员缺乏该病防治知识有关。

【护理措施】

1. 一般护理

（1）做好入院宣教。

（2）协助患者进行全身检查。

（3）观察患者的视力恢复状况，并做好记录。

（4）在患者视力未恢复期间协助患者生活护理，避免跌倒与撞伤。

2. 心理护理　向患者解释前房穿刺和其他治疗方法的目的和方法，解除患者紧张心理，使其积极配合治疗。

3. 治疗与用药护理

（1）降眼压：立即协助或指导患者自行按摩眼球，即闭眼后用手指压迫眼球数秒钟，然后立即松开手指数秒钟，重复数次，改善灌注。

（2）前房穿刺放出房水：目的是突然降低眼内压，使视网膜动脉扩张，促使栓子被冲到周边小分支血管中，减少视功能的受损范围。

（3）急救处理：白天每小时吸入 10 分钟的 95% 氧和 5% 二氧化碳的混合气体，晚上每 4 小时吸入 1 次，能增加脉络膜毛细血管血液的氧含量，从而缓解视网膜缺氧状态，二氧化碳还可以扩张血管。

（4）急救后可全身使用血管扩张剂、维生素及神经营养剂、纤溶制剂，用药期间要监测血纤维蛋白原及凝血酶原时间，低于正常时，及时通知医生停药。

【健康指导】

（1）告知患者 RAO 发病与全身血管性疾病有密切关系，尤其是老年人，应积极控制高血压、动脉硬化，避免情绪紧张、情绪波动及用冷水洗头等。

（2）RAO 发病后，1 小时内阻塞得到缓解，可恢复视力，超过 4 小时则很难恢复，因此，要教会患者学会预防和自救。

（3）严格按医嘱用药，复查，如有异常及时来医院就诊。

三、视网膜静脉阻塞

【概述】

视网膜静脉阻塞（retinal vein occlusion，RVO）是指视网膜中央静脉阻塞或其分支阻塞。本病比视网膜中央动脉阻塞更多见，常为单眼发病，特征是血流瘀滞、出血、水肿和渗出，多数患者有严重视力损害，预后不佳。本病病因比较复杂，与高血压、动脉硬化、血液黏度高和血流动力学异常等有密切关系。

【护理评估】

1. 症状与体征

（1）视力损害的程度取决于黄斑受损的轻重，一般视力损害较重，可有眼前黑影飘动。

（2）可有玻璃体混浊，眼底检查可见视网膜血管扩张、迂曲，该区视网膜水肿，并有火焰状或放射状出血。阻塞严重者，可有视网膜渗出。大量玻璃体出血者，眼底窥不见。

2. 健康史　了解患者发病年龄，既往病史，视力下降时间，发展过程，治疗过程等。

3. 心理社会因素　视网膜静脉阻塞病程漫长，视力多有明显下降，故患者会产生焦虑心理。

4. 辅助检查

（1）FFA 检查显示静脉充盈时间延迟，管壁渗漏，毛细血管扩张迂曲，也可出现大片毛细血管无灌注区。

（2）血液检查可协助分析病因。

（3）视网膜电图检查可提示预后情况。

【常见护理诊断 / 问题】

1. 感知改变　视力下降，与视网膜出血有关。
2. 自理缺陷　与视力下降有关。
3. 焦虑、恐惧　与突发性视力下降有关。
4. 潜在并发症　新生血管性青光眼、增生性玻璃体视网膜病变，与玻璃体出血有关。
5. 知识缺乏　缺乏视网膜静脉阻塞防治知识。

【护理措施】

（1）按医嘱给予药物疗法，用药期间注意观察药物的副作用。

（2）应用抗凝血药物，应检查纤维蛋白原及凝血酶原时间，低于正常时要及时通知医生。

（3）使用糖皮质激素治疗的患者，应告知其要逐渐减量后停药。

【健康指导】

（1）指导患者严格按医嘱用药、复查，如有视力突然严重下降、部分视野缺失等异常情况及时就诊。

（2）指导患者平时饮食注意低脂肪、低胆固醇、清淡易消化，保持大便通畅。

（3）积极控制糖尿病、高血压、高血脂等全身性疾病。

四、中心性浆液性脉络膜视网膜病变

【概述】

中心性浆液性脉络膜视网膜病变（central serous chorioretinopathy，CSC），简称“中浆病”。该病是由于视网膜色素上皮屏障功能失常，形成以黄斑部视网膜神经上皮浆液性脱离为特征的常见眼底病。多发生于健康的 20 ～ 45 岁男性，属散发性、自限性眼病，预后较好。该病目前认为是黄斑部视网膜下有新生血管长入所致，它来源于脉络膜。病理改变为肉芽肿性炎症。

【护理评估】

1. 症状与体征

（1）常单眼或双眼视物模糊，但常不低于 0.5，且可用凸透镜部分矫正。

（2）患眼可有视物变小、变远，眼前固定暗影。

（3）眼底检查可见黄斑中心凹反射消失，黄斑区可见灰白色视网膜后沉着物，后极部视网膜盘状脱离。

2. 健康史　了解患者的年龄，出现视物模糊的时间、次数，是否会自愈。

3. 心理社会因素　评估患者是否因反复发作的视物模糊、视力减退而产生急躁、易怒的心理。

4. 辅助检查

（1）视野检查：有相对性中心暗点。

（2）眼底荧光血管造影：在静脉区后极部或远离后极部有 1 个或数个很小的荧光素渗漏点，后期逐渐呈喷射状或墨迹样扩大的强荧光斑。

【常见护理诊断 / 问题】

1. 感知改变　视力下降及视物变形，与黄斑区浆液性视网膜浅脱离有关。

2. 焦虑　与此病反复发作，病程长有关。

3. 知识缺乏　缺乏此病的防治知识。

【护理措施】

1. 一般护理

（1）对视力下降明显患者可建议佩戴凸透镜片矫正；有视物变小、变形者应减少活动。

（2）加强安全防范意识，防止碰撞。

2. 心理护理　对患者进行知识宣教，说明本病是一种自限性疾病，多数患者能自行痊愈，使其树立战胜疾病的信心。

3. 治疗和用药护理　目前缺乏有效的药物治疗，一般在数月内常可自愈。禁用皮质类固醇。

【健康指导】

（1）指导患者注意休息，避免精神紧张或劳累，对本病的防治和防止复发有重要意义。

（2）精神紧张、睡眠不佳、过劳、全身性感染、过敏性疾病、外界寒冷影响等因素可诱发，因此应以预防及早期治疗为前提。

（3）平常要合理安排工作，注意劳逸结合，避免诱发。对睡眠不良者，可口服镇静剂。

（4）避免过度用脑及体力劳动，少看电视及书报，减少视力疲劳。

五、高血压性视网膜病变

【概述】

高血压性视网膜病变（hypertensive retinopathy，HRP）是指由于高血压导致视网膜血管内壁损害的总称，可以发生于任何原发性或继发性高血压患者。由于长期高血压作用使视网膜动脉管壁硬化、管径狭窄，血管管壁开始渗漏血浆，导致视网膜水肿、渗出等。

【护理评估】

1. 症状与体征

（1）依据视网膜损害程度、部位，可造成不同程度的视力下降。

（2）高血压致视网膜病变分为四级。①Ⅰ级：视网膜小动脉反光带加宽，管径不规则，动静脉交叉处压迹虽不明显，但透过动脉管壁见不到其深面的静脉血柱。此时为暂时性的，当血压正常后即可恢复正常。②Ⅱ级：视网膜动脉光带加宽，呈铜丝或银丝状外观，动静脉交叉处压迹明显，深面的静脉血管有改变，视网膜可见硬性渗出或线状小出血。③Ⅲ级：视网膜水肿，可见棉绒斑及片状出血。④Ⅳ级：在眼底改变的基础上有视神经盘水肿。

2. 健康史　了解患者的年龄、高血压病史、血压控制状况以及是否合并有其他高血压的并发症。

3. 心理社会因素　高血压性视网膜病变早期患者因病变较轻，心理变化不明显，晚期当视力障碍影响生活时，患者会产生焦虑、紧张心理。评估患者的年龄、性格特征、文化层次、饮食习惯、有无不良嗜好，对疾病的了解和认识程度等。

4. 辅助检查　荧光血管造影检查可见视盘毛细血管扩张迂曲，并有微血管瘤形成，晚期有荧光素渗漏。

【常见护理诊断/问题】

1. 感知改变　视力下降，与视网膜及视神经损害有关。

2. 自理缺陷　与视力下降有关。

3. 焦虑　与视力下降而影响心理状态有关。

【护理措施】

（1）积极治疗高血压，使血压稳定在正常范围之内。

（2）应用维生素C、路丁、碘剂及扩血管剂，以促进视网膜水肿、渗出及出血的吸收。

（3）对于严重影响视功能者，应做好心理疏导工作。

【健康指导】

（1）告知患者特别注意坚持按时服药，才会取得满意的效果。如果加量或改用新药时，应请医生检查同意后才能开始使用。

（2）注意饮食，限制食盐摄入，选择低脂、低胆固醇食物。

（3）坚持适度的体育锻炼，如气功、太极拳等都会对身心有益，并能调节血压。

（4）注意生活规律，保证足够睡眠，避免精神刺激、情绪激动和过度疲劳。

六、糖尿病性视网膜病变

【概述】

糖尿病性视网膜病变（diabetic retinopathy，DRP）是指在糖尿病的病程中引起的视网膜循环障碍，造成一些毛细血管无灌注区的局限性视网膜缺氧症，是糖尿病引起失明的主要并发症。我国糖尿病患者中糖尿病性视网膜病变的患病率达 44% ～ 51.3%，已成为防盲的重要课题。

该病主要损害视网膜的微小血管，引起视网膜毛细血管内皮细胞受损，失去其屏障功能，发生渗漏，从而引起视网膜水肿及视网膜小点状出血。

【护理评估】

1. 症状与体征

（1）多数患者有多饮、多尿、多食和体重下降等全身症状和眼部症状，有不同程度的视力障碍。

（2）体征：眼底检查可见视网膜微动脉瘤、视网膜出血、新生血管、增生性玻璃体视网膜病变和牵引性视网膜脱离等。

2. 健康史　了解患者的糖尿病史，血糖控制状况，是否合并有其他全身并发症。

3. 心理社会因素　糖尿病性视网膜病变早期，患者症状轻微，一般不会引起重视，晚期出现视力损害严重，甚至失明时，患者会有严重的焦虑、紧张心理。

4. 辅助检查　根据患者长期的糖尿病史，眼底检查视网膜的病变，即可做出确诊。

【常见护理诊断 / 问题】

1. 感知改变　视力障碍，与视网膜及视神经损害有关。

2. 自理缺陷　与视力下降有关。

3. 潜在并发症　新生血管性青光眼、视网膜脱离，与视网膜出血及增生有关。

4. 知识缺乏　缺乏此病的防治知识。

5. 社交障碍　与视功能障碍引起性格改变有关。

【护理措施】

1. 一般护理

（1）告知患者控制血糖的意义。

（2）每年应散瞳检查眼底，以便能早期发现糖尿病视网膜病变，开展早期治疗。

2. 心理护理　讲解疾病相关知识，给予患者心理疏导，帮助患者树立战胜疾病的信心。

3. 治疗与用药护理

（1）指导患者按医嘱用药和复查，发现异常及时来诊。

（2）告知患者如有眼痛、头痛、虹视、雾视、视力突然下降，可能是并发症的表现，应立即来院就诊。

【健康指导】

（1）指导诊断糖尿病后5年内的患者，每年应常规进行眼科检查，这样可早期发现视网膜病变并早期给予治疗，使视力得以保存。

（2）指导患者合理进食，注意保证充足的蛋白质，适当补充维生素、矿物质和微量元素，减少脂肪摄入，控制饮食总热量。

七、视网膜脱离

【概述】

视网膜脱离（retinal detachment，RD）是指视网膜的神经上皮层和色素上皮层之间的脱离。可分为孔源性、牵拉性及渗出性三类。主要是由视网膜变性、玻璃体的牵拉、脉络膜渗出及增殖性玻璃体视网膜病变的增殖条带牵拉引起。

【护理评估】

1. 症状与体征

（1）眼前有闪光感和眼前黑影飘动。

（2）视力减退：如果黄斑区受到影响则有中心视力明显减退。

（3）视野缺损：相当于视网膜脱离区的视野缺损，并多有眼压偏低。

（4）眼底改变：眼底可见视网膜脱离区裂孔，脱离的视网膜呈青灰色，不透明，隆起。

2. 健康史　视网膜脱离应了解患者的发病年龄、眼外伤病史，有无高度近视及既往病史。

3. 心理社会因素　评估患者的年龄、性别、职业、性格特征，患者因缺乏对视网膜脱离的防治知识和围术期的护理知识，担心预后不好，故产生焦虑、悲观情绪。

4. 辅助检查　眼底荧光血管造影和三面镜检查发现视网膜裂孔即可做出诊断。

【常见护理诊断/问题】

1. 感知改变　视力下降及视野缺损，与视网膜的脱离范围有关。

2. 焦虑　与视功能损害及担心预后有关。

3. 知识缺乏　缺乏此病的防治知识。

4. 自理缺陷　与视力下降、治疗中需卧床及包扎双眼有关。

【护理措施】

本病以尽早手术封闭裂孔为原则。

1. 术前准备　①术眼充分散瞳，详细查明视网膜脱离区及裂孔；②必要时卧床休息，戴小孔眼镜，使眼球处于绝对安静状态，2～3日后再检查眼底。

2. 手术后护理 ①眼部术后常规护理。②术后出现眼痛、恶心、呕吐等症状，可遵医嘱给予镇静、镇痛和止吐药物。③体位：告知患者和家属保持正确体位的重要性，安静卧床休息 1 周。④病情观察：要严密观察患者有无头痛、眼痛，听取患者主诉，评估患者眼压情况，并及时通知医生处理。⑤生活护理：患者卧床期间协助其生活护理，满足患者各项生活所需。

【健康指导】

（1）术后患眼继续散瞳至少 1 个月，用眼不宜过度疲劳。

（2）出院前嘱患者继续戴小孔眼镜 3 个月，继续坚持适当体位，半年内勿剧烈运动或从事重体力劳动。

（3）按时用药，按时复查，如有异常，随时就诊。

（4）指导患者运用视网膜脱离的预防和治疗知识，进行自我护理。

八、玻璃体混浊

【概述】

玻璃体混浊（vitreous opacities）是一种体征而不是一种独立的疾病。凡是任何原因所致玻璃体内出现非透明体，均称玻璃体混浊。眼内组织炎症渗出物、玻璃体变性、液化及玻璃体内积血和眼内异物等都可形成玻璃体混浊。

【护理评估】

1. 症状与体征

（1）眼前黑影飘动，犹如蚊蝇飞舞。

（2）玻璃体混浊的性质、部位和程度不同，对视力影响的程度也不一样。

（3）眼底检查：玻璃体混浊。

2. 健康史 了解患者既往病史，眼部有无外伤史。

3. 心理社会因素 患者因病情发展较快，担心生活质量下降、失明，有焦虑、紧张心理，护士应注意评估患者的年龄、职业、既往史及对疾病的认知程度等。

4. 辅助检查

（1）常用直接检眼镜在 +6D ～ +8D 下检查。

（2）在间接眼底镜下则可明确分辨各种不同性质的漂浮物。

【常见护理诊断 / 问题】

1. 感知改变 视力障碍，与较严重的玻璃体混浊有关。

2. 潜在并发症 视网膜脱离，与玻璃体积血机化牵拉有关。

3. 自理缺陷 与视力严重障碍有关。

4. 焦虑 与治疗后混浊吸收不显著有关。

【护理措施】

（1）使用药物，如碘化钾、普罗碘胺或眼部热敷，可促进积血吸收。

（2）单纯玻璃体内积血经 3 ～ 6 个月药物治疗仍未吸收者，或合并视网膜脱离者，应尽早行玻璃体切割术。

【健康指导】

（1）平时注意休息，不要过度用眼，避免形成近视。

（2）多吃各种水果，特别是柑橘类水果，多吃绿色蔬菜、鱼和鸡蛋。

（3）如果出现眼睛发红，有灼伤或有异物感，眼皮沉重，看东西模糊，甚至出现眼球胀痛或头痛，休息后仍无明显好转，应及时就诊。

（4）嘱患者勿从事剧烈运动，按医嘱用药和定期复查，发现视力异常及时就诊。

【案例评析】

患者，李某，男性，49 岁，因与朋友饮酒时，突然发生右眼无痛性完全失明，立即被朋友紧急送入就近医院。检查：右眼瞳孔直接对光反射消失，而间接对光反射存在，眼底检查可见右眼视网膜静脉粗大、迂曲，血管呈暗红色，大量的火焰状出血，视网膜水肿，诊断为视网膜动脉栓塞。予以住院治疗准备紧急处理。刘护士接诊患者后，立即对患者进行详细的入院评估，介绍医院环境等，医生在旁不断催促护士要尽快带患者去手术室。你认为刘护士做得对吗？

解析　①视网膜动脉栓塞，导致视网膜缺血超过 90 分钟，光感受器的死亡将不可逆转，所以应配合医生紧急抢救，尽可能在短时间内急诊处理，即迅速降低眼压，扩张血管，溶解栓子，务求视力恢复到最大限度。②刘护士的做法欠妥，她应配合医生紧急救治患者，如按摩眼球、降眼压、前房穿刺放水、吸氧等紧急处置后，患者病情稳定时再进行详细的入院评估。

第七节　眼外伤患者的护理

眼外伤是由于机械性、物理性和化学性等因素直接作用于眼部，引起眼结构和功能的损害。患者多半为男性青壮年。眼外伤根据外伤的致伤因素，可分为机械性和非机械性。机械性眼外伤通常包括眼钝挫伤、眼球穿通伤、眼内异物伤等；非机械性眼外伤包括眼热烧伤、眼化学伤、辐射性眼外伤和眼毒气伤等。眼外伤往往造成视力障碍甚至眼球丧失，是单眼失明的最主要原因。

一、眼钝挫伤

【概述】…

眼钝挫伤（ocular blunt trauma）是眼部受机械性钝力引起的外伤，可造成眼附属器或眼球的损伤。眼钝挫伤占眼外伤发病总数的1/3以上，严重危害视功能。病因主要有：

1. 直接损伤　石块、木棍、铁块、球类、拳头以及爆炸产生的气浪冲击等，是钝挫伤的常见原因，也是造成眼挫伤的直接原因。

2. 间接损伤　由于眼球是一个不易压缩的球体，造成眼部受伤的钝力还可在眼球内和眼球壁传递，引起多处间接损伤。

【护理评估】…

1. 症状与体征

（1）眼睑挫伤：可引起眼睑水肿、皮下瘀血、眼睑皮肤裂伤、泪小管断裂，以及眶壁骨折与鼻窦相通而致眼睑皮下气肿。

（2）结膜挫伤：可引起结膜水肿、球结膜下瘀血及结膜裂伤。

（3）角膜挫伤：可引起角膜上皮擦伤、角膜基质层水肿、增厚及混浊、后弹力层皱褶、角膜裂伤，严重时可致角膜破裂。

（4）巩膜挫伤：多见于巩膜最薄弱的角巩膜缘或眼球赤道部出现巩膜破裂。表现为眼压降低，前房及玻璃体积血，眼球运动受限，无光感。

（5）虹膜睫状体挫伤：可引起外伤性虹膜睫状体炎、外伤性散瞳、瞳孔括约肌断裂、虹膜根部离断及前房积血。挫伤使睫状肌的环形纤维与纵形纤维分离，虹膜根部向后移位，前房角加宽、变深称房角后退，甚至导致房角后退性青光眼。

（6）晶状体挫伤：可引起晶状体脱位或半脱位及外伤性白内障，造成视力不同程度下降。

（7）脉络膜、视网膜及视神经挫伤：表现为脉络膜破裂及出血、视网膜震荡和脱离、玻璃体出血以及视神经损伤。

2. 健康史

（1）询问患者受伤原因、受伤时间、地点、致伤物种类、方向、速度和距离等，并详细了解患者致伤的过程。

（2）必须注意患者全身情况，如休克、颅脑外伤、感染等的评估。

3. 心理社会因素　评估患者的年龄、性别、职业、家庭状况及对本病的认识。因意外受伤，护士应评估患者是否有焦虑、悲伤及担心预后而产生紧张的心理表现。

4. 辅助检查

（1）X线或CT检查明确眼眶壁有无骨折。

（2）超声波检查可协助判断眼内出血的位置、程度，晶状体有无脱位，视网膜有无脱离等。

【常见护理诊断 / 问题】

1. 感知改变　视力下降，与眼内积血和眼内组织损伤等因素有关。
2. 疼痛　眼痛，与眼内积血、眼压升高、眼内组织损伤等因素有关。
3. 焦虑　与担心视力不能恢复有关。
4. 自理能力缺陷　与视力下降、眼部包扎等因素有关。

【护理措施】

1. 一般护理

（1）眼睑水肿及皮下瘀血者，通常数日至 2 周逐渐吸收，早期可指导患者冷敷，促进吸收。

（2）密切观察视力、眼压和眼局部伤口的变化。如眼压高，及时遵医嘱给予降眼压药物，必要时给予镇痛药物。如患者双眼视力受损，应协助生活护理。

2. 心理护理　眼外伤多为意外损伤，直接影响视功能和眼部外形及面部容貌，患者一时很难接受，多有焦虑及悲观心理。应给予心理疏导，使患者情绪稳定，配合治疗。

3. 治疗与用药护理

（1）按医嘱及时用药，如单纯的结膜水肿、球结膜下瘀血等应用抗生素眼药水预防感染。

（2）角膜上皮擦伤者涂抗生素眼膏，通常 24 小时即可愈合。严重结膜撕裂伤者，应予缝合。

（3）外伤性虹膜睫状体炎患者应用散瞳剂、糖皮质激素点眼或涂眼，注意观察用药后效果。

【健康指导】

（1）进行生活与安全生产教育，严格执行安全生产制度，改善劳动条件和环境，注意自我防护，预防眼外伤的发生。

（2）因致伤原因很多，处理也不尽相同，同时，人们在眼睛受伤后的一些下意识举动往往是错误的，会加重病情。所以要加强患者眼部外伤急救知识的培训。

（3）嘱患者保持身心健康，避免不良情绪的刺激，积极配合治疗。

（4）一旦发生眼外伤时应沉着冷静，运用学到的急救知识自救，并及时到有条件的眼科医院进行全面检查和正规的处理，减少感染和致盲等并发症。

二、眼球穿通伤

【概述】

眼球穿通伤（penetration injuries of eyeball）是指锐器造成眼球壁全层裂开，是致盲的主要原因。以敲击金属飞溅出的碎片击入眼内，或刀、针、剪刺伤眼球引起眼球壁的穿通最为多见。

【护理评估】

1. 症状与体征　依据眼球损伤程度、异物性质和存留部位，有不同的临床表现，如下：

（1）眼球穿通伤表现，即结膜、角膜、巩膜的伤口、眼压减低、前房改变、瞳孔变形、眼内容物脱出和视力下降等。

（2）眼内异物可存留于前房、晶状体、睫状体、玻璃体和眼球后段等，严重者可造成视网膜的损伤。

（3）常见并发症为眼球铁质沉着症、铜质沉着症、虹膜睫状体炎、白内障、青光眼、增殖性玻璃体视网膜病变、视网膜脱离等。

（4）交感性眼炎（sympathetic ophthalmia）是一眼受穿通伤后炎症反应持续不退，经一段潜伏期后另一眼也出现葡萄膜炎，使眼球遭到严重破坏，伤眼称为诱发眼，另一眼称为交感眼。好发时间为受伤后 2 ～ 8 周。

2. 健康史　详细了解患者致伤原因、受伤时间、致伤物种类、方向、速度等。注意全身情况，如休克、颅脑外伤、感染等的评估。

3. 心理社会因素　眼球穿通伤是意外伤，患者很难在短时间内接受视功能及面容受损的打击，故产生悲观、焦虑情绪。

4. 辅助检查

（1）X 线或 CT 检查明确眶壁有无骨折和异物，以及异物的位置。

（2）超声波检查可协助判断眼球壁有无破裂，有无眼内容物脱出，玻璃体有无积血等。

【知识拓展】

善待我们的眼睛

盘点八种有损眼睛健康的生活方式：节食、吸烟、饮酒、污染、日晒过多、化妆、干燥、睡眠。爱惜眼睛，远离不良生活方式。

【常见护理诊断 / 问题】

1. 感知改变　视力下降，与眼内组织损伤及眼内积血有关。

2. 疼痛　眼部疼痛，与眼压升高及眼组织损伤有关。

3. 潜在并发症　外伤性虹膜睫状体炎、化脓性眼内炎及交感性眼炎，与眼内组织损伤有关。

4. 焦虑、绝望　与伤后患者一时难以接受有关。

5. 预感性悲哀　与伤后预感视力下降有关。

【护理措施】

（1）眼球穿通伤为眼科急症，治疗原则是手术缝合伤口、止血、防治感染和并发症。

（2）角膜伤口护理：伤口小而整齐者（≤ 2mm），无虹膜组织嵌顿或脱出时，可不缝合，仅需加压包扎；伤口大（>2mm）或有虹膜组织脱出时，需缝合伤口。

（3）防治感染：全身及眼局部应用抗生素防治眼内感染，酌情使用糖皮质激素以减轻眼内反应。感染性眼内炎者，可行玻璃体内注射抗生素、玻璃体切割治疗。换药时要观察局部伤口的愈合情况。

（4）合并有眼内异物时应行异物取出术。手术前禁忌剪眼睫毛和结膜囊冲洗，防止对眼球增加压力和增加感染概率。

【健康指导】

（1）嘱患者保持情绪稳定，乐观对待生活，可促进治疗。

（2）指导患者密切观察未受伤眼，一旦发现眼睛出现不明原因的眼部充血、视力下降及疼痛，要及时到眼科检查，及早发现可能出现的交感性眼炎，早期治疗。

（3）生活和工作中，加强安全意识，要随时注意安全，尤其是喜庆节日燃放烟花爆竹应特别小心，预防眼外伤的发生。

三、眼内异物伤

【概述】

眼内异物伤（intraocular foreign body）是指异物碎片击穿眼球壁，存留于眼内。眼内异物对眼部的损害包括机械性损伤、化学及毒性反应、继发感染等，并发角膜溃疡、虹膜睫状体炎或角膜遗留瘢痕等均会影响视力。异物碎片击穿眼球壁后，异物可直接伤及眼组织，铁质异物可引起铁质沉着症，铜在眼组织内沉着引起铜质沉着症。

【护理评估】

1. 症状与体征　根据异物穿通入眼球的部位不同，以及异物存在眼内部位的不同，临床症状和体征可有不同。

（1）多伴有眼球穿通伤的症状和体征。

（2）有异物击伤史，眼球上可查到穿通伤痕或眼内组织有异物穿通伤损害痕迹。

（3）眼球内异物也可引起外伤性虹膜睫状体炎、化脓性眼内炎及交感性眼炎。

（4）铁质异物在眼内溶解氧化，对视网膜有明显的毒性作用，可产生铁质沉着症。铜质异物在眼内组织沉着可产生铜质沉着症。

2. 健康史　询问患者是否有明确的外伤史，致伤的过程，损伤及致伤物的性质，询问受伤后诊治过程等。

3. 心理社会因素　因眼部意外受伤，又担心预后，患者有焦虑和紧张心理，评估患者的情绪状态、年龄、性别、职业、家庭状况及对本病的认识等。

4.辅助检查 X线摄片、超声波、CT扫描，可明确眼内有无异物并确定异物的性质。

【常见护理诊断/问题】

同眼钝挫伤。

【护理措施】

1.一般护理

（1）协助患者清洗面部血迹或污物，做好术前准备，禁忌剪眼睫毛和冲洗结膜囊。配合医生紧急取出异物，减少并发症的发生。

（2）病情观察：密切观察视力和眼局部伤口的变化，注意眼压变化和每日积血的吸收情况。注意观察有无并发症的发生。注意非受伤眼的观察，及早发现可能发生的交感性眼炎。

（3）如患者双眼视力受损，应协助生活护理。

2.心理护理

眼球异物伤，直接影响视功能和眼部外形，患者多有焦虑及悲观心理，应耐心向患者解释病情及治疗情况，消除患者的恐惧、悲观等心理障碍，使其情绪稳定，配合治疗。

3.治疗与用药护理 全身及眼局部按医嘱及时应用抗生素和糖皮质激素，并观察用药后效果，防治眼内炎。

【健康指导】

（1）介绍眼内异物伤产生的常见原因，进行生活与生产安全教育，预防眼外伤的发生。

（2）指导患者注意未受伤眼的观察，及早发现可能出现的交感性眼炎，以便尽早治疗。

（3）注意休息，加强营养，保持心态平稳，利于伤口愈合。

四、眼化学伤

【概述】

眼化学伤（ocular chemical burn）是指化学物品的溶液、粉尘或气体进入或接触眼部，引起的眼部损伤，也称眼化学性烧伤，多发生在化工厂、实验室或施工场所，其最多见、后果最为严重的是碱性烧伤。

酸性化学伤多见于硫酸、盐酸和硝酸等，低浓度的酸性溶液仅引起局部刺激，高度的酸性溶液则使组织蛋白凝固坏死，凝固蛋白不溶于水，形成一凝固层，能阻止酸性物质继续向深层渗透，因此组织损伤相对较轻。

碱性化学伤多见于氢氧化钠、石灰、氨水等，由于碱能溶解脂肪和蛋白质，与组织接触后能很快渗透到组织深层和眼内，使细胞分解坏死，故碱性眼化学伤容易累及深层组织，导致视功能丧失和眼球萎缩，是致盲的重要原因，预后较差。

【护理评估】

1. 症状与体征

（1）可有不同程度的畏光、流泪、眼睑痉挛、眼痛及视力下降。

（2）轻度：表现为眼睑皮肤潮红，结膜轻度充血、水肿，角膜上皮点状脱落，治疗后不留瘢痕。

（3）中度：眼睑肿胀明显，皮肤起疱或糜烂，结膜水肿苍白，角膜明显混浊、水肿，前房可见渗出反应，治愈后角膜遗留斑翳，视力下降。

（4）重度：多为强碱引起，结膜广泛缺血性坏死，角膜全层混浊甚至呈瓷白色，有持久性无菌性角膜溃疡，常可发生穿孔。可伴有虹膜睫状体炎、继发性青光眼及并发性白内障，晚期可致眼睑畸形、睑球粘连及结膜干燥症。

2. 健康史　紧急情况下先简单了解病史，确定致伤物性质，立即冲洗，然后再详细询问健康史。

3. 心理社会因素　了解其对眼化学伤的认识程度，评估患者是否有焦虑、悲伤和紧张等心理表现。

4. 辅助检查　根据患者眼部化学受伤史，患眼的症状即可确诊。必要时可做结膜囊 pH 值测定确定是酸性还是碱性烧伤。

【常见护理诊断 / 问题】

1. 疼痛　与化学物质刺激有关。

2. 感知改变　视力下降，与化学物质对眼球组织的破坏有关。

3. 潜在并发症　可能并发睑球粘连、角膜穿孔、感染、继发性青光眼，与化学物质对眼球组织的损伤有关。

4. 焦虑、恐惧　与意外受伤，眼部严重损伤有关。

【护理措施】

1. 治疗与用药护理

（1）争分夺秒，就地取材，彻底冲洗是眼化学伤的急救原则。一般用大量清水反复彻底冲洗眼部 15 分钟以上。可根据致伤物性质用中和冲洗液冲洗，酸性化学伤用 3% 的碳酸氢钠溶液，碱性化学伤用 3% 的硼酸溶液。

（2）严重化学伤可结膜下注射中和药物，酸性化学伤用磺胺嘧啶钠、碳酸氢钠注射液，碱性化学伤用维生素 C 注射液结膜下注射和滴眼。

（3）局部滴用胶原酶抑制剂，如 0.5% 半胱氨酸滴眼液等，防治角膜穿孔。

（4）抗生素滴眼液滴眼或抗生素眼药膏涂结膜囊预防感染。

（5）用 1% 阿托品滴眼液或眼药膏散瞳，防止虹膜后粘连。

（6）如患者出现角膜溶解，可行羊膜移植或板层角膜移植，以挽救眼球。术后注意防止睑球粘连，用玻璃棒分离上下睑球结膜和穹隆部结膜，涂大量抗生素眼药膏。

（7）晚期治疗并发症，如手术矫正内翻倒睫、睑球粘连、角膜血管翳等。角膜混浊时可行角膜移植术。

（8）按医嘱及时用药，注意用药的途径，保证正确给药，观察用药效果和反应。

【健康指导】

（1）教会患者和家属保持乐观心态和战胜疾病的信心，配合医生坚持治疗。定期门诊随访。

（2）大力宣传化学性眼外伤的危害以及预防为主的意识。对从事化工工业方面的工作人员，应规范操作，掌握基本的防护知识，佩戴防护眼镜，穿防护衣，防止化学物质飞溅入眼。在生产、使用酸碱性物质的车间，应加强通风，及时排出酸碱烟雾。

（3）加强宣传，使大众认识和掌握化学性眼外伤最重要、最关键的处理是现场急救，一旦化学物质进入眼部，应争分夺秒就地用大量清水，如河水、井水、自来水或饮用矿泉水等充分冲洗眼部，或用脸盆盛水，将面部浸入水中，充分冲洗，然后再送医院进一步处理，可减轻化学伤的损伤程度。

五、辐射性眼外伤

【概述】

辐射性损伤包括电磁波谱各种辐射线对眼睛造成的损害，如微波、红外线、紫外线、X线、可见光等。电光性眼炎（electric ophthalmitis）是机械工业中最常见的一种职业病，任何接触紫外线辐射而无防护者均可发生。在高原、冰川雪地、海面或沙漠上作业或旅游而发病者称日光性眼炎或雪盲。眼部紫外线照射后一般潜伏期为6～8小时，最短30分钟即可发病，常在晚上或夜间发生，且多双眼同时发生。紫外线照射引起的组织损伤取决于吸收的总能量，即辐射的强度和持续时间。

【护理评估】

1. 症状与体征

（1）明显眼痛。

（2）畏光、流泪、眼睑痉挛、结膜充血、异物感。

（3）角膜上皮大片剥脱，感觉减退。

2. 健康史　仔细询问患者有无辐射线接触史。

3. 心理社会因素　患者因严重的眼组织损害、容貌受损，同时，对治疗效果的担心，常常有焦虑、恐惧心理。

4. 辅助检查　有辐射线接触史，结合临床表现，可以诊断。

【常见护理诊断/问题】

1. 疼痛　主要与角膜上皮脱落有关。

2. 潜在并发症　可能并发结膜炎、角膜溃疡等，与紫外线对组织光化学作用有关。

3. 焦虑　与眼部不适有关。

【护理措施】

（1）及时止痛，患者多因眼部疼痛难忍而夜间来急诊，早期冷敷、针刺合谷穴可减轻症状，必要时，滴注丁卡因眼药水可立即消除疼痛。

（2）局部涂抗生素眼药膏或滴眼药水，预防角膜炎症，嘱患者勿用手揉眼，防止角膜上皮损伤。若无感染发生，角膜上皮一般 24 小时愈合。

【健康指导】

1. 重视安全教育，加强劳动防护，以预防为主。

2. 对患者进行卫生宣教，注意职业防护，如电焊时应佩戴防护眼镜，在医院紫外线灯消毒状态下室内不能留人或留人必须湿毛巾盖眼，在雪地、沙漠及海面工作者应戴深色太阳镜，以防电光性眼炎。

【案例评析】

患者李某，男性，29 岁，因不慎将一瓶浓盐酸打破，溅入双眼，立即被家属紧急送入就近医院。入院后医生简要询问病史后，立即给予 3% 碳酸氢钠溶液进行彻底冲洗，滴护眼液、抗感染治疗及对症处理，加强病情观察，给予患者心理疏导，终因烧伤时间过长导致患者双眼失明。

解析　眼化学伤的急救原则是：争分夺秒，就地取材，彻底冲洗，该患者被浓盐酸（化学类）烧伤眼部后，处理方法欠妥，没有争分夺秒，彻底冲洗，最终导致双眼失明。

第八节　屈光不正及老视患者的护理

在眼调节静止时，外界平行光线通过眼的屈光系统后，不能聚焦在视网膜黄斑中心凹处，称为屈光不正。远视、近视、散光均属于屈光不正。

近视的原因

眼保健操 5 分钟

一、近视

【概述】

近视（myopia）指在眼调节静止状态下，外界平行光线经过眼的屈光系统后，聚焦于视网膜之前的一种屈光状态。近视患者远点移近。

近视眼主要与遗传和环境两大因素有关，用眼习惯、营养失调、微量元素缺乏等也造成近视的发展。

1. 遗传因素　研究认为高度近视眼的双亲家庭，下一代近视的发病率较高，主要为常染色体隐性遗传。

2. 环境因素　主要与长时间近距离阅读、不良用眼环境有关。

3. 根据屈光成分分类

（1）轴性近视：由于眼轴延长所致的近视眼，见于病理性近视眼和大多数单纯性近视眼。

（2）屈光性近视：眼轴在正常范围，由于眼屈光成分异常所致的近视眼。见于圆锥角膜、角膜移植术后及球形晶状体、急性虹膜睫状炎、初发白内障等。

【护理评估】

1. 症状与体征

（1）视力降低：远视力降低，近视力正常，对远处目标辨别不清是最突出的症状。近视患者为了提高远视力常常习惯性眯眼和皱眉以产生针孔效应。

（2）视疲劳：经常用眼的近视眼患者可出现眼干、异物感，伴随眼皮沉重、眼痛、头痛等现象，常见于散光、屈光参差、过度用眼或全身状况不佳时。

（3）眼位偏斜：多表现为外隐斜或外斜视，是由于视近时调节与集合不协调，若平衡失调，则发生眼位的变化。

（4）眼球突出：眼球前后径变长，使眼球向前突出，多见于病理性近视眼。

（5）眼底改变：主要见于高度近视，表现为豹纹状眼底、近视弧形斑；黄斑部色素紊乱、变性、萎缩、出血；后巩膜葡萄肿；周边视网膜变性，常见有格子样变性、囊样变性等；若出现视网膜裂孔，可致视网膜脱离。

（6）并发症：常见视网膜脱离、青光眼、白内障等。

2. 健康史　询问患者有无近视家族史，平时用眼卫生情况、近视发生的时间及进展程度，是否验光，有无佩戴眼镜，以及戴镜视力和舒适度等。

3. 心理社会因素　评估患者年龄、受教育的水平，学习、生活和工作环境，对近视的认识程度，是否注重用眼卫生、家庭经济状况等。

4. 辅助检查

（1）验光：包括客观验光法和主观验光法。

（2）角膜曲率计：主要是用于测定角膜前表面的弯曲度。

【常见护理诊断 / 问题】

1. 知识缺乏　近视激光手术护理知识缺乏。

2. 感知改变　远视力下降。

【护理措施】

1. 一般护理

（1）注意观察视力和屈光度的变化，戴镜后有无眼胀、眼痛等视力疲劳症状。

（2）佩戴角膜接触镜者有无角膜感染和损伤发生。

（3）角膜屈光手术后视力是否稳定，有无并发症；术后使用糖皮质激素滴眼液是否影响角膜上皮愈合，眼压是否升高。

2. 心理护理　向患者讲解近视发生的原因，解释戴镜、用药及屈光手术的必要，消除患者焦虑、紧张的心理，使患者情绪稳定，配合治疗。

3. 治疗与用药护理

（1）佩戴框架眼镜的护理：因框架眼镜是矫正真性近视最常用的方法，镜片为凹透镜，使用安全、简便且经济，矫正近视的度数原则上以矫正视力达到 1.0 的最低度数为准。

（2）戴角膜接触镜的护理：角膜接触镜亦称隐形眼镜，特别适合于高度近视及不适合佩戴框架眼镜的特殊职业。使用护理：①戴镜前应剪短指甲，洗手并擦干，确认镜片正反面、清洁度、有无破损；②不能戴镜洗澡、游泳，睡前应取下并用护理液清洁、消毒；③如要化妆，应戴镜后化妆，取镜后卸妆；④如有眼部不适，应停戴并及时就诊。

（3）屈光手术：术前护理，①向患者及其家属解释手术相关知识、手术过程和注意事项，使患者情绪稳定，能配合进行手术；②术前 1 周，停戴软性角膜接触镜，术前 3 天，停用眼部化妆；③指导术前固视训练，术中始终注视激光机正上方固视灯，避免用力挤眼和眼球移动；④遵医嘱用消炎眼液，注意用药时间和方法。

术后护理：①告知患者术后注意事项，告知患者术后正确滴眼药水的方法和时间，应按医嘱用药；②注意避免碰撞眼部，眼部出现异常情况应及时到医院就诊，应用激素眼药水者应定期测量眼压，定期随访。

【知识拓展】

准分子激光手术

21 世纪眼视光学中的准分子激光术成为眼科屈光手术最热门的技术，准分子激光手术就是用准分子激光通过对角膜瓣下基质层进行屈光性切削，从而降低瞳孔区的角膜曲率，达到矫正近视的目的。此手术是矫正高度近视眼常用的术式，只适合近视度数稳定两年以上的成年人。患者接受手术后，视力恢复快，疗效好，目前该技术已在世界范围内普及。

【健康指导】

（1）指导患者养成良好的用眼卫生习惯，预防近视。

1）避免用眼过度：持续用眼 1 小时应休息 5 ～ 10 分钟。保证充足的睡眠时间，控制看电视、电脑和手机的时间。

2）养成良好的读写习惯和姿势，避免用眼过近，不在动荡的车厢内阅读或边走边读，不躺在床上阅读等。

3）改善视觉环境：保持阅读环境中适宜的光亮度和对比度，不在阳光直射或昏暗的光线下阅读。

（2）对近视要分档防治，抓早抓小。一般青少年每半年检查一次视力，积极矫治近视，防止近视度数加深。

（3）高度近视者，应避免跳水及其他剧烈运动，防止眼底出血或出现视网膜脱离。

（4）保持身心健康，生活有规律，锻炼身体，增强体质。

（5）合理饮食，避免偏食。多食富含蛋白质、维生素的食品，如新鲜蔬菜、动物肝脏、鱼、蛋等。

【知识拓展】

目不转睛害处多

长时间“聚精会神，目不转睛”对眼睛的危害是极大的。首先，神经高度紧张会使眼睛发胀，视神经功能慢性减退。再者，长时间近距离用眼，会促使轴性近视的发展。另外，就是眨眼动作的减少，使眼球缺乏润滑保护作用。

二、远视

【概述】

远视（hyperopia）是在眼调节静止状态下，外界平行光线经过眼的屈光系统后，聚焦于视网膜之后的一种屈光状态，为了看清远处物体，要利用调节力量把视网膜后面的焦点移到视网膜上，故远视眼经常处在调节状态，易发生视疲劳。

1. 轴性远视　指眼的屈光力正常，眼球前后径较正常人短，为远视中最常见的原因。正常人出生时有 2～3D 远视，在生长发育过程中，慢慢减少，约到青春期才变为正视。如因发育原因，眼轴不能达到正常长度，即成为轴性远视。

2. 屈光性远视　指眼球前后径正常，由于眼的屈光力较弱所致。其原因有：角膜或晶状体弯曲度降低，如扁平角膜；晶状体全脱位或无晶状体眼。

【护理评估】

1. 症状与体征

（1）视疲劳：为远视眼患者的重要症状，表现为视物模糊、眉弓部发胀、头痛、思睡、失眠、记忆力减退等调节性疲劳体征。

（2）视力减退：远视眼的视力减退取决于远视程度和调节力的强弱。

（3）眼位偏斜：多表现为内斜视，远视眼患者视远时虽不需要集合，但必须调节。视近时使用更多的调节，造成调节与集合联动关系的失调，常易发生调节性内斜视。

（4）眼底改变：表现视盘较小，色泽潮红，边缘模糊稍有隆起，颇似视盘炎，但视力可矫正，视野正常，故称为假性视盘炎。

2. 健康史　询问患者有无远视家族史，发现远视的年龄及程度，有无视疲劳及伴有弱视。

3. 心理社会因素　评估患者年龄、受教育的水平，学习、生活和工作环境及对远视的认识程度。

4. 辅助检查

（1）验光：可以确定远视及其度数。

（2）角膜曲率计：主要是用于测定角膜前表面的弯曲度。

【常见护理诊断 / 问题】

知识缺乏　缺乏正确的佩戴眼镜的知识等。

【护理措施】

1. 了解远视眼的治疗原则　原则上远视眼的屈光检查应在睫状肌麻痹状态下进行，用凸透镜矫正。

2. 指导纠正性措施　远视眼的具体矫正要根据患者的年龄、职业、症状、眼位等情况而定。

（1）7 岁以下儿童：轻度远视是生理现象，一般无须配镜。若伴内斜、远视程度高、视力障碍时，则需配镜矫正。

（2）7～16 岁的患儿：如有视力减退、视力疲劳和内斜视（包括隐斜视），即使轻度远视也应配镜矫正。

（3）成年人：轻度远视无症状者，可不必配镜。有视疲劳、视力障碍症状者，则应佩戴适度的眼镜。

【健康指导】

（1）避免用眼过度导致视疲劳。

（2）由于远视常伴有弱视，在矫正远视的同时还应进行弱视的治疗。

（3）戴镜矫正者，应坚持戴镜，定期验光及时调整镜片度数。

（4）保持身心健康，生活有规律，锻炼身体，增强体质，合理的饮食习惯，避免偏食。

（5）告知其眼镜和角膜接触镜的护理和保养，眼部有炎症时应停戴角膜接触镜，同时到医院进行检查诊治。

三、散光

【概述】

散光（astigmatism）是指由于眼球屈光系统各径线的屈光力不同，外界平行光线进入眼内不能形成焦点的一种屈光状态。

散光可为先天性，也可后天获得，在一生中角膜散光并不是恒定不变，最初多数是规则散光，随着年龄增大，到老年时可能转为逆规散光。

散光分类：根据屈光径线的规则性分类如下：

1. 规则散光　角膜和晶状体表面的曲率不等，但有一定规律，存在最强和最弱的互相垂直的两条主径线，光线通过这两条主径线，形成互相垂直的前后两条焦线，这种散光称为规则散光，可用柱镜进行矫正。

2. 不规则散光　眼球屈光系统的屈光面不光滑，各条径线的屈光力不相同，同一径线上各部分的屈光力也不同，没有规律可循，不能形成前后两条焦线，也不能用柱镜矫正。

【护理评估】

1. 症状与体征

（1）视力减退：视力较差，视物似有重影。

（2）视疲劳：头痛、眼胀、流泪、看近物不能持久，单眼复视，视力不稳定，看书错行等。

（3）眯眼：以针孔或裂隙作用来减少散光，看远看近均眯眼。

（4）代偿头位：利用头位倾斜和斜颈等自我调节，以求得较清晰的视力。

（5）散光性弱视：幼年时期的高度散光易引起弱视。

（6）眼底：眼底检查有时可见视盘呈垂直椭圆形，边缘模糊，用检眼镜不能很清晰地看清眼底。

2. 健康史　询问患者发病的年龄，有无视疲劳、视物模糊，是否经过验光，有无佩戴眼镜。

3. 心理社会因素　评估患者年龄、受教育的水平，学习、生活和工作环境，对散光的认识程度。

4. 辅助检查

（1）验光：可以确定散光轴向及度数。

（2）角膜曲率计：主要是用于测定角膜前表面的弯曲度。

（3）角膜地形图：可精确测定角膜前表面各点的屈光度。

【常见护理诊断/问题】

知识缺乏　缺乏正确的佩戴眼镜的知识等。

【护理措施】

（1）了解散光矫正原则，指导患者戴镜。

（2）轻度散光而无明显症状者可不予以矫正。有症状者应佩戴圆柱镜片，而且要经常戴用。

（3）不规则散光可试用角膜接触镜矫正。

【健康指导】

（1）避免用眼过度导致视疲劳。

（2）由于高度散光常伴有弱视，在矫正散光的同时还应进行弱视的治疗。

（3）定期检查视力，青少年一般每半年复查一次，及时发现视力和屈光度改变，及时调整眼镜度数。

（4）保持身心健康，生活有规律，锻炼身体，增强体质，合理的饮食习惯，避免偏食。

四、老视

【概述】

老视（presbyopia）是指由于年龄增大所致的生理性调节功能减弱。老视是一种生理现象，不属于屈光不正。

随年龄增长，晶状体逐渐硬化，弹性下降，睫状肌的功能也逐渐减退，从而引起眼的调节功能逐渐减弱，近点后移，近距离工作时，必须在其静态屈光矫正之外另加凸透镜才能看清。老视大多发生在 40 ～ 50 岁。

【护理评估】

1. 症状与体征

（1）近距离工作或阅读困难：表现为阅读时看不清楚小的字体，不自觉地把书本拿到更远的距离阅读。

（2）视疲劳：在阅读时，由于调节力的减退，不能持久工作；同时因过度调节引起过度的集合，容易发生眼胀、头痛等视疲劳症状。

2. 健康史

（1）询问患者的年龄、职业，有无视疲劳、有无移远视物的现象。

（2）是否经过验光，有无佩戴眼镜，以及戴镜视力和舒适度。

3. 心理社会因素　评估患者年龄、受教育的水平，学习、生活和工作环境，对老视的认识程度。

4. 辅助检查　根据患者症状和验光可以确定老视的程度。

【常见护理诊断 / 问题】

有受伤的可能　与年老视力差有关。

【护理措施】

（1）向患者讲解老视的矫正原则，老视眼应用凸镜片补偿调节的不足，使其近点在正常范围内。

（2）矫正时先检影验光测定屈光状态，在此基础上再加矫正老视的度数。老视所需凸镜片的规律是：正视眼在 45 岁时需 +1.50D，50 岁需 +2.00D，60 岁需 +3.00D，60 岁以上则不必继续增加。例如患者 60 岁验光结果为 –1.00D，则其老视镜应为 +2.00 功，如同样年龄验光结果为 +1.00D，则老视眼镜度数为 +3.00D。

（3）矫正时应了解患者平时的工作情况，如进行近距离精细工作，则凸透镜度数需大些，如远距离工作，则度数可小些。另外，如果需要看远看近均有良好视力，则可佩戴双光眼镜。

（4）近年推出的渐变多焦点镜能满足远、中、近不同距离的视觉需求。

【健康指导】

（1）避免用眼过度导致视疲劳。

（2）保持身心健康，生活有规律，锻炼身体，增强体质，合理的饮食习惯。

【案例评析】

王某，男性，22岁，大学生，因双眼视力逐渐下降而就诊。检查：左眼0.2，右眼0.4。诊断为双眼近视。向患者介绍治疗方案，患者选择佩戴角膜接触镜。护士向患者嘱咐佩戴角膜接触镜后的注意事项。一个月后，患者应朋友之邀去游泳，游泳时没有摘下角膜接触镜，上岸后即感眼部不适、视力下降，立即到医院就诊。医生检查发现角膜镜已丢失，眼部有轻微炎症，医嘱予以抗生素滴眼液，待眼部炎症消除后，再来验光配镜。

解析　佩戴角膜接触镜的人应注意：①戴镜前应剪短指甲，洗手并擦干，确认镜片正反面、清洁度、有无破损；②不能戴镜洗澡、游泳，睡前应取下并用护理液清洁、消毒；③如要化妆，应戴镜后化妆，取镜后卸妆；④有眼部不适，应停戴并及时就诊。

该患者没有遵从护士嘱咐，戴镜游泳，以致角膜镜丢失，眼部出现轻微炎症。

第九节　斜视及弱视患者的护理

斜视（strabismus）是由于两眼不能同时注视目标，一眼注视目标时另一眼偏离目标，表现为眼位不正。多为眼外肌或支配眼外肌的神经功能异常所致。根据病因分为共同性斜视和麻痹性斜视两大类。

一、共同性斜视

【概述】

共同性斜视（comitant strabismus）是指眼球呈偏斜位，两眼不能同时注视一个目标，而眼外肌及其神经支配无器质性病变的一类斜视，眼球运动无障碍，注视任何方向其偏斜度不变，无复视及代偿头位。根据眼位偏斜方向的不同可分为共同性内斜视和共同性外斜视两类，共同性内斜视是儿童斜视中最常见的类型。

共同性斜视的病因目前认为主要与调节因素、融合功能障碍、中枢神经因素、肌肉解剖因素、遗传因素相关。

【护理评估】

1. 症状与体征

（1）为一眼向一侧偏斜，眼球各方向运动正常，各个方向斜视角度基本相等，无复视和代偿头位，多伴有屈光不正和弱视。

（2）第一斜视角（健眼注视时斜视眼的偏斜角度）等于第二斜视角（斜视眼注视时健眼偏斜的角度）。

2. 健康史　询问斜视发生的时间，有无复视和头位偏斜，有无外伤史及家族史。

3. 心理社会因素　因眼位偏斜影响个人外观形象，患者易产生自卑、焦虑心理。

4. 辅助检查

（1）遮盖试验：常用的检查方法。

（2）角膜映光法（Hirschberg 法）：可以确定斜视类型和斜视度数。

（3）血常规及头部 CT 检查：了解是否有感染或颅内占位性病变。

【常见护理诊断 / 问题】

1. 自我形象紊乱　由于眼位偏移，面容受影响引起。

2. 知识缺乏　缺乏斜视康复治疗知识。

【护理措施】

（1）指导患者矫正屈光不正。

（2）进行正位视训练及弱视的视功能训练。

（3）协助完成术前检查，如角膜缘牵引试验、三棱镜耐受试验等。

（4）做好术后护理：①双眼包扎 1 周左右，嘱患者闭目养神、少转动眼球，以防眼外肌缝线撕脱。②密切观察术眼情况，每日换药 1 次；如疼痛较明显按医嘱口服索米痛片，有恶心、呕吐者按医嘱肌内注射止吐药物。③拆线后 1 ～ 2 天可打开包扎。注意拆线后做正位视训练，克服斜视造成的不良习惯。④部分患者术后可能出现复视，但大多可自行消失，向患者及家属做好耐心的解释工作。

（5）对自我贬低患者要进行心理疏导。

【健康指导】

（1）对于使用阿托品散瞳验光患儿，应向其家长讲述阿托品的具体用法，并告知使用后有持续约 3 周时间的畏光和视近模糊情况，避免患者和家长产生不必要的紧张和担忧。

（2）要重视儿童的眼保健，定期检查视力，及时发现和纠正屈光不正。

（3）对于戴镜治疗的患者，应强调持续戴镜的重要性，不可时脱时戴。

（4）对于有弱视的患者，应向患者及家长详细讲解弱视治疗的措施和注意事项，鼓励其坚持规范训练。

（5）保持身心健康，生活有规律，锻炼身体，增强体质。

（6）对于斜视手术的患者，指导患者按医嘱用药，定期随访。

二、麻痹性斜视

【概述】

麻痹性斜视（paralytic strabismus）是指支配眼外肌运动的神经核、神经或眼外肌本身器质性病变，导致眼球向麻痹肌作用相反方向的偏斜。

麻痹性斜视分先天性和后天性两种。先天性与先天发育异常、出生时创伤等因素有关；后天性多因头颅或眼眶感染、外伤、肿瘤，以及全身代谢性、血管性和退行性病变等引起。

【护理评估】

1. 症状与体征

（1）眼位偏斜，常为单眼，眼球偏向麻痹肌作用方向的对侧。

（2）复视，甚至伴头晕、恶心、呕吐及代偿性头位等。

（3）眼球向麻痹肌作用方向的运动受限。

（4）斜视角不相等，第二斜视角大于第一斜视角。

（5）先天麻痹性斜视患者可能出现异常视网膜对应。

2. 健康史　询问斜视发生的时间，有无复视和头位偏斜，有无全身病史、家族史及治疗经过。

3. 心理社会因素　评估患者年龄、受教育的水平，对麻痹性斜视的认识和心理障碍程度，压力应对的方式等。

4. 辅助检查

（1）红玻片试验法：确定复视像是水平性还是垂直性，交叉性还是同侧性。

（2）Parks 检查法：是诊断垂直肌麻痹的有效方法。

【常见护理诊断/问题】

同共同性斜视。

【护理措施】

（1）帮助患者寻找病因进行治疗。

（2）对复视明显者，可暂时遮盖健眼，以消除复视引起的不适和预防麻痹肌的拮抗肌发生挛缩。

（3）遵医嘱进行支持疗法。给予肌内注射维生素 B_1、针灸及理疗，以促进麻痹肌的恢复。

（4）药物治疗半年以上，病因已除或已证明其不再复发，而麻痹肌功能仍无恢复可能者，可考虑手术治疗，需协助完成手术患者的术前检查，并做好术后护理工作（见共同性斜视）。

（5）对存在自我贬低的患者，要进行心理疏导。

【健康指导】

（1）对于有弱视的患者，应向患者及其家属详细讲解弱视治疗的措施和注意事项，鼓励其坚持规范训练。

（2）保持身心健康，生活有规律，锻炼身体，增强体质。

（3）对于斜视手术的患者，指导患者按医嘱用药，定期随访。

三、弱视

弱视治疗新技术

【概述】

弱视（amblyopia）指眼本身无器质性改变，矫正远视力在0.8或以下者。弱视是一种可治疗的视力缺损性常见眼病，目前我国儿童弱视的患病率为3%～5%。弱视越早发现，越早治疗，预后越好。

弱视可分为以下五种类型，其发病机制分别为：

1. 斜视性弱视　是最常见的类型。为消除和克服斜视引起的复视和视觉紊乱，大脑皮层抑制由斜视眼传入的视觉冲动，该眼黄斑功能长期被抑制而形成弱视。

2. 屈光参差性　弱视屈光参差，特别是未矫正时，双眼的视觉刺激不均衡，视物模糊则容易形成弱视。

3. 屈光不正性弱视　明显屈光不正者，在儿童期或学龄前未予矫正，常可发生双眼弱视。

4. 形觉剥夺性弱视　婴幼儿期由于角膜混浊、先天性或外伤性白内障，上睑下垂或遮盖一眼过久，限制了充分的视觉感知输入，视功能发育受到障碍而发生弱视。

5. 其他原因　无屈光异常、斜视以及形觉剥夺性等因素，也无其他器质性病变，而表现视力低下。

【护理评估】

1. 症状与体征

（1）视力差：轻度弱视：矫正视力0.6～0.8；中度弱视：矫正视力0.2～0.5；重度弱视：矫正视力≤0.1。

（2）拥挤现象：对排列成行的视标分辨力较单个视标差，对比敏感度功能降低。

（3）异常固视：弱视眼可有固视不良，多为旁中心注视等。

（4）双眼单视功能障碍。

2. 健康史　询问患者出生时情况，有无眼病和不当遮眼史，询问诊断和治疗经过。

3. 心理社会因素　评估患者年龄、受教育的水平、生活环境和生活方式。由于弱视患者多为年幼患儿，应评估患者家属受教育的水平、对弱视的认识和心理障碍程度。

4. 辅助检查　视觉检查，对弱视的鉴别诊断和治疗预后有一定参考价值。

【常见护理诊断 / 问题】

1. 感知改变　视力低下，由弱视引起。

2. 知识缺乏　缺乏弱视的防治知识。

3. 家庭应对无效　由于家庭主要成员缺乏疾病的防治知识，家庭主要成员患病等。

4. 长期自我贬低　由双眼视功能障碍引起。

【护理措施】

1. 一般护理

（1）多食富含蛋白质、维生素的食品，如新鲜水果、蔬菜、动物肝脏、蛋等。

（2）观察视力和屈光度改变。

2. 心理护理　向患者及其家属解释弱视相关知识、治疗方法和预后，增强治疗信心，主动配合进行弱视治疗。

3. 治疗与用药护理　弱视治疗的关键及疗效取决于患者开始治疗的年龄、弱视程度和对治疗的依从性。弱视治疗最主要和最有效的治疗方法是常规遮盖法。

【健康指导】

（1）弱视的治疗效果和患者开始治疗的年龄密切相关，年龄越小，效果越好，一般 6 岁以前效果较好，12 岁以后效果差，因此，应早发现、早治疗。

（2）应向患者及其家属详细讲解弱视治疗的措施和注意事项，鼓励其坚持规范训练，应定期随访。

（3）遮盖眼是治疗单眼弱视最主要和最有效的方法，遮盖眼必须严格和彻底，应避免患者偷看而影响疗效。一般 3 岁左右健眼遮盖 3 天，去除遮盖 1 天。打开双眼后可出现复视，这是治疗有效的现象，只要健眼视力不下降，就应继续用遮盖疗法。具体遮盖时间及程度还应根据双眼视力相差情况、患儿年龄大小做适当调整。遮盖期间也应注意健眼视力情况，预防视力减退。

（4）除常规遮盖外，还应让患儿用弱视眼做精细目力训练。

（5）弱视患儿多伴有屈光不正，应该在戴镜矫正下进行弱视训练。

（6）定期随访。为巩固疗效，防止弱视复发，所有治愈者均应随访观察，一直到视觉成熟期，随访时间为 3 年。

【案例评析】

患者，男性，6 岁，家长最近发现患儿喜欢眯着眼睛看东西，担心视力有问题，故来就诊。检查：右眼裸视力 1.2，左眼裸视力 0.1。散瞳验光结果：右眼正常，左眼 +7.00DS=0.2，初步诊断为左眼弱视。医嘱予遮盖疗法。1 个月后家长带患儿来复诊，告诉护士患儿用遮盖法治疗有复视现象，患儿不愿意配合，弱视矫正效果不好。

解析　①遮盖眼是治疗单眼弱视最主要和最有效的方法，遮盖眼必须严格和彻底，应避免患者偷看而影响疗效，一般 3 岁左右健眼遮盖 3 天，去除遮盖 1 天。打开双眼后可出现复视，这是治疗有效的现象，只要健眼视力不下降，就应继续用遮盖疗法。②护士应向患者家属解释清楚，协助患儿坚持治疗。

【知识拓展】

人工视觉的展望

当眼球受到不可逆的损害而完全丧失光感后，按照目前的技术水平我们是无法让患者恢复视力的。创造人工视觉的想法激励着无数科学家去探索、去尝试。

电刺激视中枢是最早的也是十分合乎逻辑的尝试。刺激清醒人大脑皮质的最早观察见于20世纪20年代德国神经外科学家的报告。点状刺激一侧视皮质则在对侧视野产生静止的点状光觉。

另一种思路是人工视网膜。理想的人工视网膜系统包括一个固定在眼镜上的照相机和一个被称为双负荷的装置。照相机利用一个电子类似物捕获视觉图像，并应用双负荷装置摄像。双负荷装置将图像变换为数字信息，再通过激光将数字信息传递到视网膜植入物上，植入物利用一个可贴附的电极系列，把激光脉冲转换成电子信号形式。从理论上讲，这些电子信号刺激最近的神经节细胞，神经节细胞又把信息传递到视神经和大脑，这样使患者有能力感知图像。如果一切都能按计划顺利进行，那么5～7年这项技术将应用于人眼。

【学习检测】

第二篇　耳鼻咽喉科护理学

第五章
耳鼻咽喉的应用解剖和生理

学习目标

1. 了解食管的应用解剖和生理。
2. 熟悉气管、支气管的应用解剖和生理。
3. 掌握耳、鼻、咽和喉的应用解剖和生理。

第一节　耳的应用解剖和生理

一、耳的应用解剖

耳分为外耳、中耳和内耳三部分（图 5-1）。

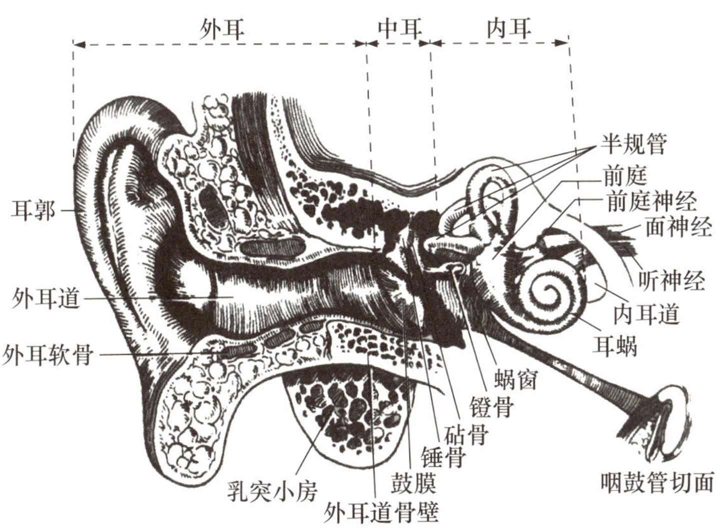

图 5-1　耳的应用解剖

耳鼻咽喉的应用解剖与生理

纤维支气管镜下鼻腔咽喉及气管内部结构

（一）外耳

1. 耳郭（auricle） 由软骨构成支架，外覆软骨膜和皮肤。其下部耳垂无软骨，只有脂肪与结缔组织。因皮下组织少，耳郭炎症时可引起剧烈疼痛。

2. 外耳道（external acoustic meatus） 起自外耳道口，向内止于鼓膜，长2.5～3.5cm，外1/3为软骨部，内2/3为骨部。外耳道皮下组织少，皮肤与软骨膜和骨膜相贴较紧，一旦感染肿胀，疼痛剧烈。成人外耳道略呈S形弯曲，故成人在检查鼓膜时，需将耳郭向后、上、外方提起，使外耳道呈一直线；婴幼儿外耳道尚未完全发育，较狭小而塌陷，检查时应将耳郭向后下方牵拉。

（二）中耳（middle ear）

中耳包括鼓室、鼓窦、乳突和咽鼓管。

1. 鼓室（tympanic cavity） 为一含气腔，内含锤骨、砧骨和镫骨3个听小骨构成的听骨链，位于鼓膜与内耳外侧壁之间。其前方经咽鼓管与鼻咽相通，后方经鼓窦入口与乳突气房相通。鼓室形似一竖立的小火柴盒，有6个壁。

（1）上壁：名鼓室盖，与颅中窝的大脑颞叶相隔。

（2）下壁：为薄骨板，与颈静脉球相邻。

（3）前壁：上部有两个管口，上方为鼓膜张肌半管的开口，下方为咽鼓管的鼓室口。

（4）后壁：又名乳突壁，有面神经垂直段通过。上部有鼓窦入口，上鼓室借此与鼓窦相通。

（5）内壁：即内耳外侧壁。

（6）外壁：主要为鼓膜（tympanic membrane）。鼓膜为一椭圆形、半透明薄膜，约8mm×9mm大小，呈浅漏斗状，介于鼓室与外耳道之间（图5-2）。

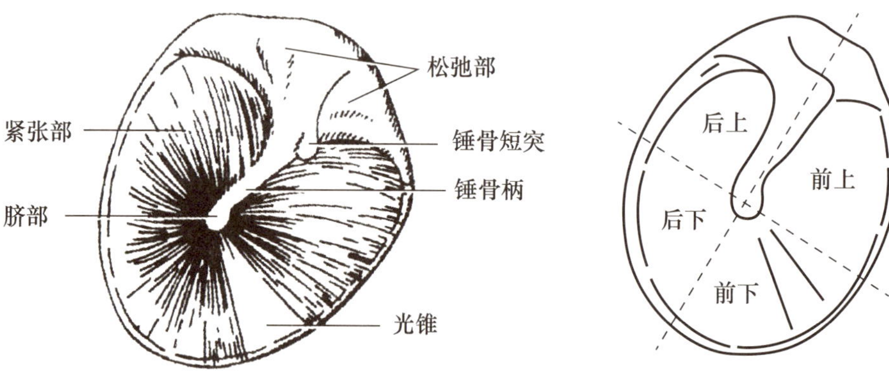

图5-2 鼓膜

【知识拓展】

鼓室歌诀

中耳鼓室六个壁，名称结构要牢记；
前后上下外内侧，按照顺序记仔细；
咽管鼓窦鼓室盖，骨板鼓膜内侧迷；
中耳炎症互蔓延，及早治疗莫大意。

2. 鼓窦（tympanic antrum） 为鼓室后上方的含气腔，内覆有纤毛黏膜上皮，前与上鼓室、后与乳突气房相连通，上方以鼓窦盖与颅中窝相隔，根据乳突气房发育程度的不同可分为气化型、板障型、硬化型和混合型。

3. 乳突（mastoid process） 为鼓室和鼓窦的外扩部分，含许多大小不等、形状不一、相互连通的气房。乳突后壁借骨板与乙状窦和颅后窝相隔。

4. 咽鼓管（pharyngotympanic tube） 为沟通鼓室与鼻咽部的管道，起自鼓室前壁，向内、前、下斜行达鼻咽侧壁的咽鼓管咽口，成人全长为 35mm。其外 1/3 为骨部，内 2/3 为软骨部。软骨部在静止状态时闭合，当张口、吞咽、呵欠或歌唱时开放，使空气进入鼓室，以调节中耳腔与外界气压的平衡，维持中耳的正常生理功能。咽鼓管黏膜为假复层纤毛柱状上皮，纤毛运动方向朝向鼻咽部，可使鼓室分泌物得以排除；又因软骨部黏膜呈皱襞样，具有活瓣作用，因此能防止咽部液体进入鼓室。

婴幼儿的咽鼓管接近水平位，且较成人的短而宽，因此婴幼儿的咽部感染易经此管侵入鼓室引起中耳炎（图 5-3）。

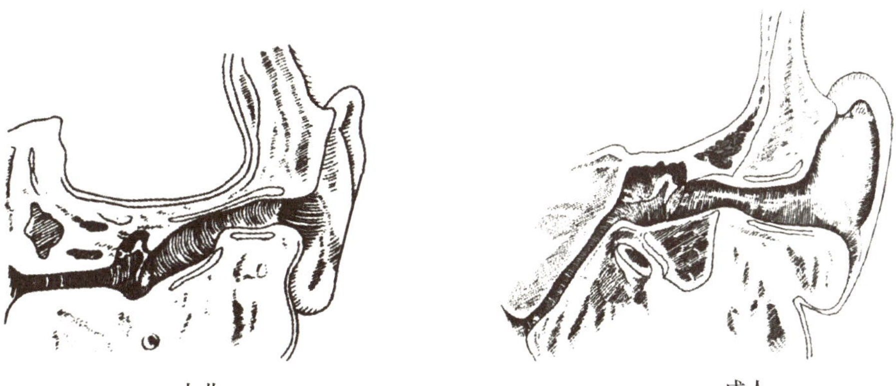

小儿　　　　成人

图 5-3 咽鼓管

（三）内耳

内耳（inner ear）又称迷路（labyrinth），位于颞骨岩部。分骨迷路和膜迷路，两者形状相似，膜迷路位于骨迷路内。膜迷路含有内淋巴液，骨迷路和膜迷路之间充满外淋巴液，内、外淋巴液互不相通。

1. 骨迷路　由致密的骨质构成，包括前庭、半规管和耳蜗三部分。

2. 膜迷路（membranous labyrinth）　借纤维束固定于骨迷路内，由椭圆囊、球囊、膜蜗管和3个膜半规管组成，各部相互连通。膜蜗管内基底膜上有螺旋器，是听觉感受器。椭圆囊和球囊内的椭圆囊斑和球囊斑以及膜半规管内的壶腹嵴，是重要的平衡感受器。

二、耳的生理

耳主司听觉和平衡觉。

（一）听觉生理

声音通过两种途径传入内耳：一是通过鼓膜和听骨链传导，又称空气传导（简称气导）；二是通过颅骨传导，又称骨传导（简称骨导）。在正常情况下以空气传导为主。

1. 空气传导（air conduction）　声波从外耳道经听骨链至前庭窗，镫骨底板振动，使内耳内、外淋巴液波动，引起基底膜振动，使其上的螺旋器毛细胞受到刺激而感音，产生神经冲动，经听神经传到听觉中枢。

2. 骨传导（bone conduction）　即声波直接振动颅骨，使内、外淋巴液波动，激动耳蜗的螺旋器产生听觉。

（二）平衡生理

人体主要依靠前庭、视觉和本体感觉3个系统的协调作用来维持身体的平衡，其中前庭系统最为重要。前庭主司感知头位及其变化，半规管主要感受人体或头部旋转运动的刺激，而球囊斑及椭圆囊斑是感受直线加速度运动的刺激。

第二节　鼻的应用解剖和生理

一、鼻的应用解剖

鼻（nose）由外鼻、鼻腔和鼻窦3部分构成。

（一）外鼻（external nose）

突出于面部中央，呈三棱锥体状（图5-4），由骨和软骨构成支架，其中鼻骨上端窄厚，下端宽薄，易受外伤骨折。鼻根和鼻背部皮肤薄而松弛，鼻尖、鼻翼和鼻前庭皮肤较厚，富含皮脂腺、汗腺和毛囊，容易发生鼻疖、痤疮和酒糟鼻。

外鼻的静脉经面静脉、内眦静脉及眼静脉与颅内海绵窦相通（图5-5），且面部静脉无瓣膜，血液可反流，故挤压鼻或上唇疖肿可引起致命的海绵窦血栓性静脉炎，临床上将鼻根部与上唇三角形区域称为“危险三角区”。

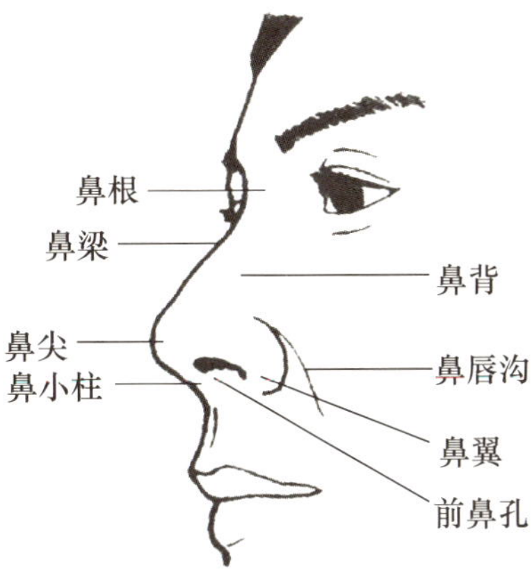

图 5-4 外鼻

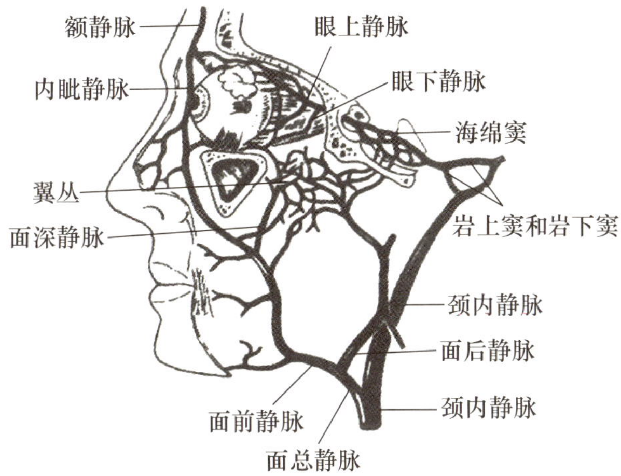

图 5-5 外鼻的静脉

（二）鼻腔

鼻腔被鼻中隔分成左右两侧，起自前鼻孔，经后鼻孔与鼻咽部相通。包括鼻前庭和固有鼻腔。

1. 鼻前庭（nasal vestibule） 位于鼻腔前部，由皮肤覆盖，长有鼻毛，并富含皮脂腺和汗腺，易发生疖肿，而且由于皮肤与软骨膜紧密连接，故患疖肿时疼痛剧烈。鼻前庭皮肤与固有鼻腔黏膜连接处称为鼻阈。

2. 固有鼻腔（nasal fossa proper） 简称鼻腔，起自鼻阈，止于后鼻孔，由黏膜覆盖，有内、外、顶、底四壁。

（1）内侧壁：即鼻中隔，由鼻中隔软骨和筛骨正中板构成，软骨膜和骨膜外覆有黏膜。其最前下部的黏膜内动脉血管汇聚成丛，该区称为利特尔区，是鼻出血的好发部位，又称易出血区（图 5-6）。

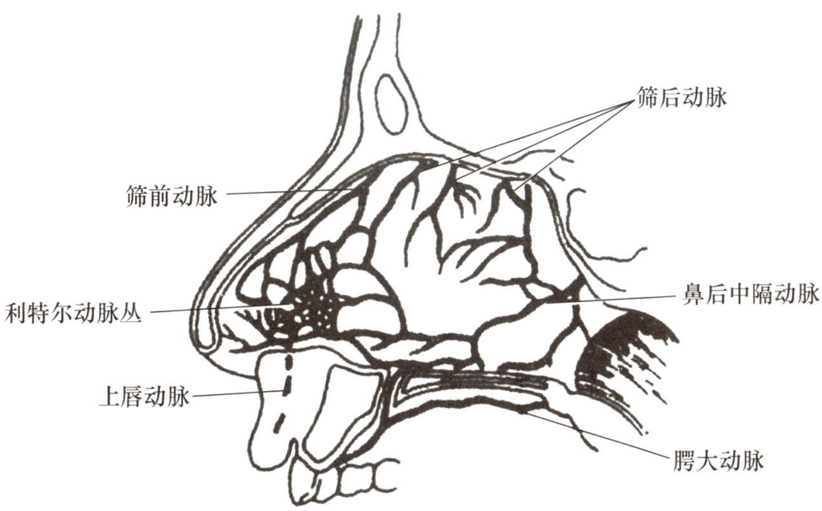

图 5-6 利特尔区

（2）外侧壁：为鼻腔重要部位，主要由筛骨及上颌骨的内侧壁组成，从下向上有3个呈阶梯状排列的长条突起，分别称为下鼻甲、中鼻甲、上鼻甲。各鼻甲的外下方均有一裂隙样空间，对应的分别称为下鼻道、中鼻道、上鼻道（图5–7）。

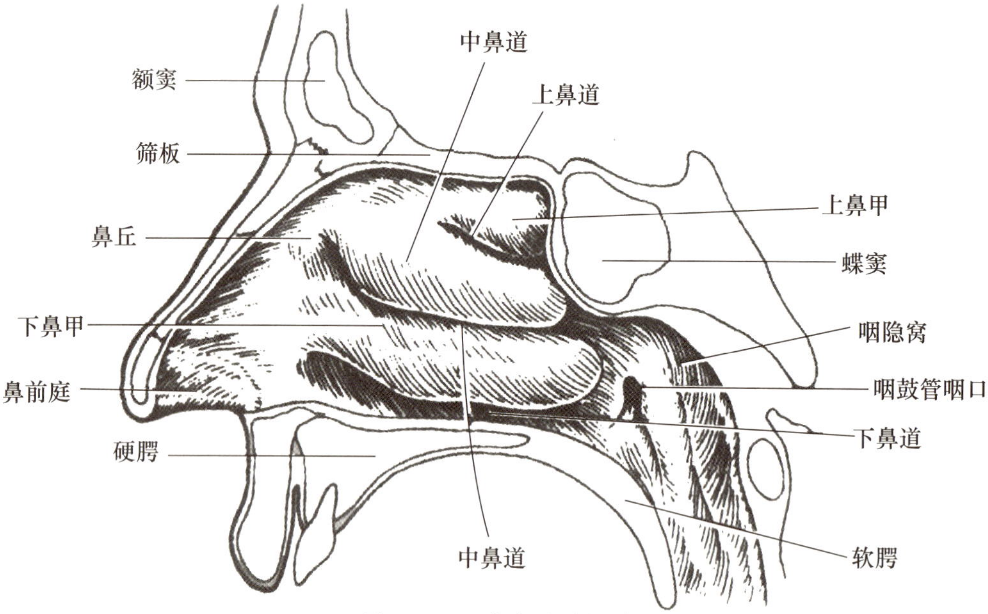

图5–7　固有鼻腔外侧壁

下鼻甲及下鼻道：下鼻甲（inferior turbinate）是位置最靠前、最大的鼻甲，前端接近鼻阈，后端距咽鼓管咽口仅1.0～1.5cm，故下鼻甲肿大或肥厚时常引起鼻塞，也可影响咽鼓管的通气引流而出现耳部症状，如耳聋、耳鸣等。下鼻道顶端有鼻泪管开口，外侧壁前段近下鼻甲附着处的骨质较薄，是上颌窦穿刺冲洗的最佳进针位置；外侧壁后端近鼻咽处有表浅扩张的鼻后静脉丛（鼻—鼻咽静脉丛），是鼻腔后部出血的主要部位。

中鼻甲及中鼻道：中鼻甲（middle turbinate）属筛骨的一部分，为筛窦内侧壁的标志，附着于筛窦顶壁和筛骨水平板的连接处。中鼻道外侧壁上有两个隆起，前下为钩突，后上为筛泡，两者间为半月裂孔，半月裂孔向前下和外上逐渐扩大形成筛漏斗，内有前组鼻窦开口。中鼻甲及中鼻道及其附近的区域称为窦口鼻道复合体，包括中鼻甲、钩突、筛泡、半月裂、筛漏斗及额窦、上额窦、前组筛窦的自然开口等。

（3）顶壁：筛骨水平板与颅前窝相隔，该板菲薄而脆，易因手术或外伤损伤而致脑脊液鼻漏或颅内感染。

（4）底壁：即硬腭的鼻腔面，由上额骨腭突和腭骨水平部分构成，与口腔相隔。

（三）鼻窦

鼻窦是指鼻腔周围颅骨内的含气空腔，共4对，分别是上颌窦、筛窦、额窦和蝶窦，依照其在颅骨的位置和窦口所在部位，分为前、后两组。前组鼻窦包括上颌窦、前组筛窦和额窦，均开口于中鼻道；后组鼻窦包括后组筛窦和蝶窦，分别开口于上鼻道和蝶筛隐窝（图5–8、图5–9）。

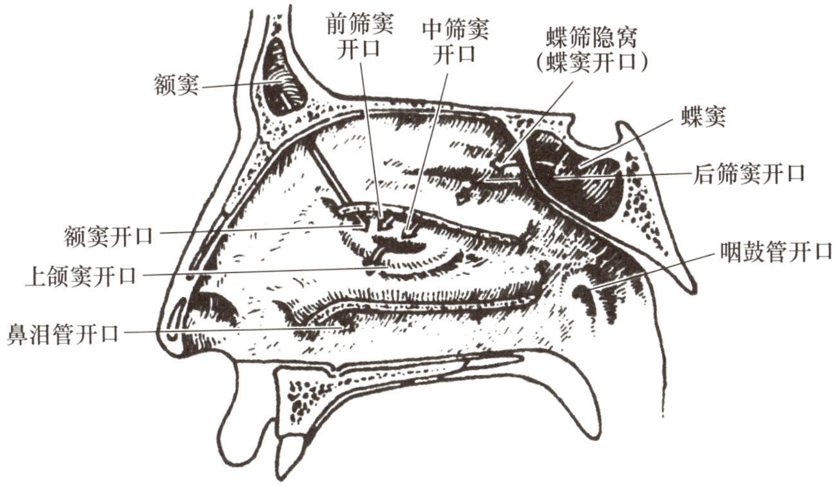

图 5-8　鼻旁窦及鼻泪管的开口

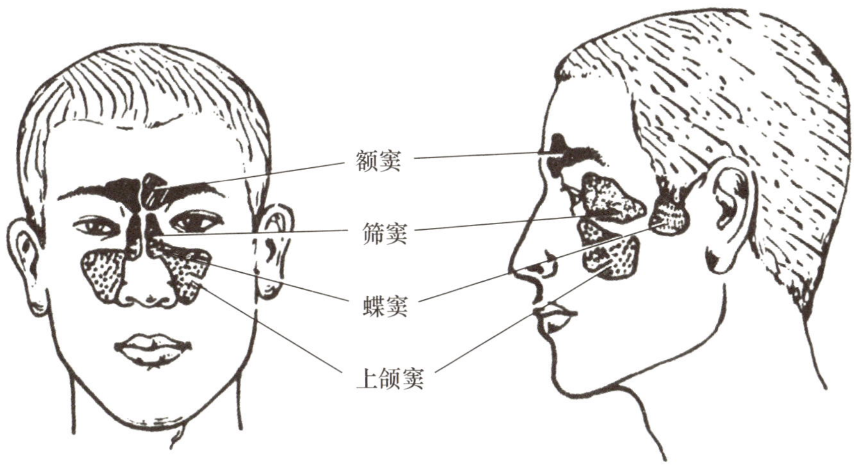

图 5-9　鼻旁窦体表投影

1. 上颌窦（maxillary sinus）　为鼻窦中最大者，位于上颌骨体内，平均容积为 13mL，有 5 个壁：前壁中央薄而凹陷，称尖牙窝，是常用的上颌窦手术进路；后外壁与翼腭窝和颞下窝毗邻，近翼内肌，上颌窦病变破坏此壁可致张口困难；顶壁即眼眶底壁，上颌窦与眶内疾病可相互影响；底壁即上颌骨牙槽突，牙根感染可引起牙源性上颌窦炎；内侧壁即鼻腔外侧壁下部。临床上上颌窦炎发病率最高，与其窦口位置较高、不易引流等特殊解剖因素有关。

2. 筛窦（ethmoid sinus）　是指位于鼻腔外侧壁上部与两眶之间筛骨迷路内的小气房，每侧 3 ～ 18 个。按部位将其分为前筛窦、中筛窦和后筛窦。前筛窦的气房有 1 ～ 6 个、中筛窦的气房有 1 ～ 7 个，两者均开口于中鼻道；后筛窦位于筛骨迷路后部，开口于上鼻道。因其与视神经管相邻，感染向周围蔓延，可引起视神经炎。

3. 额窦（frontal sinus）　位于额骨下部的内、外板之间。前壁为额骨外骨板，含骨髓，炎症或外伤可致额骨骨髓炎；后壁即额骨内骨板，为颅前窝前壁的一部分，有导静脉或骨裂隙存在。后壁较薄，毗邻枕骨斜坡，故额窦感染可侵入颅内，引起鼻源性颅内并发症；底壁相当于眼眶内上角，甚薄，炎症时压痛明显。

4. 蝶窦（sphenoid sinus） 居蝶骨体内。外侧壁与颅中窝、海绵窦、颈内动脉和视神经管毗邻；顶壁为蝶鞍底；下壁即鼻咽顶。

二、鼻的生理

（一）鼻腔的生理功能

1. 呼吸功能

（1）清洁和过滤作用：吸入气流中较大的尘粒被鼻毛阻挡，细小尘埃和微生物可被鼻腔黏膜表面的黏液毯黏附，借纤毛运动运输送至咽部咽下或吐出。黏膜表面的生物活性物质如溶菌酶等，有抑制和溶解细菌作用。反射性喷嚏可排出吸入的异物或刺激物等。

（2）温度调节作用：依赖鼻腔黏膜血管（主要是海绵窦）的舒缩作用，可调节吸入气流的温度保持相对恒定。

（3）湿度调节作用：鼻腔黏膜富含浆液腺、黏液腺，分泌液 24 小时可达 1 000mL，以提高吸入气体的湿度。

2. 嗅觉功能 嗅觉功能主要依赖于嗅区黏膜及其中的嗅细胞，当含有气味的空气被吸入嗅区后，其微粒溶于嗅腺的分泌液中，刺激嗅细胞产生神经冲动，经嗅神经传到嗅中枢，产生嗅觉。

3. 共鸣作用 依赖鼻腔的三维构筑产生共鸣作用，使声音洪亮悦耳。

（二）鼻窦的生理功能

鼻窦对鼻腔的呼吸、共鸣等功能有辅助作用。另外，鼻窦可减轻头颅重量和缓冲外来冲击力，保护颅脑免遭损伤。

第三节 咽的应用解剖和生理

一、咽的应用解剖

咽是呼吸道和消化道的共同通道，上起颅底，下至第 6 颈椎，成人全长约 12cm，咽腔自上而下可分为鼻咽、口咽和喉咽 3 部分（图 5-10）。

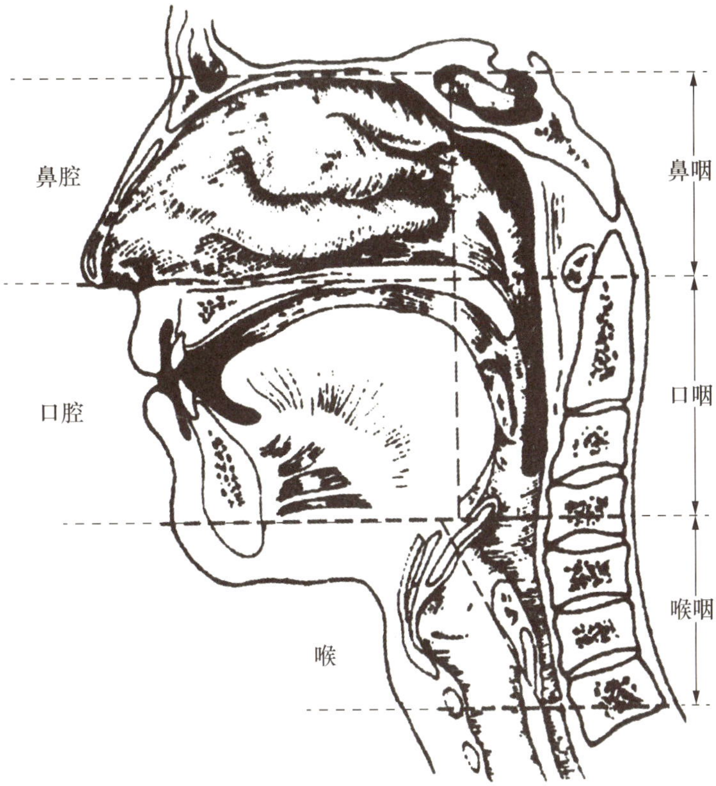

图 5-10　咽的应用解剖

（一）鼻咽（nasopharynx）

鼻咽又称上咽（epiphaynx），位于颅底与软腭游离缘平面之间，前经后鼻孔与鼻腔相通，两侧壁各有一咽鼓管咽口通中耳腔。其顶部黏膜下有丰富的淋巴组织聚集，呈橘瓣状，称为腺样体（adenoid），又称咽扁桃体。如腺样体肥大，可堵塞鼻咽腔影响鼻呼吸，或阻塞咽鼓管咽口引起听力下降。咽口后上方有一隆起称咽鼓管圆枕，圆枕后上方与咽后壁之间有一凹陷区称咽隐窝（pharyngeal recess），是鼻咽癌的好发部位。

（二）口咽（oropharynx）

口咽又称中咽（mesopharynx），介于软腭与会厌上缘平面之间，前方经咽峡与口腔相通。咽峡是由上方悬雍垂和软腭游离缘、下方舌根、两侧腭舌弓和腭咽弓共同构成的环行狭窄部分（图 5-11）。两腭弓之间的深窝为扁桃体窝，内有腭扁桃体。舌根上面有舌扁桃体。

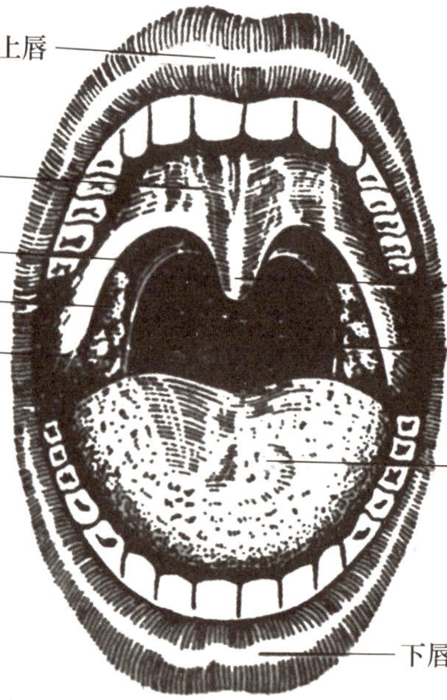

图 5-11　口咽

（三）喉咽（laryngopharynx）

喉咽又称下咽（hypopharynx），上接口咽，下界为食管入口，前方通喉腔，在喉入口两侧各有一深窝名为梨状隐窝，为异物嵌顿之处。

（四）咽的淋巴组织

咽黏膜下淋巴组织丰富，彼此有淋巴管相通，较大淋巴组织团块呈环状排列称咽淋巴环，由腺样体、咽鼓管扁桃体、腭扁桃体、咽侧索、咽后壁淋巴滤泡及舌扁桃体构成内环；内环淋巴流向颈部淋巴结，后者之间又互相交通，自成一环，称外环。内环淋巴组织在儿童期发育最明显，一般在 10 岁以后开始退化萎缩。

1. 腺样体（adenoids）　又称咽扁桃体（pharyngeal tonsil），位于鼻咽顶与后壁交界处，表面不平，有 3 ～ 5 条纵形沟隙。出生后即存在，一般在 10 岁以后逐渐退化。腺样体如过度增生肥大，可引起鼻腔和中耳功能障碍。

2. 腭扁桃体（faucial tonsil）　习惯称为扁桃体，左右各一，位于腭舌弓和腭咽弓之间扁桃体窝内，为咽淋巴组织中最大者。扁桃体内侧面覆盖复层鳞状上皮，上皮组织向扁桃体实质陷入形成 5 ～ 20 个隐窝，易为细菌存留繁殖，形成感染“病灶”。

二、咽的生理

咽为呼吸和消化的共同通道，其具有下列生理功能：

1. 呼吸功能　咽是上呼吸道的一部分，对吸入的空气有继续调节温度、湿度及清洁作用，但弱于鼻腔。

2. 吞咽功能　吞咽是一种由多块肌肉参加的反射性协同运动，使食物从口腔进入食管。当食物进入咽部，引起反射性软腭上举，咽后壁向前突出，关闭鼻咽腔；喉肌收缩，使声门暂时关闭；咽缩肌收缩，食物便进入食管。

3. 防御保护功能　咽淋巴组织和黏膜腺体分泌的黏液可吞噬和消灭细菌。

4. 共鸣作用　咽腔为一可变的管腔，发音时可改变形状，产生共鸣，使声音清晰悦耳。

5. 扁桃体的免疫功能　扁桃体属末梢免疫器官，含有 B 淋巴细胞、T 淋巴细胞、浆细胞及吞噬细胞，并能产生免疫球蛋白、干扰素、抗链球菌素等，因此具有细胞免疫和体液免疫功能。在儿童期，其免疫功能活跃。

第四节　喉的应用解剖和生理

一、喉的应用解剖

喉（larynx）位于颈前正中，舌骨之下，上通咽喉，下连气管。喉由软骨、肌肉、韧带、纤维组织和黏膜构成，既是呼吸的重要通道，又为发音器官。

（一）喉软骨

软骨构成喉的支架。甲状软骨、会厌软骨、环状软骨为单一软骨，杓状软骨、小角软骨和契状软骨左右各一个。

1. 甲状软骨（thyroid cartilage）　为喉部最大的软骨，由两块对称的四边形甲状软骨板（翼板）在前方正中融合而成，两板接合处形成一定的角度，男性夹角较小且上端向前突出，称为喉结（laryngeal prominence），女性近似钝角，喉结不明显。

2. 环状软骨（cricoid cartilage）　是呼吸道中唯一一块完整的软骨环，对保持喉气管通畅非常重要。如疾病或外伤导致环状软骨缺损，常可引起喉狭窄。

3. 会厌软骨（epiglottic cartilage）　位于喉的上部，表面覆盖黏膜，构成会厌。会厌分为舌面和喉面，舌面组织疏松，易患会厌炎。吞咽时会厌盖住喉入口，防止食物进入喉腔。

4. 杓状软骨（arytenoid cartilages）　位于环状软骨板上缘，呈三角锥形。其底部和环状软骨之间形成环杓关节，关节运动时使声带张开或闭合。

5. 小角软骨（corniculate cartilages）　位于杓状软骨的顶部。

6. 楔状软骨（cuneiform cartilages）　位于小角软骨的前外侧，两侧杓会厌皱襞黏膜下。

（二）喉肌

喉部肌肉分喉外肌和喉内肌。喉外肌将喉与周围结构相连，使喉上、下运动及固定，喉内肌使声门和喉入口开闭、声带弛张。

（三）喉腔

以声带为界，喉腔可分为声门上区（supraglottic portion）、声门区（glottic portion）

和声门下区（infraglottic portion）。

1. 声门上区　为声带以上的喉腔，其上界为杓状软骨、杓会厌襞及会厌游离缘组成的喉入口（laryngeal inlet）。前壁为会厌软骨，后壁为杓状软骨，两侧为杓会厌襞。声带上方与之平行的皱襞为室带，声带与室带之间的腔隙为喉室（laryngeal ventricle），其前端向上向外延展呈一小憩室，称为喉室小囊，囊内有黏液腺分泌黏液，润滑声带。喉前庭（laryngeal vestibule）位于喉入口与室带之间。

2. 声门区　位于两侧声带之间。声带为左右各一的白色带状组织，张开时，出现等腰三角形裂隙，称声门裂（rima vocalis），为喉腔最狭窄处。

3. 声门下区　为声带以下的喉腔部分，其下界相当于环状软骨下缘，与气管相连。幼儿此区黏膜下组织疏松，炎症时容易发生肿胀，常引起喉阻塞。

声门裂

（四）喉的神经

有喉上神经和喉返神经，两者均为迷走神经分支。喉上神经内支支配除环甲肌之外的喉内各肌，主要司感觉；外支支配环甲肌的运动，维持声带张力。喉返神经支配除环甲肌以外的喉内各肌的运动。左侧喉返神经的路径较右侧长，容易受损伤。

二、喉的生理

1. 呼吸功能　喉为下呼吸道的门户，声门裂是呼吸道最狭窄处。声带的内收和外展，可调节声门裂的大小，声门大小的改变可调节呼吸。声带运动是受中枢神经系统反射作用调节来维持正常的呼吸功能。

2. 发音功能　肺内呼出的气流冲击内收的声带，使之振动，再经咽、口、鼻的共鸣，舌、齿、唇、颊、软腭的运动，发出不同声音和语言。

3. 保护功能　喉的杓会厌襞、室带和声带具有括约肌作用，形成三道防线，防止食物进入喉腔或下呼吸道。喉上部黏膜很敏感，异物刺激会引起剧烈反射性咳嗽，将其咳出。

4. 屏气功能　屏气时声门紧闭，呼吸暂停，使胸腔和腹腔内的压力增加，以利于完成某些生理功能，如咳嗽、排便、分娩、举重物等。

第五节　气管、支气管及食管的应用解剖和生理

一、气管、支气管的应用解剖和生理

气管（trachea）由软骨、平滑肌、黏膜和结缔组织构成，始于环状软骨下缘，在第5胸椎上缘水平分为左、右主支气管。成年人气管长度为10～12cm。

右主支气管较粗短，与气管纵轴的延长线成20°～25°角，左主支气管细而长，与气

管纵轴的延长线约成 45° 角，且气管隆嵴偏于左侧，因此气管异物易落入右主支气管。

气管、支气管的生理功能主要有通气及呼吸调节功能、清洁功能、免疫功能、防御性咳嗽和屏气反射。

二、食管的应用解剖和生理

食管（esophagus）为一肌性管道，在环状软骨下缘起于喉咽下端。食管有 4 个生理狭窄：第 1 个狭窄是食管入口，由环咽肌收缩而致，距中切牙约 15cm，是食管最狭窄的部位，异物最易嵌顿于此；第 2 个狭窄为主动脉弓压迫食管左侧壁所致；距中切牙 23cm；第 3 个狭窄因左主支气管压迫食管前壁而致，距中切牙 27cm；第 4 个狭窄为食管穿过横膈裂孔处，距中切牙 40cm。

食管的生理功能主要是作为摄入物质的通道，还具有分泌功能，起润滑保护作用。

【知识拓展】

喉返神经的解剖及损伤

迷走神经进入胸腔后发出喉返神经，两侧行走途径不同。右侧在锁骨下动脉之前离开迷走神经，绕动脉的前、下、后再折向上行，沿气管、食管沟的前方上升，在环状软骨后方进入喉内。左侧行走途径较长，在迷走神经经过主动脉弓时离开迷走神经，绕主动脉弓部之前、下、后，然后沿气管、食管间沟上行，在环甲关节后方进入喉部。前支分布于喉内的内收肌，后支分布于喉内的外展肌。

喉返神经损伤：主要是手术时损伤所致，少数是由于血肿或瘢痕组织压迫或牵拉引起，前者在术中立即出现症状，后者在术后数日才出现症状。切断、缝扎引起的属永久性损伤；钳夹、牵拉或血肿压迫所致者多为暂时性，经理疗等处理后，一般在 3 ～ 6 个月可逐渐恢复，一侧喉返神经损伤，多引起声音嘶哑，可由健侧声带代偿地向患侧过度内收而恢复发音；两侧喉返神经损伤可导致两侧声带麻痹，引起失声、呼吸困难，甚至窒息，多需立即做气管切开。

【学习检测】

第六章
耳鼻咽喉科护理概述

学习目标

1. 了解耳鼻咽喉科护理工作制度。

2. 了解耳鼻咽喉卫生保健。

3. 学会应用耳鼻咽喉科常用护理应急预案解决临床突发事件。

4. 掌握耳鼻咽喉科手术前后护理常规。

预习案例

患者张某，男性，15 岁，学生，因与同学争吵被拳击伤鼻部致鼻腔大出血急来医院就诊。查体：患者神志清楚，面色稍苍白，手压双侧旁翼张口呼吸，鼻梁处下陷，鼻腔正在流血，患者情绪激动，焦虑不安。

思考

1. 如果你是耳鼻咽喉科门诊护士，该如何接诊患者？

2. 你如何配合医生进行处理？

护理管理是医院管理中不可或缺的重要组成部分，对保证护理服务质量具有十分重要的意义。耳鼻咽喉科因疾病诊疗的需要，常配备不同功能的特殊诊疗区域，要求护理人员了解专科护理规章制度，才能更好地完成患者的各种诊疗任务，应对临床突发事件，确保护理质量和安全，满足人们日益增长的医疗护理需求。

第一节　耳鼻咽喉科护理工作制度

一、耳鼻咽喉科门诊

（1）认真做好开诊前一切物品准备工作。

（2）仪表端庄，态度和蔼，对年老体弱、幼小患者主动给予照顾。

（3）维持就诊秩序，做好分诊工作，遇外伤、鼻出血、呼吸困难、耳源性颅内并发症等急重症患者安排提前就诊，并准备急救药品和器材，密切配合医师共同抢救。

（4）对婴幼患儿，检查时协助医师固定其头位。耳聋患者应酌情采用笔谈，避免喧哗。

（5）进行各种门诊治疗操作或协助医师进行门诊手术，护送危重患者入院或转科转诊。

（6）开展卫生宣教及健康指导，使患者或家属掌握本科常见病的发病原因、预防保健方法等，如夏季注意游泳卫生、外耳道疖及中耳炎的预防以及呼吸道异物和食管异物的预防。

（7）各室物品（仪器、设备、药品）做到“四定三及时”（四定：定品种数量、定位放置、定人管理、定期维修；三及时：及时检查、及时消毒灭菌、及时补充），有物品交接本，账目清楚，贵重仪器有维修保养制度，如有缺损需查明原因及时补充。

（8）落实医院感染管理制度，防止院内感染。

二、耳鼻咽喉科病房

（1）病房安静、舒适、整洁，通风、采光良好。

（2）主动热情接待患者，介绍住院规章制度，协助患者熟悉环境。了解患者的病情和心理状态，密切护患关系。

（3）严格执行陪护制度，教育家属和亲友遵守探视时间和要求。

（4）病房物品要有计划领取，既保证需要，又做到不积压、不浪费、不丢失、不损坏。

（5）仪器设备要由专人保管，定期检修，并设有仪器档案，要经常保持性能完好，以适应紧急需要。

【知识拓展】

水桶理论

水桶理论是由美国管理学家彼得提出的。组成水桶的木板如果长短不齐，那么水桶的盛水量不是取决于最长的那一块木板，而是取决于最短的那一块木板，这就是说构成组织的各个部分往往是优劣不齐的，而劣势部分往往决定整个组织的水平，借此说明整体素质和团队配合的重要性。

（6）加强药品管理，严格执行查对制度。各类药物标志清晰，保存、保管方法正确，定期清理，无过期药品。特殊药物，如毒麻、精神类药物、抢救药固定基数，建立交班登记本和使用登记，记录符合要求。

（7）严格执行部门规章制度、疾病护理常规和护理技术操作规程。

（8）熟练掌握专业理论知识及抢救配合技术，掌握本专科常见仪器设备的应用与管理。

（9）加强无菌技术和操作规程的管理，做好个人职业防护，防止院内感染。

三、耳鼻咽喉科隔音室

（1）隔音室应有专职护士或技术人员负责管理，专职人员应接受专业培训并取得相应资格证书。

（2）隔音室室内环境噪声的声压级应符合国家听力检测标准 GB/T16403、GB/T16296 的要求。

（3）备有检查器具，如音叉、纯音听力计、声导抗仪以及检测记录单等。

（4）保持室内整洁、安静、空气清新，定时通风，注意防潮。

（5）热情接待患者，做好有关听力测试的知识指导。

（6）严格按操作程序做好耳功能测试，测试检查结果及时送交医生。

（7）做好各种检查仪器设备的保养和维护。

（8）做好安全管理工作。

四、耳鼻咽喉科内镜室

（1）内镜室应由专职护士或技术人员负责管理。

（2）布局合理，诊疗区、清洗消毒区、清洁区划分清楚，标志明显。

（3）保持室内整洁，空气清新，定时开窗通风，注意防潮。

（4）落实患者的检查告知，做好患者（尤其是危重患者、麻醉患者）检查过程中的观察和处理。

（5）熟练掌握本专科检查仪器设备的使用，配合医生进行内镜的诊疗工作。

（6）做好仪器设备的维护和保养工作，内镜应置于专用清洁柜储存，软式内镜应悬挂。

（7）抢救药品、物品等急救设备处于完好备用状态。

（8）落实消毒隔离措施，预防院内感染。

【案例评析】

患者，男性，60岁，务农，因反复鼻出血3年拟行鼻内窥镜检查，既往有“冠心病”病史，护士小吴配合做好各种检查前准备，患者取平卧位，用1%丁卡因棉片麻醉鼻腔黏膜，并加少许1%呋麻液，检查进镜不甚顺利，待镜至下鼻道时，患者感头晕、胸闷、心悸，查体：患者面色苍白、呼吸急促、口唇轻度发绀，P110次/分钟，R26次/分钟，BP180/100mmHg。医嘱予以吸氧、静脉滴注硝普钠，小吴准备执行医嘱时发现所备抢救车不在固定位置，急得她立即前往病房借来抢救药品、物品进行抢救工作。

解析　内镜室要常规准备抢救药品、物品，且定位放置，随时处于完好备用状态，准备应急情况下使用。

案例中，所备抢救药品、物品用后未归位，导致患者发生紧急情况时不能及时处理。

第二节　耳鼻咽喉科常用护理应急预案

一、误吸应急预案

（一）防范措施

（1）评估误吸的高危因素，意识障碍；吞咽、咳嗽反射障碍；鼻饲管脱出或食物反流；呕吐时呕吐物不能及时有效排出；气管插管或气管切开；小儿、年老体弱者及进食速度过快。

（2）对意识、吞咽、咳嗽障碍的患者，不可直接经口进食，应留置胃管并妥善固定，防止其移位、脱出。鼻饲时，严格遵守操作规程。

（3）患者呕吐时应弯腰低头或头偏于一侧，及时为患者清理呕吐物，保持口腔清洁。

（4）气管内插管或气管切开不能自行排痰的患者，及时抽吸口鼻、气道分泌物和痰液。

（5）指导患者及家属选择合适的食物，进食速度宜慢，进食过程中避免谈笑、责骂、哭泣等情绪波动。

（6）指导患儿家属选择合适的玩具，体积不宜过小。

（二）处理措施

（1）当发现患者发生误吸时，意识尚清醒的患者可采用立位或坐位，抢救者站在患者背后双臂环抱患者，一手握拳，使拇指掌关节突出点顶住患者腹部正中线脐上部位，另一只手的手掌压在拳头上，连续快速向内、向上推压冲击6～10次（注意不要伤其肋骨）。昏迷的患者采用仰卧位，抢救者骑跨在患者髋部，按上法推压冲击脐上部位。

这样冲击上腹部，突然增大腹内压力，可以抬高膈肌，使气道瞬间压力迅速加大，肺内空气被迫排出，使阻塞气管的食物（或其他异物）上移并被驱出。如果无效，隔几秒钟后，可重复操作一次。幼儿发生误吸，可迅速抓住双脚将其倒提，同时用空心掌拍击其背部，迫使气道内食物（或其他异物）排出。

（2）立即通知医生。

（3）及时清理口腔内痰液、呕吐物等，给予氧气吸入。

（4）监测生命体征和血氧饱和度，如出现严重发绀、意识障碍及呼吸频率、深度异常，在采取简易呼吸囊维持呼吸的同时，配合医生行气管内插管或气管切开。

（5）建立静脉通道，遵医嘱给药。

（6）待病情稳定后，向患者或家属了解发生误吸的原因，制定有效的预防措施，尽可能地防止再发生类似情况。

（7）做好护理记录并详细地进行交接班。

（三）应急处理程序

发生误吸→清理呼吸道输氧→报告医生→监测病情→遵医嘱给药→查找原因，制定措施→做好护理记录及交接班。

【知识拓展】

海姆立克急救法（HeimLich Maneuver）

亨利·海姆立克教授是一位多年从事外科的医生。在临床实践中，他被大量的食物、异物窒息造成呼吸道梗阻致死的病例震惊了。经过反复研究和多次的动物实验，终于发明了利用肺部残留气体，形成气流冲出异物的急救方法。1974 年，他作了关于腹部冲击法解除气管异物的首次报告。1975 年 10 月，美国医学会以他的名字命名了这个急救方法，并经该学会推荐，在报刊、电视等媒体广为宣传，仅 4 年时间，在美国就有 3 000 多人用该法抢救窒息获得很大成功。

二、窒息应急预案

（一）防范措施

（1）评估窒息的高危因素，头颈部手术；气管内插管或气管切开；意识障碍；吞咽、咳嗽反射障碍；鼻饲管脱出或食物反流；大咯血；急性会厌炎；肿瘤压迫气道；外伤、化学伤、灼烧、火气伤伤及呼吸道者等。

（2）对行甲状腺手术等头颈部手术患者密切观察伤口敷料情况，备气管切开包及吸引装置于床旁。

（3）气管插管或气管切开不能自行排痰的患者，及时抽吸口鼻、气道分泌物和痰液。

（4）有误吸高危因素的患者重点加强饮食管理，指导进食。

（5）急性会厌炎患者遵医嘱按时足量给予抗生素和激素类药物，并观察用药后的效果。

（6）对肿瘤、外伤、化学伤、灼烧、火气伤及呼吸道引起严重呼吸困难者，应及早做气管切开。

【知识拓展】

杀人的果冻

因体积过小曾多次引起儿童窒息死亡的“杀人果冻”已退出市场。据悉，小杯果冻的安全隐患早就引起国际上许多国家的注意，美国、日本、加拿大、韩国、欧盟等都已经暂停贩售“一口吸”小果冻，新加坡规定5岁以下的孩子不能吃果冻。孩子的安全，家长的心愿，请给孩子慎吃果冻！

（二）处理措施

患者发生窒息时，护士应根据患者具体情况立即采取抢救措施。

（1）误吸引起的窒息，处理措施见误吸应急预案。

（2）头颈部手术或气管切开术后可因呼吸道被血块、分泌物或异物堵塞、脱管，局部血肿压迫气道等致窒息，应迅速报告医生，针对不同情况协助医生进行紧急处理。

（3）由于咯血导致的窒息应立即有效解除呼吸道阻塞，清除气道内的血液，保持气道通畅，若发现咯血过程中咯血突然减少或终止，患者烦躁、表情恐惧、发绀等窒息先兆时应立即用吸引器吸出咽喉及支气管血块。

（4）呼吸困难者应立即吸氧，必要时行气管内插管、气管切开术或呼吸机辅助呼吸。

（5）建立静脉通道，遵医嘱给药，根据病情调节输液速度。

（6）密切监测患者病情，如出现意识丧失、呼吸心搏停止时，立即进行心肺复苏抢救。

（7）与患者或家属做好沟通，详细介绍病情，取得理解和配合，避免再次发生类似情况。

（8）处理与抢救过程记录于护理记录单上并详细交接班。

（三）应急处理程序

发生窒息→清理呼吸道、吸氧→报告医生→根据病情处理→遵医嘱给药→检测病情→心肺脑复苏→查找原因，防止再次窒息→做好护理记录及交接班。

三、气管切开意外拔管应急预案

（一）防范措施

（1）套管系带松紧要适中，结扎要牢固，防止外套管脱出，发现异常，及时处理。

（2）严格执行交接班制度，加强对高危患者（如意识障碍、躁动、有拔管史、依从性差的患者）的观察及重点时段（中、晚夜班和交接班时段）的交接。

（3）对躁动、不合作的患者适当约束。

（4）做好患者及家属的健康宣教，提高其防范意识及管道自护能力。

（5）严守操作规程，进行翻身、拍背、吸痰等操作时注意保护导管，防止拔管。

（二）处理措施

（1）立即用血管钳撑开气管切口处，同时通知医生。

（2）根据患者情况，配合医生重新置管。

（3）及时吸出呼吸道分泌物、痰液，保持气道通畅。

（4）密切观察患者神志、瞳孔、呼吸、血氧饱和度等情况，出现意识丧失、呼吸心搏停止时，立即进行心肺复苏。

（5）患者病情平稳后，与患者或家属做好沟通，分析拔管原因，制定有效的预防措施，杜绝再次拔管的发生。

（6）处理与抢救过程记录于护理记录单上并详细交接班。

（三）应急处理程序

发生拔管→应急处理并报告医生→协助医生处理，必要时重新置管→清理呼吸道→密切观察病情变化→查找原因，防止再次拔管→做好护理记录及交接班。

【案例评析】

患者王某，女性，62 岁，因发现双侧甲状腺肿大 4 年而入院。诊断：结节性甲状腺肿。患者在全身麻醉下行双侧甲状腺次全切除术安全返回病房，留置伤口引流管一根，麻醉未醒。查体：T36.5℃，P102 次 / 分钟，R22 次 / 分钟，BP100/60mmHg，SPO_2 98%，伤口敷料干燥。2 小时后患者突然出现烦躁不安、面色发绀、呼吸困难等症状，家属急呼，值班医护人员赶到病房，立即检查伤口，发现局部伤口隆起，有少许血液外渗，急行伤口拆线引流术，明确是否有术后出血，及时止血，清除伤口积血，患者转危为安。

解析　头颈部手术患者术后要密切观察伤口出血情况，敷料是否干燥，注意保持伤口引流管通畅，防止局部血肿形成压迫气道，引起窒息。

病例中，事后发现伤口引流管被血块堵塞，造成引流不畅，血液积聚在皮下组织，形成血肿压迫气道引起患者窒息。

第三节　耳鼻咽喉科患者手术常规护理

一、耳科患者手术前后常规护理

（一）术前护理常规

1. 护理评估

（1）了解患者的既往病史，是否有糖尿病、高血压、心脏病或其他全身疾病，有无手术禁忌，能否耐受手术，保证手术安全。

（2）评估患者的身体状况，其评估侧重于耳部位、结构和功能的异常表现，包括主观症状和客观体征。

（3）了解患者的心理状态，对手术的相关知识是否了解。

（4）了解术前检查各项检验报告是否正常，包括血常规、尿常规、出凝血试验、肝肾功能、心电图等，局部各项检查要齐全，包括电测听、前庭功能、耳部 CT、面神经功能等。

2. 护理措施

（1）一般准备：①术前一日沐浴、剪指（趾）甲，做好个人卫生工作；②术前晚可服镇静药，以便患者安静休息；③预计术中可能输血者，应做好血型和交叉配血试验；④根据需要完成药物皮肤敏感试验，遵医嘱予术前用药，并做好宣教工作；⑤术晨更衣，局部麻醉者不穿高领内衣，全身麻醉者病服贴身穿，取下所有贵重物品和首饰交于家属保管，活动性义齿要取下，不涂口红和指（趾）甲油，不戴角膜接触镜；⑥局部麻醉患者术晨可进少量干食，全麻患者术前晚 10 时开始禁食禁水；⑦术前有上呼吸道感染者，女患者月经来潮，暂缓手术。

（2）耳部准备：①对于慢性化脓性中耳炎耳内有脓的患者，入院后根据医嘱给予 3% 过氧化氢溶液清洗外耳道脓液，并滴入抗生素滴耳液，每日 3 ～ 4 次，初步清洁耳道；②术前一天剃除患侧耳郭周围头发，一般耳部手术剃除 5 ～ 6cm，侧颅底手术剃去 9 ～ 10cm，前颅底手术应将头发剃光，清洁耳郭及周围皮肤。女患者除按要求备皮外，头发梳理整齐，术侧头发结成贴发三股辫，如为短发，可用凡士林将其粘于旁边，或皮筋托起，以免污染术野，需植皮取脂肪者，应备皮，备皮部位多为腹部或大腿。

3. 健康宣教

（1）术前禁烟酒及刺激性食物。

（2）有针对性地向患者介绍手术的目的和意义，术中可能出现的情况，如何配合，术后的注意事项，使患者有充分的思想准备。

（3）做好患者的心理支持，缓解思想压力，保证其充足睡眠，提高手术耐受性。

（二）术后护理常规

1. 护理评估

（1）全身麻醉患者评估麻醉苏醒情况。

（2）评估患者伤口疼痛、敷料渗血等情况。

2. 护理措施

（1）全身麻醉患者按全麻术后护理常规护理至患者清醒。

（2）全身麻醉清醒后，可选择平卧或健侧卧位或半卧位，如无发热、头痛、眩晕等症状，次日可起床轻微活动。术后有眩晕的患者，要注意其行动安全，勿过早下地活动。人工镫骨手术需绝对卧床 48 小时。

（3）观察敷料的渗透情况及是否松脱，如渗血较多，及时通知医生，重新加压包扎。

（4）观察患者的生命体征是否平稳，注意观察有无面瘫、恶心、呕吐、眩晕、平衡失调等并发症，开颅手术注意患者有无高热、嗜睡、神志不清、瞳孔异常变化等颅内并发症发生。

（5）根据医嘱使用抗生素，预防感染，促进伤口愈合。

（6）如术后无恶心、呕吐，全麻清醒后 6 小时可进流质或半流质饮食，3 ～ 5 天视病情逐步改为普食，清淡为宜。

（7）耳部手术患者因听力都有不同程度的损害，所以护士要理解患者的心理感受，采取大声说话、语速减慢，必要时用图片、写字或用简单的手语等方式与患者进行有效沟通。

（8）术后 7 ～ 10 天拆线，2 周内逐渐抽出耳内纱条，拆线后外耳道内应放置挤干的酒精棉球，保持耳内清洁并吸收耳内渗出液。

3. 健康宣教

（1）嘱患者防止感冒，教会其正确擤鼻方法，即单侧轻轻擤，勿用力擤，以免影响移植片，并利于中耳乳突腔愈合，按需要应用呋麻滴鼻液，保持咽鼓管通畅。

（2）嘱患者按时清洁外耳道，洗头洗澡时污水勿进入外耳道。

（3）嘱患者出院后定期随访。

二、鼻科患者手术前后常规护理

（一）术前护理常规

1. 护理评估　主要了解患者的既往病史，鼻部的自觉不适症状和客观体征，患者的心理状态，对手术的认识，以及术前的各种检验报告及鼻部 CT 或 X 线片等。

2. 护理措施

（1）鼻部准备：①剪去患侧鼻毛，男患者需理发，剃净胡须。如果息肉或肿块过大已长至鼻前庭，则不宜再剪鼻毛。②必要时术前遵医嘱进行鼻腔冲洗，上颌窦手术前 1 天应行上颌窦穿刺冲洗。术前 1 ～ 2 天可给予复方硼砂溶液漱口。③检查患者有无感冒、鼻黏膜肿胀等炎症，如有应待炎症消失后手术。

（2）一般准备：准备好鼻部 CT 或 X 线片，其余同“耳科患者术前一般准备”。

3. 健康宣教　同耳科手术患者。

（二）术后护理常规

1. 护理评估

（1）评估麻醉方式，采取不同体位。

（2）评估鼻腔渗血情况及患者呼吸情况。

（3）评估患者的伤口疼痛情况和心理状态。

2. 护理措施

（1）局部麻醉患者术后给予半卧位，利于鼻腔分泌物渗出物引流，同时减轻头部充血。全身麻醉患者按全麻护理常规至患者清醒后，改为半卧位。

（2）注意观察鼻腔渗血情况，嘱患者有血液流入咽部时，一定要吐出，以便观察出血量，并防止血液进入胃内，刺激胃黏膜引起恶心、呕吐。24 小时内可用冰袋冷敷鼻部，必要时按医嘱使用止血药，床旁备好负压吸引装置，以备急用，如出血较多应及时通知医生处理。

（3）局部麻醉患者术后 2 小时、全身麻醉患者术后 6 小时可进温、凉的流质或半流质饮食，避免辛辣刺激性食物。

（4）术后鼻腔填塞，患者需张口呼吸，口唇易干裂，应多饮水并要做好口腔护理，保持口腔清洁无异味，防止口腔感染，促进食欲。

（5）鼻腔填塞纱条者，第二天开始滴维生素 AD 滴剂以润滑纱条，便于抽取。纱条取出后遵医嘱给予 1% 麻黄碱滴鼻液滴鼻或鼻腔喷雾，防止出血并利于通气。

（6）按医嘱使用抗生素，预防感染。注意保暖，防止感冒。

3. 健康宣教

（1）嘱患者不要用力咳嗽或打喷嚏，如果想打喷嚏，教会患者用手指按人中、做深呼吸或用舌尖抵住硬腭以制止。抑制不住时则采用张口打喷嚏方法，以免鼻腔内纱条松动或脱出而引起出血。

（2）注意保护鼻部，勿受外力碰撞，尤其是鼻部整形手术者，防止出血和影响手术效果。

（3）由于手术刺激、术后鼻腔填塞等原因，使患者鼻面部胀痛，影响其呼吸、睡眠，患者常出现焦虑心理。护士应多关心患者，做好耐心细致的解释，消除其不安情绪，有利康复。

三、咽喉科患者手术前后常规护理

（一）术前护理常规

1. 护理评估　主要了解患者的既往病史，咽喉部的自觉不适症状和客观体征；了解患者的心理状态及对手术的认识，尤其对于肿瘤患者、术后语言交流功能受影响的患者，要加强术前解释工作，使患者在充分理解和愿意接受手术的心理状态下进行手术；了解术前的各种检验报告及咽喉部 CT、MRI、X 线片等。

2. 护理措施

（1）局部准备。①术前做好口腔护理：可用 1 ∶ 5 000 的呋喃西林漱口液漱口，防止口腔感染，影响术后伤口愈合。②局麻者：咽部手术术晨可进少量干食，喉部手术前至少禁食 6 小时。③手术当日摘除活动义齿。④咽喉部或口腔有炎症者，应先控制炎症，再行手术。

（2）一般准备：准备好咽喉部 CT、MRI、X 线片等，其余同“耳科患者术前一般准备”。

3. 健康宣教　同耳科手术患者。

（二）术后护理常规

1. 护理评估

（1）评估麻醉方式，采取不同体位。

（2）评估切口渗血情况及患者呼吸情况。

2. 护理措施

（1）全麻患者采取平卧位头偏向一侧，按全麻护理常规监测生命体征至清醒，清醒后予半卧位，利于吐出口内分泌物和呼吸。

（2）观察切口渗血情况，一则观察切口敷料渗透情况，二则嘱患者口中分泌物吐出，方便观察。

（3）观察呼吸情况，有无剧烈咳嗽，嘱患者及时将咽喉部分泌物排出，必要时护士用吸引器经鼻或经口吸出，保持呼吸道通畅。呼吸困难或口唇发绀者应吸氧。

（4）已做气管切开术的患者按气管切开术后常规护理。

（5）对于气管切开或喉切除的患者，因存在语言交流障碍，更应做好心理护理，加强与患者的非语言交流和沟通，及时满足患者需要，保持情绪稳定。

（6）遵医嘱给予镇痛、止血、雾化吸入、抗感染等治疗，伤口或手术创面异常出血、感染者，及时通知医生处理。

（7）局麻或全麻手术患者，术后 2 小时可进温冷流质或半流质饮食，防止食物温度过高局部充血。全麻患者术后 6 小时开始进流质饮食。

（8）做好口腔护理：可给予漱口液含漱，或每日做口腔护理 2 次，保持口腔清洁，防止感染。

3. 健康宣教

（1）各种喉镜术后嘱患者少讲话，注意声带休息。

（2）嘱患者禁烟酒，避免辛辣刺激性食物。

【案例评析】

患者，女性，45 岁。因反复出现鼻塞、流脓涕伴头晕、嗅觉功能减退 1 年而入院，查体：鼻黏膜暗红，中鼻甲肥大，中鼻道大量积脓，结合鼻窦 CT 扫描诊断为“慢性鼻窦炎”。在鼻内镜下行“功能性内镜鼻窦手术（FESS）”，48 小时后拔出填塞鼻腔的纱条，患者突然头晕，感恶心，面色苍白，口唇轻度发绀，出汗，立即给予患者平卧，吸氧后好转。

解析　鼻窦手术患者为防止伤口局部出血，需要填塞凡士林或膨胀海绵纱条止血，一般在术后 48 小时内拔出。患者受到疼痛刺激或精神紧张，在见到拔出充满血液的纱条时，易发生头晕不适等症状，严重者甚至发生晕厥等情况。术后鼻腔填塞纱条者，应于第二天开始在鼻腔滴 1% 呋麻滴鼻液或维生素 AD 滴剂，便于取出，减少疼痛。拔出前对患者进行充分评估，做好解释、安慰工作，缓解患者的紧张情绪，避免不良事件发生。

第四节 耳鼻咽喉卫生保健

做好耳鼻咽喉卫生保健工作，是耳鼻咽喉科工作者的重要职责，应当贯彻执行“预防为主，防治结合”的工作方针，动员全社会的力量，创造有利条件，加强健康教育，提高人们的耳鼻咽喉卫生保健素养。

一、上呼吸道保健

上呼吸道是呼吸的门户，具有呼吸、嗅觉、共鸣、发声等重要生理功能，因与外界关系密切，易受细菌、病毒、各种环境理化因素、烟酒等有害物质的刺激而引起急性和慢性炎症、肿瘤，上呼吸道病变可引起全身其他脏器病变。保健措施包括：

1. 预防上呼吸道传染病传播　感冒流行期间避免与患者密切接触，尽量不去人多的地方，外出戴口罩，可口服板蓝根等中药加以预防。

2. 锻炼身体　提倡冷水洗脸或进行冷水浴，增强体质，预防上呼吸道感染。

3. 养成良好生活习惯　注意劳逸适度和饮食调和，戒除烟酒等不良嗜好，注意居室通风，保持室内空气新鲜。

4. 加强劳动防护

（1）加强集体和个人防护措施：粉尘较多的工作场所，应安装各种吸尘、清洗设备，工作时应戴防护口罩或防护面具；气温急剧变化的工作场所，应采取降温或保暖措施。

（2）加强厂矿管理，改善工作环境，控制有害物质的排放浓度，减轻环境污染。

（3）对从事有害气体或粉尘作业人员，经常进行卫生宣教，提高自我防护能力，定期体检，发现职业性疾病后应及时治疗或更换工作。

二、嗓音保健

发声器官功能正常是良好嗓音的基础。嗓音保健的措施有：

（1）锻炼身体，增强体质，积极治疗和预防上呼吸道感染，一旦发生声音嘶哑，应积极治疗。

（2）避免进食辛辣刺激性饮食，多饮水，忌烟酒，减少对声带的刺激。

（3）妇女经期因声带充血、水肿，应注意声带休息。

（4）注意合理用嗓。职业用声者，需注意正确发声，避免大声喊叫、滥用嗓音。

（5）青少年变声期是一种生理现象，应消除其紧张及顾虑等心理，适当减少练声时间。

三、听力保健

每年3月3日为全民爱耳日，为提高人们听力保健水平，降低耳聋的发病率，应做到：

（1）大力宣传优生优育，杜绝近亲结婚，对高危人群开展健康教育和遗传咨询，加强孕产期保健，避免或减少新生儿耳聋的发生。开展胎儿、婴幼儿听力筛查，力求早发现、早治疗，并尽早做好听觉言语训练。

（2）积极防治鼻、咽和耳部疾病。锻炼身体，保证身心健康。

（3）严格掌握耳毒性药物的适应证，避免使用可能损害听力的药物，力求小剂量、短疗程。已有耳聋的婴幼儿、有家族药物中毒史者、孕妇和肾功能不全的患者禁用。用药期间加强听力监测，一旦出现听力受损征兆应立即停药。

（4）做好婴幼儿的预防接种工作，防止或减少传染病源性耳聋的发生。

（5）改善劳动条件，加强环境保护，降低环境噪声，规范防护措施。

四、耳聋的防治与康复

耳聋是指听觉传导通路器质性或功能性病变所致的不同程度听力损害。

1. 耳聋的防治

（1）预防：耳聋的预防比治疗更重要，具体内容见听力保健。

（2）治疗：除积极治疗各种外耳、中耳、内耳疾病外，有手术指征者可采取手术治疗，以恢复或重建听力。对感音神经性耳聋患者，目前无手术疗法或特效药物使其完全恢复听力，其治疗原则为早发现、早诊断、早治疗，恢复或部分恢复已丧失的听力，尽量保存并利用残余的听力。

2. 耳聋的康复

（1）正确选配助听器：凡经药物或手术治疗无效、病情稳定、有残余听力并期望改善言语交流程度的耳聋患者，都可以在耳科医生或听力学家检查后正确选用助听器。护士应向患者耐心讲解正确使用与维护助听器的知识，使患者能正确评价助听器的使用效果，并对助听器进行维护。

（2）对极重度耳聋患者可安装电子耳蜗，如术后能配合言语训练，可使患者恢复部分言语功能。

（3）听觉言语康复训练：耳聋处理的关键是早期诊断、早期佩戴助听器和早期开展听觉和言语训练，利用其残余听力，在康复仪器和助听器的帮助下结合训练，逐步培养聆听习惯，提高听觉注意、听觉定位、听觉察觉等方面的能力。再通过学习发声、呼吸机读唇等项目的训练，逐渐建立正常语音。

【案例评析】

患者梁某，女性，58岁，因发现双耳听力下降1个月余就诊，询问病史得知：患者2个月前因患急性肠炎在个体诊所治疗，使用氨基苷类抗生素，用药时间为1周。

解析　长期应用可能损害听力的药物，可导致耳聋的发生。

病例中，患者连续使用氨基苷类药物1周，在用此类药物过程中应提醒患者，一旦出现听力受损、口唇发麻征兆，应立即停药，可避免耳聋的发生。

【学习检测】

第七章

耳鼻咽喉科常用诊疗护理技术

学习目标

1. 了解耳鼻咽喉科常用诊疗技术。
2. 熟悉耳鼻咽喉科常用诊疗技术的护理配合。
3. 掌握耳鼻咽喉科常用护理技能操作目的和注意事项。
4. 学会按规程正确执行耳鼻咽喉科常用护理技能操作。

预习案例

患者，男性，65岁。既往有“糖尿病”病史，5年前因淋雨后感冒，感左耳剧烈疼痛，听力下降，有脓血性分泌物流出后疼痛明显缓解，未予重视。近日脓血性分泌物明显增多，并有恶臭味，感头晕、头痛，早餐后呕吐一次，家属遂送医院就诊。查体T39.2℃，P110次/分钟，精神差，神志清楚，耳镜检查见左鼓膜松弛部大穿孔，有脓液及豆腐渣样分泌物。医生初步诊断“慢性化脓性中耳炎并颅内感染”，收入院治疗。

思考

1. 患者还需要进一步做何种检查？
2. 护士如何配合医生完成这些检查？

在人体感觉器官中，耳鼻咽喉的作用无疑是举足轻重的。由于耳鼻咽喉功能的重要性和部位的特殊性，相关疾病给患者带来严重的生理痛苦和心理负担。耳鼻咽喉诸器官均为细小的腔洞，结构精细，位置很深，在诊疗过程中需要掌握一定的操作方法。要求护理工作者不但要具备强烈的责任感和同情心，扎实的专科护理理论知识，还要具备娴熟的专科治疗操作技能和配合医生进行诊治的能力。

第一节　耳鼻咽喉科常用检查及护理配合

一、耳鼻咽喉科患者的检查

耳鼻咽喉检查器械和设备

1. 耳、鼻、咽、喉疾病检查所需的设备　耳、鼻、咽、喉诸器官位于颅面深处，孔小洞曲，不易直视，因而需使用专门的检查器械和良好的照明才能进行检查。检查室宜背光稍暗，需有座椅、凳子、小桌各一，另备痰盂及盛清洁器械和用后器械的盛具，以及敷料和药品。现临床多配备耳鼻咽喉科综合诊疗台，则更先进和方便。

戴额镜法

（1）光源：最好用 100W 附聚光透镜的检查灯，也可用明亮的自然光、电筒等。光源距额镜的距离 25 ～ 30cm，置于略高于患者耳部的稍后方，与检查者的额镜同侧。

（2）检查器械：常用器械如图 7–1 所示。特殊器械有鼻内窥镜、耳内窥镜、纤维喉镜、支气管镜、食管镜、纯音测听仪、声阻抗测听仪、脑干诱发电位测听仪等。

（3）敷料及药品：纱布块、棉球、棉片、凡士林纱条等消毒备用，胶布、3% 过氧化氢溶液、1% ～ 2% 丁卡因溶液、1% ～ 3% 麻黄碱滴鼻液、70% 乙醇溶液、30% ～ 50% 三氯醋酸溶液等。

外耳徒手检查

（4）额镜的用法：检查者和被检查者相对而坐，距离以 25 ～ 40cm 为宜。光源放在被检查者耳后上方 15cm 处。检查者头戴额镜，检查方法见（图 7–2）。对光时注意：①保持瞳孔、镜孔、检查部位呈一直线。②单眼检查，另一眼不闭。

（5）检查体位：一般受检者与检查者相对而坐，上身稍前倾（图 7–3），检查不合作的患儿，需由其家属或医务人员抱持。用双腿夹住其下肢，用右手将头部固定于胸前，左手环抱两臂，以防乱动（图 7–4）。

耳镜检查法

2. 耳部检查

（1）耳郭及耳周检查：患者侧坐，受检耳朝向检查者。观察耳郭有无畸形、局限性隆起、增厚及皮肤有无红肿或皲裂，耳周有无红肿、瘘口、瘢痕等。进一步检查耳郭有无牵拉痛，耳屏、乳突区有无压痛，耳周淋巴结是否肿大，若耳后肿胀应注意有无波动感。

（2）外耳道及鼓膜检查：成人将耳郭向后、外、上方轻轻牵拉（婴幼儿向后、下方牵拉），使外耳道变直，通过额镜来观察。可选择徒手检查（图 7-5）或用耳镜来检查外耳道有无耵聍、异物或分泌物，观察鼓膜的正常解剖标志是否存在，还应注意鼓膜的色泽、活动度以及有无穿孔及穿孔的部位、大小。

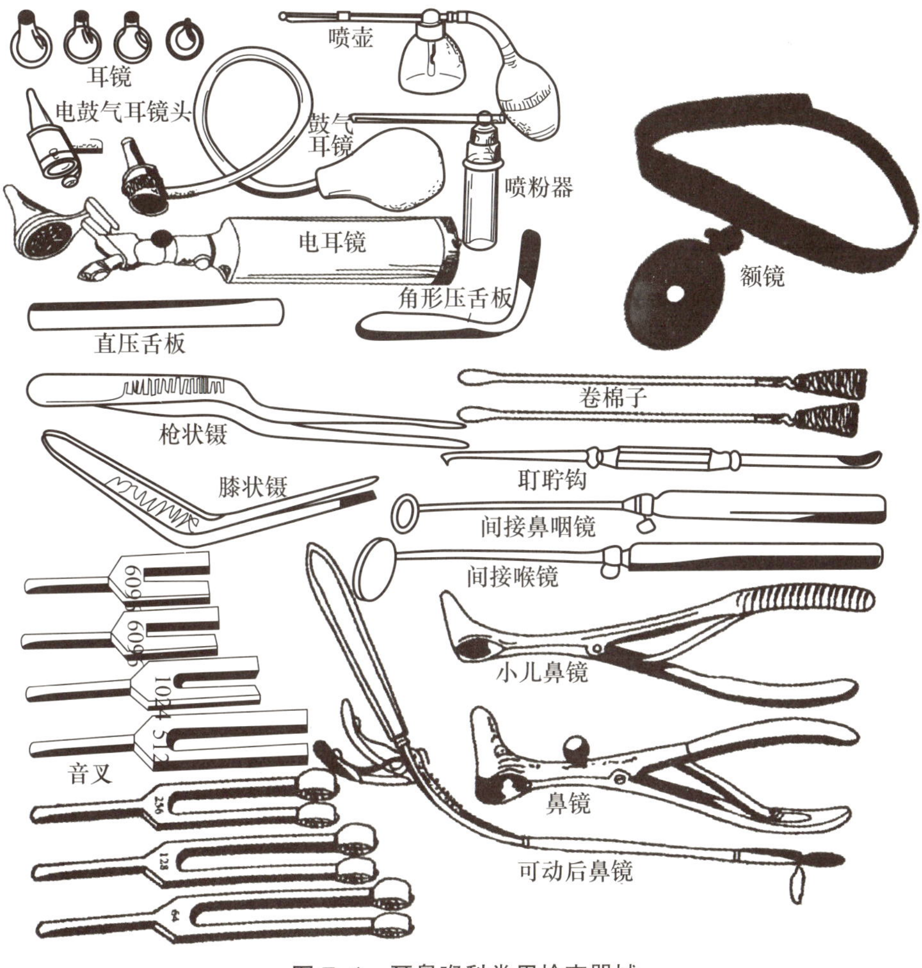

图 7-1　耳鼻喉科常用检查器械

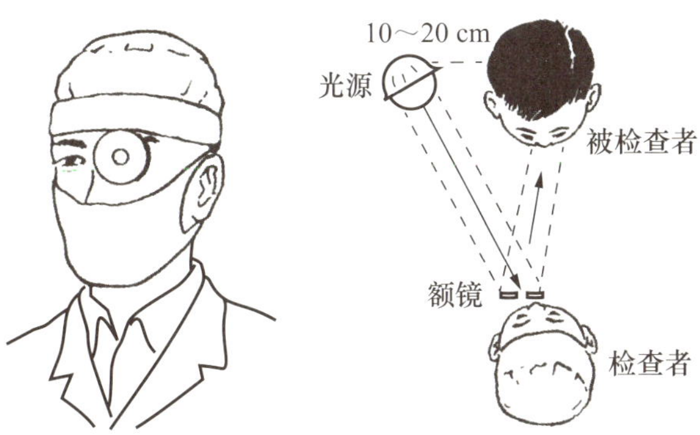

图 7-2　额镜的戴法与照明

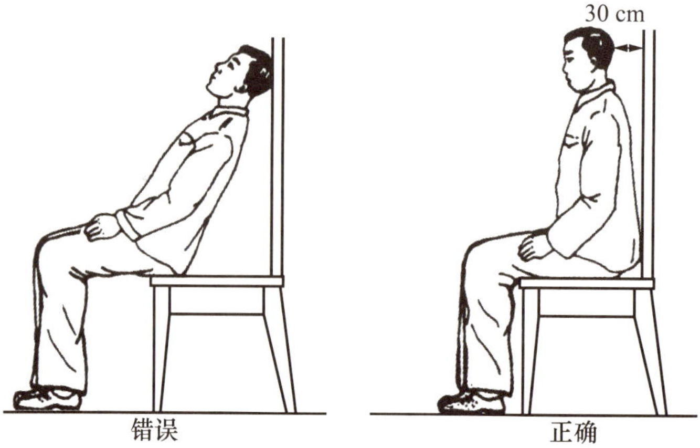

图 7-3　耳鼻咽喉常规检查患者体位

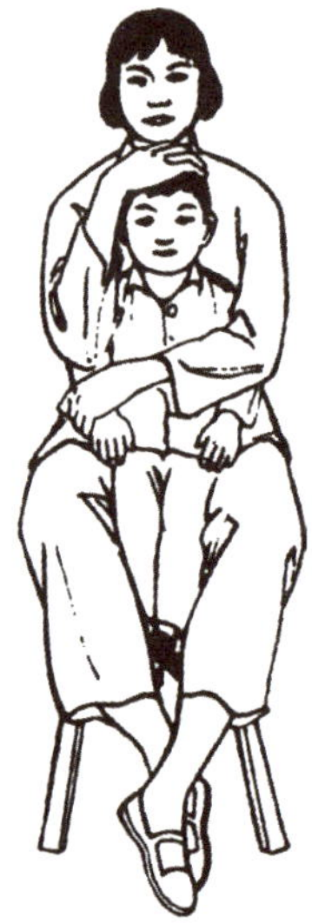

图 7-4　小儿受检时的体位

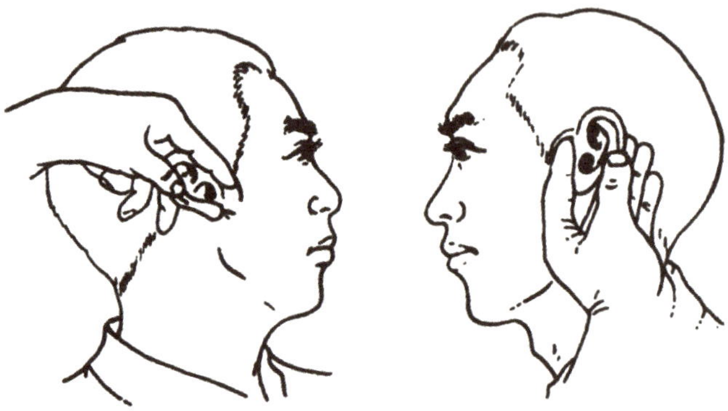

图 7-5　单手检耳法

（3）咽鼓管检查：咽鼓管功能障碍与许多中耳疾病的发生、发展及预后有关，检查咽鼓管的目的主要是查明咽鼓管的通气功能。常用的方法有以下几种。

①吞咽试验法：将听诊器两端的橄榄头分别置于受检者和检查者的外耳道口，然后嘱患者做捏鼻吞咽动作，注意倾听振动声，咽鼓管功能正常时，检查者可听到轻柔的“嘘嘘”声。亦可借助耳镜直接观察鼓膜，若鼓膜随吞咽向外运动，示功能正常。

②捏鼻鼓气法：嘱患者捏鼻闭口，用力向鼻腔做呼出动作，若咽鼓管功能正常，检查者用听诊管可听到鼓膜振动声，或用耳镜看到鼓膜向外运动。

③波氏球法：适用于咽鼓管功能差的患者或小儿。嘱患者取坐位，擤鼻后含一口水，检查者将波氏球前端的橄榄头

吞咽试验法

捏鼻鼓气法

波氏球吹张法

塞于患者一侧前鼻孔，并压紧对侧前鼻孔，让患者将水吞下，在患者吞咽之际，迅速挤压橡皮球，使空气从咽鼓管冲入鼓室，同时经听诊器倾听鼓膜振动声，也可观察鼓膜运动情况。

④导管吹张法：此法最常用。先嘱患者擤净鼻涕，鼻腔给予 1% 麻黄碱和 1% 丁卡因液用以收缩、麻醉鼻腔黏膜。将咽鼓管导管沿鼻底缓缓伸入鼻咽部，并将原向下的导管口向受检侧旋转 90° 并向外缓缓退出，此时导管前端即越过咽鼓管圆枕滑入咽鼓管咽口（图 7-6），然后以左手固定导管，右手用橡皮球吹气数次，同时经听诊管听诊，判断咽鼓管是否通畅。如果检查者听到“呼呼”声表示咽鼓管通畅，“吱吱”声表示咽鼓管狭窄，“水泡”声表示鼓室有积液，听不到声音表示咽鼓管完全阻塞。检查或治疗完毕，应再次检查鼓膜情况。

导管吹张法

咽鼓管吹张法既可用于检查咽鼓管是否通畅，亦可用于咽鼓管功能不良、分泌性中耳炎的治疗，但上呼吸道急性感染，鼻腔或鼻咽部有脓液、溃疡、肿瘤者忌用。此外应注意导管插入和退出时，动作要轻柔，以免损伤鼻腔或咽鼓管口的黏膜；吹气时用力要适当，用力过猛可导致鼓膜穿孔；鼻腔或鼻咽部有脓液、痂皮时，应事先清除。

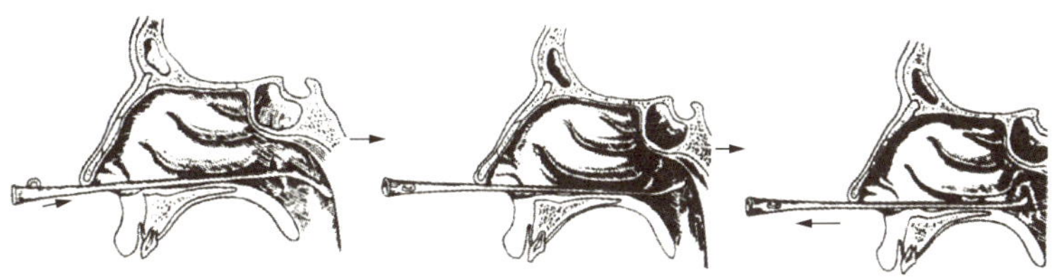

图 7-6 导管吹张法

（4）听力检查：临床听力检查法分为主观测听法和客观测听法两大类。主观测听法包括语音检查法、表试法、音叉试验、言语测听等。客观测听法有声导抗测试、电反应测试以及耳声发射测试等。其中音叉试验、纯音测试、声导抗测试较为常用。

1）音叉试验：可初步判断耳聋的性质。常选用 C256 或 C512 的音叉进行检查。试验方法有：①林纳试验（rinne test，RT），即骨、气导比较试验。将振动的音叉柄端置于受检侧乳突部（相当于鼓窦处）测试骨导听力，待受试耳听不到音叉声时立即将叉臂置于距受试耳外耳道口 1cm 处测试气导听力，此时若又能听及，说明气导 > 骨导，记作 RT（+）；若不能听及，则先测气导，再测骨导，再次比较骨导与气导的时间，若骨导 > 气导，记作 RT（–）；气导与骨导相等记作（±）。②韦伯试验（weber test，WT），又称骨导偏向试验，用于比较受试者两耳骨导听力。将振动的音叉柄端紧压颅面中线任何一点（多为前额），请受试者辨别音叉声偏于何侧。记录时以“→”示所偏向的侧别，“=”示两侧相等。③施瓦巴赫试验（schwabach test，ST），又称骨导比较试验，用于比较受试者与正常人的骨导听力。如受试耳骨导延长，记作 ST（+），缩短则以 ST（–）表示，ST（±）为两者相似。音叉试验结果分析见下表：

音叉试验

表 7-1　音叉试验结果分析

试验方法	正常	传导性聋	感音神经性聋
RT	（+）	（-）（+）	（+）
WT	=	→患耳	→健耳
ST	（±）	（+）	（-）

2）纯音听阈测试：用于测试听觉范围内不同频率的听敏度。能较准确地判断耳聋的类型、程度，初步判断病变部位，且能记录存档，供前后比较。

检查方法：利用纯音听力计产生 125 ～ 10 000Hz 的倍频纯音（其强度可调节）进行听阈及阈上功能测试。包括气导听阈及骨导听阈两种测试。一般先测试气导，再测试骨导。测试前向患者说明检查方法，请患者在听到测试声时，无论其强弱，立即以规定的动作表示之。气骨导检查均从 1 000Hz 开始，以后按 2 000Hz、3 000Hz、4 000Hz、6 000Hz、8 000Hz、500Hz、250Hz、125Hz 顺序进行，最后再对 1 000Hz 复查一次。骨导测试时，将骨导耳机置于受试耳乳突区或前额正中，对侧加噪声，测出不同频率能听到的最小声强即听阈，并在纯音听阈图上绘成曲线。正常情况下，气导和骨导的听阈曲线均在 25dB 以内，气骨导之间差距小于 10dB。临床上骨导听阈代表内耳功能，气导听阈代表中耳传音功能。因此，如果听力曲线显示各频率骨导听阈正常，气导听阈提高，且气骨导间距大于 10dB，提示传导性聋；若气骨导听力曲线呈一致性下降，且高频损失较重，提示感音神经性聋；若气骨导听力都下降，但有气骨导差存在，提示可能为混合性聋。

【知识拓展】

收回溺爱的耳机

越来越多的年轻人听力受损，是因为长时间使用耳机听音乐，对听神经的末梢产生刺激，引起听神经异常兴奋，造成听觉疲劳，加上耳机接近鼓膜，能将声音信号提高 9dB 左右，时间久了会对耳膜造成伤害，轻度“重听”，中度以上就耳聋。如果戴耳机，建议每次时间不超过 20 分钟，声音不超过 60dB，这样对听力的影响才不会很大。

3）声导抗测试：是临床最常用的客观测试听力方法之一。主要通过测量鼓膜和听骨链的弹性（劲度）以反映出整个中耳传音系统的声导抗状态。中耳导抗仪根据等效容积工作原理，由导抗桥和刺激信号两大部分组成。导抗桥有 3 个小管被耳塞引入密封的外耳道内：上管发出探测音和不同强度及频率的声音，以观察鼓膜在压力变化时的导抗动态变化以及同侧和对侧的镫骨肌声反射；下管将鼓膜反射到外耳道的声能引入微音器，转换成电信号，放大并由平衡器显示；中管与气泵相连控制外耳道气压变化。改变外耳道压力，测量鼓膜被压入或拉出时声导抗的动态变化，同时用记录仪以压力声顺函数曲线形式记录下来，形成鼓室导抗图。

护理配合要点：①向患者解释测试目的、过程及配合方法，缓解其紧张情绪。②测试前去除患者眼镜、头饰、耳环及助听器等并清洁外耳道。③测试过程中请患者尽量坐得舒适，不移动身体，保持安静，避免说话、吞咽及擤鼻等动作。④测试结束后，记录、整理检查结果并及时送交医生。⑤做好检查用物的整理、清洁、消毒工作。

（5）前庭功能检查：前庭功能检查法是通过一些特殊的测试方法，了解前庭功能情况，并为定位诊断提供依据。如自发性眼震检查法、冷热试验、闭目直立检查法、过指试验法、行走试验等。

（6）影像学检查：影像学是耳部疾病重要的辅助检查方法，包括颞骨岩部、乳突部 X 线摄片、颞骨 CT 及 MRI 等。

3. 鼻部检查

外鼻鼻腔鼻窦检查

（1）外鼻检查：观察外鼻的形态、颜色、活动是否正常，触诊有无压痛点、皮下气肿，鼻骨有无骨折、移位及骨擦音。

（2）鼻腔检查

1）鼻前庭检查：嘱受检者头稍后仰，检查者以拇指将鼻尖抬起并左右活动，观察鼻前庭皮肤有无充血、肿胀、皲裂、溃疡、疖肿、隆起及结痂，有无鼻毛脱落等。

2）前鼻镜检查法：检查者左手持前鼻镜，先将前鼻镜的两叶合拢，与鼻底平行伸入鼻前庭，不可越过鼻阈。右手扶持受检者头部，随检查需要变动头位。缓缓张开镜叶，依次检查鼻腔各部。先使受检者头位稍低（第一位置），由下至上顺序观察鼻底、下鼻道、下鼻甲、鼻中隔前下部，然后使受检者头后仰 30°（第二位置），检查中鼻道、中鼻甲及嗅裂和鼻中隔中部，再使受检者头后仰至 60°（第三位置），观察鼻中隔上部、鼻堤、中鼻甲前端等。注意鼻甲有无充血、肿胀、肥厚、萎缩，中鼻甲有无息肉样变，各鼻道及鼻底有无分泌物及分泌物的性状，鼻中隔有无偏曲、穿孔、出血、血管曲张、溃疡糜烂或黏膜肥厚，鼻腔内有无新生物、异物等。如下鼻甲肥大，可用 1% 麻黄碱滴鼻液收缩后再进行检查。检查完毕，前鼻镜镜叶应以半张开状态退出，以免夹住鼻毛，引起疼痛。

间接鼻咽镜检查

3）后鼻镜检查法：也称间接鼻咽镜检查法，可同时检查鼻咽部及后鼻孔，可弥补前鼻镜检查的不足。让患者取端坐位，用鼻呼吸以使软腭松弛。操作者左手持压舌板将舌前 2/3 下压，右手以握笔姿势将加温而不烫的后鼻镜从左侧口角送到软腭与咽后壁之间，适当转动和倾斜镜面分别注意观察后鼻孔有无畸形；下鼻甲及下鼻道有无脓液；鼻咽黏膜有无新生物、溃疡、出血点、痂皮等，有无腺样体残余；咽隐窝有无肿瘤以及软腭背面有无脓液流出。若患者咽反射敏感，可用 1% ～ 2% 丁卡因喷雾咽部行表面麻醉后再进行检查。

（3）嗅觉检查法：一般用醋、香油、煤油、香水等作嗅觉检查剂，以水作对照剂，分别装入颜色、大小、式样完全相同的有色小瓶内备用。检查时嘱受检者闭目，以手指堵塞一侧鼻孔，将上述小瓶盖子打开，分别置于另一侧鼻孔下令其嗅之，再以同法施于对侧。全部嗅出者为嗅觉良好，仅能嗅出其中数种者为嗅觉减退，全部不能嗅出者为嗅觉丧失。

（4）鼻窦检查：鼻窦位置较隐蔽，病变时在面部相应的投射点有表现，因此，可先观察面颊部、内眦及眉根附近皮肤有无红肿、隆起，眼球有无移位或运动障碍，局部有无叩痛、压痛，中鼻道、嗅裂或后鼻孔有无分泌物。另外，可行体位引流及上额窦穿刺冲洗，有助于诊断。

（5）鼻腔及鼻窦内窥镜检查：鼻内镜分硬管镜和纤维镜。可清晰地观察鼻腔各部，鼻咽及各鼻窦的开口，还可以在直视下取活组织检查及凝固止血等。

（6）鼻部影像学检查：常用方法有鼻窦 X 线片、鼻窦 CT、鼻窦 MRI。鼻窦 CT 是鼻内镜手术基本的辅助检查，可采用冠状位或轴位扫描，能清晰显示鼻腔、鼻窦细微的解剖结构，对鼻腔、鼻窦疾病诊断具有重要的临床意义。鼻窦 MRI 对于软组织具有较高的分辨力，对诊断鼻息肉、鼻窦囊肿、肿瘤具有重要的临床意义。

4. 咽喉部检查法

口咽部检查

（1）口咽部检查法：首先观察口唇颜色，有无唇裂畸形、疱疹、口角溃烂。然后观察口腔黏膜有无出血、溃疡等。用压舌板轻压患者舌前 2/3 处，嘱其发“啊”音，观察软腭运动情况，自前向后依次观察双侧腭舌弓、腭咽弓、咽侧壁及咽后壁。注意咽黏膜有无充血、溃疡、假膜、脓痂、干燥、肿胀和隆起。同时检查两侧腭扁桃体，注意其大小、形态。临床上将扁桃体肥大分为三度：①Ⅰ度肥大，扁桃体不超过腭舌弓和腭咽弓；②Ⅱ度肥大，扁桃体超过腭咽弓；③Ⅲ度肥大，扁桃体接近中线或两侧相互接触。此外，还应注意隐窝口有无分泌物等。同时还应注意牙、牙龈及舌有无异常。部分患者咽反射较敏感，可先以 1% 丁卡因喷雾咽部行表面麻醉后再检查。

（2）鼻咽部检查法（图 7–7）：通过间接鼻咽镜可观察到软腭背面、后鼻孔区、咽鼓管咽口及咽鼓管圆枕、鼻咽顶部及腺样体，应注意有无充血、粗糙、出血、浸润、溃疡及新生物等（图 7–8）。间接鼻咽镜检查有时可因鼻咽狭窄或咽反射敏感、受检者不合作等因素而不易成功。对于咽部过于敏感不合作者，可在表面麻醉后进行。此外，在临床上，电鼻咽镜、直接鼻咽镜及光导纤维鼻咽镜也常被选用进行鼻咽部检查。

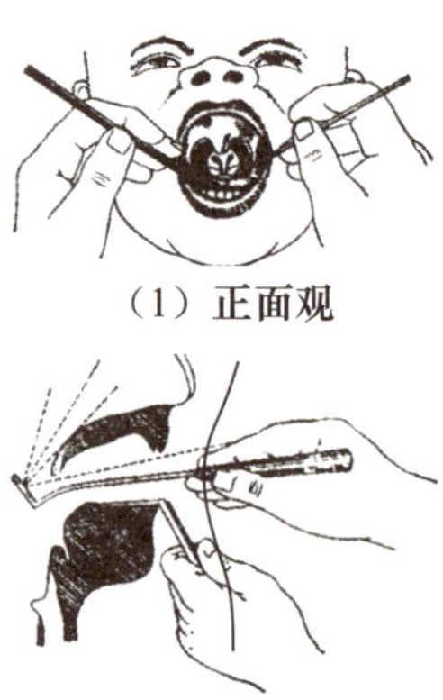

（1）正面观

（2）侧面观

图 7–7　间接鼻咽镜检查法

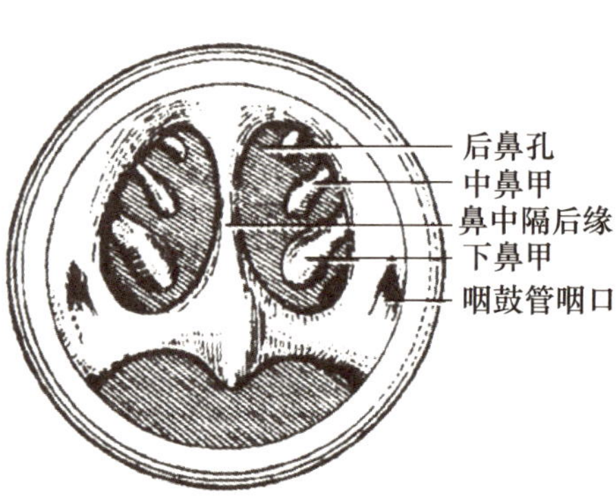

图 7–8　间接鼻咽镜检查所见

（3）喉咽及喉部检查法：首先观察喉体大小、位置以及是否对称，然后触诊有无肿胀、触痛、畸形，颈部有无肿大淋巴结或皮下气肿等。将喉体向两侧推移，可扪及喉关节摩擦和移动的感觉，晚期喉癌患者，喉关节受累，此种感觉可以消失。

间接喉镜检查术

间接喉镜检查是目前最常用的检查喉咽及喉腔的方法。患者取端坐位，张口、伸舌，检查者坐在对面，先将额镜反射光的焦点调节到患者悬雍垂处，然后用纱布裹住舌前1/3，用左手拇指和中指捏住舌前部，并将其向前下方牵拉，示指抵住上唇固定。右手持间接喉镜，将镜面在酒精灯上稍加热，防止检查时起雾，放入患者咽部前先在检查者手背上试温，确认不烫时，才可将间接喉镜放入患者口咽部（图7–9）。检查时，镜面朝前下方，镜背将悬雍垂和软腭推向后上方，先检查舌根、会厌谷、会厌舌面、喉咽后壁及侧壁，然后再嘱患者发“咿”音，使会厌抬起，此时可检查会厌喉面、杓会厌皱襞、室带、声带、声门下区等(图7–10)。注意观察喉腔黏膜色泽、有无充血、增厚、溃疡、增生或结节、新生物或异物等，同时应观察声带及杓状软骨活动情况。

检查体位

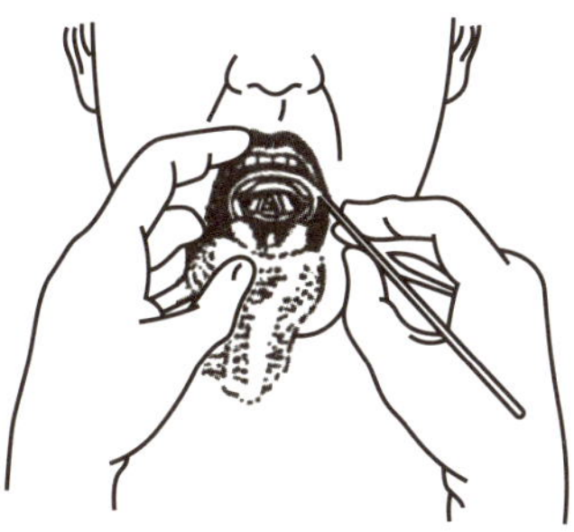

图7–9　间接喉镜检查法

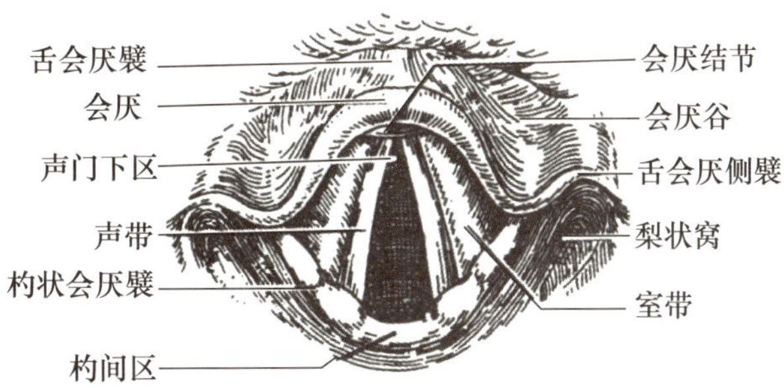

图7–10　间接喉镜检查所见

（4）纤维鼻咽镜、纤维喉镜检查法：适用于间接鼻咽镜或间接喉镜检查困难，不易窥清咽、喉部所有结构的患者。

【案例评析】

患儿，男性，5岁，因渐进性声音嘶哑半年而入院，初步诊断为声带肿物，拟在全麻下行支撑喉镜检查并手术。责任护士行检查前宣教，告知患儿家属，要求不吃饭、不喝水6小时，家属没有完全理解，在孩子哭闹着要吃中饭时，给孩子吃了一碗面条。下午医生准备检查时，发现已进食，全麻存在较大风险，遂决定第2天进行检查。

解析　对于不合作的患者，行支撑喉镜检查或喉部手术需要在全麻下进行，需禁食、禁水6小时防止呕吐引起窒息。

病例中，负责护士进行检查前宣教时，没有将禁食、禁水的目的和意义讲解清楚，导致家长误会，影响检查的正常进行。

第二节　耳鼻咽喉科专科护理技术操作

一、外耳道冲洗法

外耳道冲洗

【目的】

冲出阻塞外耳道的耵聍、异物及表皮栓等，保持外耳道清洁。

【用物准备】

额镜、弯盘、治疗碗、装有细塑料管的橡皮球、温生理盐水、纱布、棉签。

【操作步骤】

（1）核对医嘱，评估患者。

（2）患者取坐位，患耳朝向操作者。做好解释，取得患者配合，将弯盘置于患耳耳垂下方，紧贴皮肤，头稍向患侧倾斜。

（3）先检查外耳道有无损伤，了解耵聍堵塞或异物情况。

（4）操作者左手向后、上、外方牵拉耳郭（小儿向后、下方），使耳道变直，右手将装有塑料管吸满温生理盐水的橡皮球，对准外耳道后上壁方向冲洗，使水沿外耳道后上壁进入耳道深部，借水回流力量冲出耵聍或异物。

（5）用棉签擦干耳道，用纱布擦干耳郭及面颊上残余的水，额镜检查外道内是否清洁，如有残留耵聍，可再次冲洗至彻底冲净为止。

【注意事项】

（1）操作时动作要轻柔，用力不宜过大。冲洗时不可对准鼓膜，以免损伤鼓膜；也不可对准耵聍或异物，以免将其冲至外耳道深部，更不利取出。

（2）冲洗液应接近体温，不应过热或过冷，以免引起恶心、眩晕等不适症状。

（3）若冲洗过程中患者出现头晕、恶心、呕吐或突然耳部疼痛，应立即停止冲洗，检查外耳道，必要时通知医生共同处理。

（4）若耵聍未软化，不能硬冲，可用耵聍钩钩出或嘱患者滴用 3% 的碳酸氢钠溶液 2 ～ 3 天后再冲洗。

（5）坚硬而大的耵聍、尖锐的异物、中耳炎鼓膜穿孔、急性中耳炎、急性外耳道炎，不宜用外耳道冲洗。

二、外耳道滴药法

外耳道清洁法

【目的】

软化耵聍、外耳道炎、中耳炎的局部用药。

【用物准备】

滴耳液、滴管及棉签。

【操作步骤】

（1）核对医嘱，评估患者。

（2）协助患者取侧卧或坐位，头偏向健侧，患耳向上。

（3）操作者左手向后、上、外方牵拉耳郭（小儿向后、下方），使耳道变直，右手将滴耳液顺耳道后壁滴入 2 ～ 3 滴。

（4）用手指反复轻按耳屏数次，促使药液进入中耳腔。

（5）嘱患者保持此体位 3 ～ 4 分钟。

（6）将干棉球塞入外耳道口，以免药液流出，5 ～ 10 分钟后取出

【注意事项】

（1）滴药前，必须进行耳道清洁，如有脓液应先洗净。

（2）药液温度应与体温接近，不应过热或过冷，以免引起眩晕等不适症状。

（3）如滴耵聍软化液，应事先告知患者因滴入药液量较多，滴药后可能有耳塞、闷胀感，以免引起患者紧张不安。

三、鼓膜穿刺法

鼓膜穿刺术

【目的】

用于诊断和治疗中耳疾病。

【用物准备】

耳镜、无菌棉球、1mL 或 2mL 注射器、斜面较短的 7 号针头、2% 丁卡因或 Bonain 液。

【操作步骤】

（1）核对医嘱，患者取侧坐位。

（2）清洁、消毒耳周及外耳道皮肤。

（3）以 2% 丁卡因或 Bonain 液行鼓膜表面麻醉。

（4）操作者左手向后、上、外方牵拉耳郭，右手持穿刺针沿外耳道下壁向鼓膜前下部刺人鼓室，会有“落空感”。

（5）左手固定针头，右手抽除中耳积液，或注入治疗药物。

【注意事项】

（1）针头的方向必须与鼓膜垂直，不得向后上方倾斜，以防损伤听小骨，或刺入蜗窗、前庭窗。

（2）刺入鼓室后，一定要固定好针头，以防抽液时针头顺势脱出。

（3）严格无菌操作，以防细菌进入鼓室。

四、耳部手术备皮法

【目的】

用于耳部手术前皮肤准备，使手术野清洁，有利于手术进行和预防切口感染。

【用物准备】

治疗盘内盛梳子、皮筋、发夹、凡士林、剪刀、一次性备皮包。

【操作步骤】

（1）核对医嘱，评估患者。

（2）向患者解释操作目的，取得配合，嘱患者取坐位。

（3）男患者根据手术名称剃除耳郭周围头发，耳部手术剃除 5 ～ 6cm；侧颅底手术剃除 9 ～ 10cm；前颅底手术应将头发剃光。

（4）女患者根据手术名称剃除耳郭周围头发，洗净头部或沐浴全身，再将患者头发梳理整齐，沿患侧头发 2 ～ 3cm 处将头发分成两部分，健侧头发用发夹或皮筋固定好，患侧头发均匀涂凡士林，从前部头发开始，将所有患侧头发梳成贴发三股辫，最后用皮筋扎紧。

（5）将多余碎发用凡士林粘在辫子上或用剪刀剪掉。

（6）将健侧头发梳理整齐，长发可用皮筋与辫子一起固定。

【注意事项】

（1）发辫尽量编紧，防止松脱，嘱患者朝向健侧卧位，以免弄乱发辫。

（2）术后应将发夹取下，切忌将金属发夹留于头部。

五、滴鼻法

【目的】

（1）保持鼻腔引流通畅，达到治疗目的。

（2）保持鼻腔润滑，防止干燥结痂。

（3）保持鼻腔内纱条润滑，以利抽取。

【用物准备】

滴鼻药物、滴管或喷雾器。

【操作步骤】

（1）核对医嘱，评估患者。

（2）向患者解释操作目的，取得配合。

（3）嘱患者轻轻擤出鼻涕或协助清洁鼻腔（鼻腔内有填塞物不擤）。

（4）患者取坐位或仰卧位，头尽量后仰，保证患者颏部和外耳道口之连线为一垂线。

（5）距鼻孔 2 ～ 3 cm 将药液滴入鼻腔，每侧 3 ～ 4 滴，用棉球轻轻按压鼻翼，使药液均匀分布在鼻黏膜上。

（6）保持此体位 2 ～ 3min 后坐起。

（7）用棉球或纸巾擦去外流的药液。

【注意事项】

（1）滴药时，滴管或滴瓶勿触及患者鼻孔，以防污染药液。

（2）体位要正确，滴药时勿吞咽，以免药液进入咽部引起不适。

【知识拓展】

你会擤鼻涕吗?

有人擤鼻时，把两个鼻孔同时捏住，然后憋气用力一擤，由于鼻腔内气压骤增且不能从前鼻孔释放，部分气流携带鼻腔分泌物由鼻咽部涌向各个窦腔和中耳腔，引起突然的耳闷胀感、听不清声音等症状。正确的擤鼻方法：用手指按塞一侧鼻孔轻轻擤或将鼻涕吸入口中吐出。

六、鼻腔冲洗法

滴鼻鼻腔冲洗法

【目的】

清洁鼻腔，湿润黏膜减轻臭味，促进鼻黏膜功能的恢复，用于鼻腔、鼻咽部较多分泌物及干痂的清除，用于鼻、鼻窦手术后、放疗后的常规护理。

【用物准备】

一次性鼻腔冲洗器、接水器、500 ～ 1 000mL 温生理盐水。

【操作步骤】

（1）核对医嘱，评估患者。

（2）患者取坐位，上身前倾，低头，头稍偏向一侧。操作者手拿灌洗头向着其后脑勺方向，将灌洗头轻轻塞入一侧鼻腔，洗右侧鼻腔用右手拿鼻腔冲洗器，洗左侧鼻腔用左手拿鼻腔冲洗器。

（3）患者微微张嘴，用口平静呼吸，轻捏鼻腔冲洗器，让温盐水缓慢注入一侧鼻腔，由另一侧鼻腔流出，持续将鼻腔冲洗器缓慢捏压到最扁，即可将鼻腔内分泌物、痂皮随水冲出。

（4）将灌洗头移开鼻孔，松手让鼻腔冲洗器回气，同时用鼻子呼气将鼻腔内的盐水从鼻孔轻轻喷出，交替灌洗两侧鼻腔。

（5）冲洗完毕用纸巾擦干鼻部及脸部。

【注意事项】

（1）鼻腔内有急性炎症及出血时禁止冲洗，以免炎症扩散，鼻塞时不进行冲洗，应先用药让鼻腔通畅后再冲洗。

（2）冲洗液温度以38℃为宜，以免温度过高或过低而刺激鼻黏膜。

（3）冲洗时不要与患者谈话，否则可能引起误吸、呛咳。

（4）冲洗时水压不宜过高，防止因压力过大将分泌物冲入咽鼓管。

（5）应教会患者自行冲洗。

七、上颌窦穿刺冲洗法

上颌窦穿刺冲洗
下鼻甲注射法

【目的】

用于诊断和治疗慢性化脓性上颌窦炎。

【用物准备】

前鼻镜，棉签或卷棉子，上颌窦穿刺针，橡皮管及接头，20～50mL注射器，治疗碗及弯盘，1%麻黄碱生理盐水，500～1000mL温生理盐水，1%丁卡因液及治疗用药。

【操作步骤】

（1）收缩鼻腔黏膜，穿刺部位施表面麻醉。

（2）如穿刺左侧上颌窦，则右手固定患者头部，左手拇、示、中指握住针柄中段并抵住鼻小柱，掌心顶住穿刺针末端，针头斜面朝向鼻中隔一侧，经前鼻孔伸入下鼻道，于距下鼻甲前端1～1.5cm下鼻甲附着处，向同侧耳郭上缘方向用力刺入上颌窦内侧壁，穿刺针进入窦腔后有落空感。

（3）拔出针芯，回抽检查有无空气或脓液，确定针尖在窦腔内。

（4）用橡皮管接注射器，以温生理盐水连续冲洗，直至将脓液洗净为止。如为双侧上颌窦炎可同法冲洗对侧。

（5）冲洗结束可注入抗炎药物，拔出穿刺针，棉片压迫止血。

（6）记录冲洗结果。

【注意事项】

（1）适用于8岁以上儿童及成人，高血压病、血液病及急性炎症期患者禁忌穿刺。

（2）穿刺部位、方向要准确，以免刺入邻近器官组织。

（3）如冲洗不畅，不应勉强冲洗，应改变进针部位、方向及深度，并收缩中鼻道黏膜，如仍有阻力应停止冲洗。

（4）穿刺过程中若发生昏厥等意外情况应停止穿刺，去枕平卧，密切观察生命体征，根据患者情况，给予必要的处理。

（5）穿刺后嘱患者在治疗室休息片刻，并告知患者 3 ～ 5 天擤鼻时鼻涕中带有少量血液为正常现象，出血较多则要到医院处理。

鼻窦变压替换疗法

八、鼻窦置换疗法

【目的】

用于慢性鼻窦炎，特别是慢性筛窦炎。

【用物准备】

吸引器、带橡皮管的橄榄头、治疗碗、1% 麻黄碱生理盐水和抗生素溶液。

【操作步骤】

（1）患者擤去鼻涕，仰卧垂头位，肩下垫枕。

（2）两侧鼻腔各滴入 1% 麻黄碱生理盐水 1 ～ 2mL，保持头位不变 1 ～ 2min。

（3）鼻腔内注入 2 ～ 3mL 抗生素滴鼻液。

（4）将与吸引器相连的橄榄头（或用橡皮球代替吸引器）塞入一侧鼻孔，另一侧鼻孔用于指封闭，然后让患者连续发出“开、开、开”的声音，使软腭断续上提，间歇关闭鼻咽腔；同时开动吸引器（或轮替放松及挤压橡皮球）抽吸鼻内空气。由于吸引器的抽吸，使鼻腔、鼻窦内形成暂时负压；而当发“开、开、开”音中断时，窦腔内的气压低于和外界气压相等的鼻腔气压，此时鼻腔内的药液便可进入压力较低的窦腔内。

（5）用同法对另一侧鼻腔进行治疗。

（6）休息 3 ～ 5min 后坐起。

【注意事项】

（1）急性鼻炎、急性鼻窦炎、鼻出血、鼻部手术后伤口未愈、高血压等患者，不宜使用本法。

（2）吸引器产生的负压不宜太大，一般不超过 180 mm Hg。

【案例评析】

患者，女性，67 岁，因听力明显下降半年来就诊。外耳道检查发现已被耵聍堵塞，遵医嘱取出耵聍后行外耳道冲洗。在冲洗过程中患者突然出现恶心、呕吐，诉头晕，立即停止冲洗，安置患者卧床休息。

解析　进行外耳道冲洗时，注意掌握冲洗方法，不可用力过猛，不可对着鼓膜，冲洗液不可过热或过冷，以免引起迷路刺激症状。注意有鼓膜穿孔的严禁冲洗，冲洗刺激迷路，可导致患者出现头晕、恶心、呕吐等症状。

【知识拓展】

你知道人工耳蜗吗?

人工耳蜗（choch lear implant）是一种电子装置，由体外言语处理器将声音转换为一定编码形式的电信号，通过置入体内的电极系统直接兴奋听神经来恢复或重建耳聋患者的听觉功能。近年来，随着高科技的发展，人工耳蜗已经从实验研究进入临床应用。现在全世界已把人工耳蜗作为治疗重度聋至全聋的常规方法，是目前运用最成功的生物医学工程装置。人工耳蜗置入有严格的病例选择和术前术后的一套程序。患者应该在专家的指导下选择有经验的医院专科治疗。安装人工耳蜗需要住院 7～10 天，住院费（包括检查费、手术费等）需要 6 000～8 000 元。人工耳蜗装置因型号不同而价格不等，每套 15 万到 20 多万元。

学习检测

第八章
耳科患者的护理

学习目标

1. 掌握先天性耳畸形与分泌性中耳炎的定义、护理评估及护理措施。

2. 掌握鼓膜穿孔的临床特点。

3. 熟悉急、慢性化脓性中耳炎的分型、护理措施及健康指导教。

4. 了解梅尼埃病的护理措施。

5. 了解外耳道疖、耵聍栓塞的处理方法。

预习案例

患儿唐某，女，12岁，因右耳流脓3年，伴耳痛、发热、头痛、呕吐4日入院。3年前患儿游泳后出现右耳流脓，曾在当地治疗，疗效欠佳。4日前患儿出现耳部疼痛伴发热、头痛、呕吐、神志淡漠。4日来患儿体温最高达38.9℃。查体：T38.8℃，P88次/分钟，R22次/分钟，BP100/66mmHg，神志清楚，急性病容，发育正常，营养中等，查体合作，右鼓膜松弛部穿孔，紧张部稍膨隆，未引出病理征。行颞部CT及控制体温后行右乳突根治术，术中见乳突内充满肉芽，上鼓室、鼓窦内有小胆脂瘤，骨板完整，术后症状消失。

思考

1. 上述病例患者属于哪一类型中耳炎？发生了什么并发症？

2. 应给予哪些护理措施？

乳突根治术

耳司听觉，是人们接受信息的主要感官，且对语言活动起着反馈调节作用。常由于各种疾病、噪声等因素受到损害，导致听力障碍，婴幼儿可因严重耳聋而导致聋哑。听觉和语言障碍将导致患者社交、学习、工作和生活上的困难，同时还可伴有精神心理创伤。因此，掌握耳科疾病相关护理知识并提供有效的护理手段，对于耳科患者具有重要的临床意义。

第一节　先天性耳畸形患者的护理

【概述】

先天性耳畸形是在胚胎发育早期，由于受遗传、药物损害或病毒感染等因素的作用导致耳的形成和发育异常，产生耳郭、外耳道、中耳和内耳的畸形或瘘管。

先天性耳前瘘管（congenital preauricular fistula），是一种临床上很常见的先天性外耳疾病，以单侧多见，为第一、二鳃弓的耳郭原基在发育过程中融合不全的遗迹。可因各种原因引起继发感染。

【护理评估】

1. 症状与体征　患者一般无症状，偶尔局部发痒，挤压时有少许白色分泌物，微臭。继发感染时，局部红肿、疼痛、溢脓液，重者周围组织肿胀，皮肤可以破溃成多个漏孔。可反复感染破溃，长期不愈合。

2. 健康史　询问患者发现耳前瘘管的年龄，是否伴其他先天性疾病，是否有反复感染史，近期是否有急性感染等情况。

3. 心理社会因素　患儿出生时瘘管即存在，父母未予重视，感染时才引起注意而接受治疗，患者常不愿意被他人发现耳前瘘管，一旦感染化脓或破溃时则十分焦虑，担心手术效果及感染或手术遗留瘢痕而影响美观。

【知识拓展】

注意宝宝的耳朵

每位年轻的妈妈不妨为自己的孩子做一次耳部检查：先天性耳前瘘管多见于耳屏前上方发际附近，多为单侧，也可为双侧。挤压会有少量白色黏稠性或干酪样分泌物从管口溢出，微臭。

4. 辅助检查　经瘘管口插入泪道探针探查，可发现瘘管。于瘘管口注入 40% 碘油，摄乳突 X 线片可显示瘘管的走行和内口位置。

【治疗原则】

无感染史者，可不做处理。在急性感染时，全身应用抗生素控制炎症；对已形成脓肿者，应先切开引流。待感染控制后，再行手术切除。

【常见护理诊断 / 问题】

1. 皮肤完整性受损　由耳前瘘管反复感染、脓肿破溃所致。
2. 有感染的危险　当局部污染细菌入侵，则有感染化脓之可能。
3. 体温过高　因先天性耳前瘘管合并感染引起。
4. 焦虑　与反复感染或担心手术效果有关。

【护理措施】

（1）教会患者预防耳前瘘管感染的知识。①注意休息，不要过度疲劳；②保证营养均衡，预防机体抵抗力降低；③注意瘘管周围皮肤的清洁干燥，不用手抓挠。

（2）脓肿需切开排脓时，应向患者说明病情及手术必要性，以消除其紧张心理，并做好伤口引流及换药。

（3）如需做耳前瘘管切除术，则应积极做好术前准备，并向患者及家属说明手术目的、过程以及术后会遗留瘢痕。遵医嘱准备亚甲蓝等药品。

（4）术后护理。①局麻术后即可进软食；②术后取平卧位或健侧卧位，避免压迫伤口；③观察敷料的渗湿情况及是否松脱；④洗脸时注意保持切口清洁干燥，拆线前不洗头，术后 1 周左右拆线。

（5）注意观察药物的疗效及不良反应。

【健康指导】

（1）注意个人卫生，告知患者或家属经常保持外耳清洁，避免化脓感染。

（2）对于无症状的瘘管，不可经常挤压或用异物掏挖。

（3）养成良好的卫生习惯，经常修剪指甲，避免触及伤口。

（4）如出现局部疼痛、红肿，及时就诊。

【案例评析】

患者宋某，女性，18 岁，因左耳屏前上方疼痛、红肿 2 天入院，诊断为先天性耳前瘘管伴感染。入院后查体：患者左耳屏前上方有一不规则隆起，表皮破溃，可见脓液溢出。经完善相关检查及感染控制后行左耳前瘘管脓肿切开引流。术后第 2 天，患者拒绝所有朋友探望。

解析　先天性耳前瘘管伴经常感染的患者，常常感到自卑，性格较孤僻，不愿意与朋友交往。病例中，患者因自卑不自信而拒绝所有朋友探望，护士应耐心向其讲解疾病相关知识，鼓励患者说出心中的想法，并与其进行有效沟通，使其树立信心，勇敢面对一切，积极配合医生进行治疗。

第二节　鼓膜外伤患者的护理

【概述】

鼓膜外伤（tympanic membrane trauma）多因直接或间接外力损伤所致。可分器械伤：如用火柴杆、毛线针、发夹等挖耳刺伤鼓膜；气压伤：如掌击耳部、炮震、放鞭炮、高台跳水等。其他尚有颞骨纵行骨折，外耳道异物所致。

【护理评估】

（1）鼓膜外伤大多表现为剧烈耳痛、耳鸣、耳内闷塞感和听力下降，有些患者可见外耳道少量出血。同时合并颞骨骨折时常为严重外力撞击所致，患者极为痛苦，表现为耳出血或脑脊液耳漏。压力伤除导致鼓膜破裂外，还可由于镫骨强烈运动而致内耳受损，出现眩晕、恶心或混合性聋。

（2）鼓膜多呈不规则形或裂隙状穿孔，边缘常有少量血迹或血痂，听力检查呈传导性耳聋。若出血量多或有水样液流出，提示有颞骨骨折或颅底骨折所致脑脊液耳漏，呈传导性或混合性耳聋。

【知识拓展】

保护我们的鼓膜

鼓膜是中耳的一侧门户，由它把外耳与中耳隔开，保护着中耳腔。由于鼓膜菲薄，所以在挖耳取出耵聍和异物时，不慎损伤鼓膜均可导致鼓膜穿孔。强烈水柱或气流喷射鼓膜，误将化学腐蚀剂滴入耳内，金属屑、矿渣溅入耳道，咽鼓管吹张等均可损伤鼓膜。坐飞机时由于咽鼓管不通，飞机降落时外耳道压力急剧变化亦可压破鼓膜引起穿孔，可引起航空性中耳炎。

【治疗原则】

清除外耳道内存留的异物；避免感冒；勿用力擤鼻涕，以防来自鼻咽的感染。禁止行外耳道冲洗或滴药。绝大多数的外伤性穿孔可于 3 ～ 4 周自愈，较大而不能自愈的穿孔可行鼓膜修补术。

【常见护理诊断 / 问题】

1. 疼痛　耳痛，由外伤引起。
2. 感知改变　听力损失，与鼓膜穿孔或内耳受损有关。

【护理措施】

（1）嘱患者外伤后 3 周内外耳道不可进水和滴药，洗头、洗澡时应特别注意，如填塞外耳道的棉球污染应及时更换，以避免发生中耳感染，使鼓膜愈合延迟。

（2）避免感冒，教会患者正确的擤鼻方法，以防来自鼻咽的感染。

（3）遵医嘱应用抗生素治疗，并注意观察疗效。

（4）需行鼓膜修复术者，术前应向患者介绍手术目的和经过，以解除患者的紧张心理。

（5）术后观察耳部是否有出血、流脓等现象，发现异常，及时报告医生处理。填塞的碘仿纱条一般于 2 周后取出，如感染较重，则需提前拔出以通畅引流。

（6）嘱患者勿用力咳嗽、打喷嚏、擤鼻等，以免修补鼓膜穿孔的硅胶片或筋膜等脱落，导致手术失败。

【健康指导】

（1）鼓膜修补术者术后应注意防止感冒，1 个月内禁止任何水上运动。

（2）严禁用发夹、火柴杆等锐器挖耳。

（3）遇到爆破情况，可用棉花或手指塞耳，若能戴防护耳塞效果更好。

（4）取外耳道异物或耵聍时要细心、适度，避免伤及鼓膜。耵聍分泌较多影响听力时，应到专科医院就诊。

（5）跳水和潜水时注意保护双耳。

【案例评析】

患者杨某，女性，42 岁，因外伤后左耳听力下降伴闷塞感 2 天入院，诊断为外伤性鼓膜穿孔（左耳）。入院后查体：耳内镜检查可见左耳鼓膜呈不规则穿孔仅存鼓环，穿孔边缘和耳道内可见血痂。听力检查示：传导性耳聋。完善各项检查后对症、支持治疗半个月，穿孔处不能自行修复，行鼓膜修补术。术后第 7 天，拔纱条后患者洗澡时因外耳道未塞棉球污水进入耳内，致外耳道炎发生，鼓膜延迟愈合。

解析　鼓膜修补术后患者洗头、洗澡时外耳道务必塞入清洁棉球，如棉球沾湿还需立即更换。

病例中，护士对鼓膜修补术后患者的指导欠具体，洗澡时因外耳道未塞棉球而致水进入外耳道，最终导致患者鼓膜延迟愈合。

第三节　外耳疾病患者的护理

外耳疾病为耳科常见病，各年龄阶段均可发生，常见疾病有外耳道炎和疖、耵聍栓塞等。

一、外耳道炎和疖

【概述】

外耳道炎（external otitis）是外耳道皮肤或皮下组织的广泛的急、慢性炎症。局限性外耳道炎，亦称外耳道疖；外耳道皮肤或皮下组织广泛的弥漫性炎症，又称弥漫性外耳道炎。

其病因主要包括：

1. 外耳道局部环境的改变　游泳或洗澡时不洁水进入，浸泡皮肤，角质层被破坏，导致感染。

2. 外伤　用锐器挖耳损伤皮肤、异物擦伤皮肤，导致外耳道感染。

3. 中耳炎患者　脓液流入外耳道，刺激皮肤致感染。

4. 诱因　全身性疾病使机体抵抗力下降，如糖尿病、营养不良、慢性肾炎、贫血等。

5. 环境因素　温度升高、空气湿度增加，腺体分泌受到影响，降低局部防御能力。

【护理评估】

1. 症状与体征

（1）弥漫性外耳道炎：急性者表现为耳内有灼热感、疼痛，可流出少量分泌物。外耳道皮肤弥漫性红肿，外耳道壁上可积聚分泌物，外耳道腔变窄，耳周淋巴结肿痛。慢性者外耳道发痒，有少量渗出物。外耳道皮肤增厚、皲裂、脱屑，分泌物积存，甚至可造成外耳道狭窄。

（2）外耳道疖：早期剧烈搏动性耳痛，咀嚼或说话、压耳屏或牵拉耳郭时加重，并可放射至同侧头部。疖肿堵塞外耳道时，可有耳鸣及耳闷塞感。外耳道软骨部皮肤有局限性红肿。脓肿成熟破溃后，外耳道内有脓血流出耳外，此时耳痛可减轻。可有发热、全身不适等症状。

2. 健康史

（1）评估患者有无全身性疾病史，如糖尿病、营养不良、慢性肾炎、贫血等。

（2）评估患者是否有挖耳损伤皮肤、游泳、洗发时污水进入外耳道等。

（3）评估患者耳部不适及疼痛、分泌物流出发生和持续的时间。

3. 心理社会因素　患者因为发热、耳痛等症状影响食欲及睡眠，可出现烦躁不安、焦虑、恐惧等心理。因此，应注意评估患者对疾病的认知程度、患者的情绪状况以及对疼痛的耐受力等。

4. 辅助检查评估

（1）有明显的耳郭牵引痛和耳屏压痛。

（2）急性弥漫性外耳道炎：耳镜检查可见鼓膜呈粉红色，也可基本正常。

（3）外耳道疖：耳镜检查可见外耳道软骨部有局限性红肿隆起或在隆起中央有白色脓栓，触之有波动感，脓液很稠。

（4）如病情严重，耳郭周围可见水肿，耳周淋巴结肿胀或压痛。

（5）血常规检查可见白细胞升高。

【知识拓展】

预防耳疖

耳疖：中医称“耳门痈”“黑疔”“耳疔”。预防耳疖的方法：不要随意挖耳；游泳后耳内若有积水，可将头倒转，使耳朝下，单足跳跃数次，将耳内积水倒出，以免发炎；若有耳垢宜清除；避免潮湿等刺激。

【治疗原则】

1. 外耳道炎　清洁外耳道，使局部干燥和引流通畅，并使外耳道处于酸性环境；合理使用抗生素。

2. 外耳道疖　根据疖的不同阶段采取不同治疗方法；合理使用敏感抗生素。

【常见护理诊断 / 问题】

1. 疼痛　耳痛，由外耳道炎症引起。

2. 知识缺乏　缺乏外耳道炎及疖的防治知识。

【护理措施】

（1）保持外耳道清洁、干燥，避免损伤外耳道皮肤。

（2）建议患者多饮水，进食富含营养、较清淡的饮食。

（3）遵医嘱应用抗生素控制感染，疼痛剧烈者遵医嘱给予镇痛药。

（4）局部尚未化脓者可用 10% 鱼石脂甘油滴耳，或用涂有该药液的纱条敷于患处，每日更换纱条 2 次，配合局部湿热敷或理疗。

（5）疖肿成熟后及时挑破脓头或切开引流。用 3% 过氧化氢溶液清洁外耳道脓液及分泌物。可放置无菌纱条或橡皮引流片引流，每天换药。

（6）对反复发作者，应考虑是否存在全身疾病，如糖尿病、贫血、维生素缺乏、内分泌功能紊乱等并积极予以治疗。

【健康指导】

（1）指导患者纠正不良挖耳习惯并注意个人卫生。

（2）教会患者及家属正确滴耳液的方法。

（3）积极治疗急、慢性外耳道炎及中耳疾病，防止复发或迁延不愈。

（4）炎症期间不要从事水上运动。

（5）洗头、沐浴、游泳时尽量勿使水进入外耳道，如有水进入外耳道内，可用无菌棉签或柔软纸巾放在外耳道口将水吸出，或患耳向下，蹦跳几下，让水流出后擦干。

（6）用药后如耳部症状加重，应及时就医，确定是否局部药物过敏。

二、耵聍栓塞

【概述】

耵聍为外耳道软骨部皮肤内的耵聍腺分泌的淡黄色黏稠液体。耵聍栓塞（impacted cerumen）是指外耳道耵聍积聚过多，形成团块，阻塞外耳道，导致听力减退。引起耵聍栓塞主要有以下原因：

（1）外耳道炎症等刺激外耳道可使耵聍分泌过多。

（2）习惯性挖耳，反复将耵聍块推向外耳道深部。

（3）外耳道狭窄、畸形、肿瘤、异物存留或老年人肌肉松弛，外耳道口塌陷，均可使耵聍排除受阻。

（4）油性耵聍或耵聍变质。

（5）尘土杂物进入外耳道构成耵聍的核心。

【护理评估】

（1）耳内不适，局部瘙痒感。

（2）可出现耳闭塞感、听力减退、耳鸣、耳痛、甚至眩晕，也可因刺激外耳道迷走神经耳支引起反射性咳嗽。

（3）耳道内进水后，耵聍膨胀，完全阻塞外耳道，使听力减退，引起耳道胀痛，还可刺激外耳道引起外耳道炎。

【治疗原则】

根据耵聍阻塞的部位、大小及性质，采取不同的取出方法，以保护外耳道和鼓膜为原则。常用的方法是：①耵聍钩取出法；②外耳道冲洗法；③吸引法。

【常见护理诊断/问题】

1. 感知改变　听力下降，与耵聍堵塞外耳道有关。

2. 知识缺乏　缺乏外耳道清洁的正确方法。

【护理措施】

（1）有外耳道炎症者，应先控制炎症，再取耵聍。

（2）用器械取耵聍时动作应轻柔，同时避免他人撞击，以免损伤外耳道皮肤和鼓膜。

（3）对可活动、未完全阻塞外耳道的耵聍可用枪状镊或耵聍钩取出耵聍团块。较软的耵聍可将其与外耳道分离后用枪状镊分次取出。较硬者用耵聍钩从外耳道后上壁将耵聍与外耳道壁分离出缝隙后，将耵聍钩扎入，尽量慢慢地完整取出。

（4）对难取出者，先滴入 2.5% 碳酸氢钠或 1% ～ 3% 酚甘油，每日滴 4 ～ 6 次，待软化后再取出或用吸引器吸出，也可用外耳道冲洗法清除。

（5）行外耳道冲洗时应注意冲洗液的温度，勿过热或过凉，最好与体温接近，以免刺激引起眩晕。冲洗方向必须斜对外耳道后上壁，避免直接冲击鼓膜引起损伤。

（6）教会患者正确滴耳液的方法。

【健康指导】

（1）养成良好的卫生习惯，避免用手挖耳。

（2）对耵聍分泌旺盛或排出受阻者，应定期清除耵聍，以免堆积栓塞。

（3）建议患者减少食物中油脂的摄入，积极治疗外耳道炎症。

（4）耵聍取出后短时间内，如有声响过高时，可用无菌棉球松塞在外耳道口，半天至一天后取出。

【案例评析】

患儿秦某，男，5 岁，因耳部闷塞感、听力下降 3 天门诊就诊，诊断为耵聍栓塞。耳内镜下双耳外耳道可见黄褐色堆积物，质硬，不易取出。予以双耳滴入 2.5% 碳酸氢钠 6 ～ 8 滴，2 小时后用耵聍钩将耵聍取出，患儿听力恢复。

解析　耵聍栓塞患者当耵聍完全阻塞外耳道时可致听力减退。病例中，该患儿耵聍质地较硬，医护人员不可强行将耵聍取出，以免损伤外耳道及鼓膜，需将耵聍软化后再用枪状镊或耵聍钩将其取出，以达到治疗目的。

第四节　中耳疾病患者的护理

中耳黏膜发生急性炎症反应时可致急性化脓性中耳炎，当病程超过 6 ～ 8 周，病变侵犯中耳黏膜、鼓膜或深达骨质时，即发展成慢性化脓性中耳炎；而分泌性中耳炎是中耳非化脓性炎性疾病。

一、分泌性中耳炎

【概述】

分泌性中耳炎（secretory otitis modia）是以鼓室积液及传导性耳聋为主要特征的中耳非化脓性炎性疾病。分急性和慢性两种，儿童发病率比成人高。本病是引起小儿和成人听力下降的重要原因之一。该病主要由以下原因引起。

1. 咽鼓管功能障碍　如小儿腺样体肥大、急慢性鼻炎、鼻咽部肿瘤、长期的后鼻孔填塞等。

2. 中耳局部感染　本病可能是中耳的一种轻型或低毒性的细菌感染。

3. 变态反应　可溶性免疫复合物对中耳黏膜的损害为慢性分泌性中耳炎的致病原因之一。

【护理评估】

1. 症状与体征

（1）听力减退：急性发病者大多于感冒后听力下降。头位前倾或偏向健侧时，听力可暂时改善。积液黏稠时，听力可不因头位变动而改变。慢性者起病隐匿。

（2）耳痛：急性才有隐隐耳痛，可为持续性。慢性者可不明显。

（3）耳鸣：为低调间歇性，有“噼啪”声、“嗡嗡”声及流水声。当头部运动或擤鼻时，耳内可出现气过水声。

（4）耳内闭塞感：患者有耳内闭塞感或闷胀感，按压耳屏后此症状可暂时减轻。

2. 健康史

（1）认真评估患者发病前是否有感冒、腺样体肥大、鼻窦炎、中耳感染等情况，近期有无乘坐飞机。

（2）评估患者听力下降的程度及时间。

3. 心理社会因素　患者症状较明显时常因耳痛、耳鸣与听力下降而产生焦虑心理。慢性患者因病程长，病情易反复而产生焦躁不安和失望情绪。

4. 辅助检查

（1）耳镜检查：急性期可见鼓膜充血、内陷；鼓室积液时可见液平面或鼓膜呈淡黄、橙红或琥珀色。慢性者鼓膜可呈灰蓝或乳白色。

（2）声阻抗测定：鼓室压曲线常呈平坦型或高负压型。

（3）听力测试：示传导性聋。

（4）鼓膜穿刺：可抽出积液。

（5）乳突 X 线检查：多发现乳突气房模糊，密度增加。

（6）成人做详细的鼻咽部检查，以了解鼻咽部病变，特别注意排除鼻咽癌。

【知识拓展】

呵护宝宝的耳朵

呵护宝宝耳朵五要点：①喂奶时，最好让宝宝采取半坐位。②给宝宝清理耳垢需要去医院。③呼吸道感染后，询问宝宝是否有耳部不适。④宝宝患了感冒、中耳炎时，不要乘坐飞机。⑤不要让宝宝长时间戴耳机。

【治疗原则】

清除中耳积液，改善中耳通气引流功能；积极治疗鼻咽或鼻腔疾病。

【常见护理诊断 / 问题】

1. 感知改变　听力下降，与中耳负压及积液有关。
2. 疼痛　耳痛，与咽鼓管阻塞有关。
3. 知识缺乏　缺乏分泌性中耳炎的防治知识。

【护理措施】

（1）教会患者正确的滴鼻和擤鼻方法，保持鼻腔及咽鼓管通畅。

（2）加强生活护理，及时满足患者所需。

（3）遵医嘱给予抗生素类、类固醇激素类药物控制感染，以减轻炎性渗出和机化。注意观察用药效果和不良反应。

（4）可用 1% 麻黄碱液滴鼻，每日 3 ～ 4 次，以保持鼻腔及咽鼓管通畅。

（5）遵医嘱行鼓膜穿刺抽液，并严格遵守操作规程。行鼓膜切开或置入中耳通气管的患者，手术前护士应向患者解释目的及注意事项，以利配合。术后嘱患者注意休息，头部避免做幅度过大的运动。

（6）行咽鼓管吹张时，应先清除鼻腔分泌物。

【健康指导】

（1）加强身体锻炼，增强体质，防止感冒。

（2）对 10 岁以下儿童告知其家长定期行筛选性声阻抗检测。

（3）嘱患者积极治疗引起分泌性中耳炎的原发疾病，如腺样体肥大、鼻窦炎、扁桃体炎等。

（4）行鼓室置中耳通气管的患者，勿自行用棉棒擦拭外耳道，以防小管脱出。通气管取出前或鼓膜切开者，禁止游泳及淋浴，避免耳内进水，导致中耳感染。

（5）高空飞行上升或下降时，可做吞咽或张口说话动作，使咽鼓管两侧压力平衡。

二、急性化脓性中耳炎

中耳炎及咽鼓管吹张

【概述】

急性化脓性中耳炎（acute suppurative otitis media）是由细菌感染导致的中耳黏膜的急性化脓性炎症。常以耳痛、鼓膜充血、穿孔、流脓为主要特点。好发于儿童，以冬春季多见。主要病因如下：

（1）急性上呼吸道感染，细菌经咽鼓管侵入中耳，引起急性化脓性中耳炎。

（2）急性传染病，如猩红热、麻疹、百日咳、流感等。

（3）在不洁的水中游泳或跳水、不恰当的擤鼻、咽鼓管吹张或鼻腔治疗等。

（4）婴幼儿吸乳位置不当，如平卧吮奶，乳汁亦可经宽而短的咽鼓管流入中耳。

【护理评估】

1. 症状与体征

（1）耳痛：多数患者鼓膜穿孔前感耳深部疼痛剧烈，为搏动性跳痛或刺痛，可向同侧头部或牙齿放射。鼓膜穿孔流脓后耳痛减轻。少数患者可无明显耳痛症状。

（2）耳鸣及听力减退：患耳可有搏动性耳鸣，听力逐渐下降。耳痛剧烈者，听觉障碍常被忽略。后期鼓膜穿孔后耳痛反而可能减轻。

（3）耳漏：鼓膜穿孔后耳内有液体流出，初为血水脓样，以后变为脓性分泌物。

（4）全身症状：轻重不一。可有畏寒、发热、乏力、食欲缺乏。小儿症状较成人严重，可有高热、惊厥，常伴呕吐、腹泻等类似消化道中毒症状。鼓膜穿孔后，体温恢复正常，全身症状亦明显减轻。

2. 辅助检查

（1）耳镜检查：起病初期，鼓膜松弛部充血，锤骨柄及紧张部周边可见放射状扩张的血管。随着病情进展，鼓膜呈弥漫性充血、肿胀、向外膨出，正常标志难以辨别，局部可见小黄点。如炎症不能得到及时控制，即发展为鼓膜穿孔。穿孔一般开始甚小，不易看清，彻底清洁外耳道后，可见穿孔处有搏动亮点，脓液从该处涌出。坏死型者鼓膜迅速融溃，形成大穿孔。

（2）耳部触诊：小儿乳突区皮肤轻度红肿，乳突部可有轻微压痛，鼓窦区较明显。

（3）听力检查：多为传导性聋。

（4）血常规检查：白细胞总数及多形核白细胞增加，鼓膜穿孔后血常规恢复正常。

（5）乳突 X 线检查：乳突部呈云雾状模糊，但无骨质破坏。

【知识拓展】

游泳护耳六法

①游泳前先清理外耳。②入水注意姿势和方法，不能使耳朵直拍水面。③游泳后及时给外耳道的积水排净。④如耳内发痒，可用75%乙醇棉球轻擦外耳道，禁用手挖。⑤如感到耳内疼痛，应及时到医院诊治。⑥鼻子呛水后应按住一侧鼻孔，轻轻将水擤出，或抽吸至后鼻孔，从口内吐出。中耳炎患者一般不宜游泳。

【治疗原则】

控制感染，通畅引流，去除病因。

【常见护理诊断/问题】

1. 疼痛　耳痛由急性化脓性中耳炎所致。
2. 体温过高　急性化脓性中耳炎所引起。
3. 焦虑　与急性化脓性中耳炎所致的听力损失和耳痛有关。

【护理措施】

（1）注意适当休息，多饮水，进食容易消化、富含营养的软食，保持大便通畅。

（2）密切观察生命体征变化，高热者给予物理降温或遵医嘱使用解热药。

（3）注意观察耳道分泌物的量、性质、气味和伴随症状，注意耳后是否有红肿、压痛。如出现恶心、呕吐、头痛剧烈、烦躁不安等症状时，应警惕并发症的发生。

（4）遵医嘱使用足量广谱抗生素控制感染，同时观察药物的疗效及不良反应。

（5）正确使用滴耳液。禁止使用粉剂，以免其与脓液结块而影响引流。并发上呼吸道感染或有鼻炎、鼻窦炎者给予血管收缩剂滴鼻，以利咽鼓管引流通畅。

（6）正确评估患者疼痛情况，对耳痛剧烈者，遵医嘱酌情使用镇静、镇痛药物。

（7）必要时配合医生行鼓膜切开术，以利排脓。

【健康指导】

（1）告知正确擤鼻方法及哺乳的卫生知识，指导母亲采用正确的哺乳姿势。

（2）及时清理外耳道脓液，嘱患者坚持完成疗程，定期随访。

（3）有鼓膜穿孔或鼓室置管者避免参加游泳等可能导致鼓室进水的活动。禁止滴注酚甘油。

（4）指导患者加强身体锻炼，增强机体抵抗力，做好各种传染病的预防接种工作。

（5）积极治疗上呼吸道感染。

三、慢性化脓性中耳炎

【概述】

慢性化脓性中耳炎（chronic suppurative otitis media）是指急性化脓性中耳炎病程超过6～8周时，病变侵犯中耳黏膜、骨膜或深达骨质的慢性化脓性炎症。临床上以反复耳流脓，鼓膜穿孔和听力下降为特点；严重者还可引起颅内、外并发症。病变不仅位于鼓室，还可侵犯鼓窦、乳突和咽鼓管。常见致病菌为金黄色葡萄球菌、绿脓杆菌、变形杆菌以及克雷白杆菌等。

慢性化脓性中耳炎多因急性化脓性中耳炎未获及时有效彻底的治疗而迁延为慢性；多因身体抵抗力差、致病菌毒性过强、鼻及咽部存在慢性病灶和咽鼓管功能障碍等引起。

【护理评估】

1. 症状与体征　根据临床表现可分为三型：单纯型、骨疡型、胆脂瘤型。

（1）单纯型：间歇性耳流脓，量多少不等。脓液呈黏液性或黏脓性，一般不臭，鼓膜穿孔常呈中央性，大小、位置不一。听觉损伤为轻度传导性耳聋。

（2）骨疡型：耳持续性流脓，呈黏稠性，常有臭味，可有血丝或耳内出血。鼓膜边缘性穿孔、紧张部大穿孔或完全缺失。患者多有较重的传导性耳聋。

（3）胆脂瘤型：长期耳流脓，脓量多少不等，有特殊恶臭。鼓膜松弛部穿孔或紧张部后上方有边缘性穿孔。听力检查一般有不同程度的传导性耳聋。

（4）颅内并发症：患者可出现发热、头痛、恶心、呕吐等症状，提示炎症已由骨质破坏处向颅内扩散。胆脂瘤型慢性化脓性中耳炎最容易出现颅内并发症。

2. 健康史　认真评估患者是否曾患急性化脓性中耳炎；是否有鼻咽部慢性疾病；是否有免疫功能低下等情况。

3. 心理社会因素　一部分患者不知疾病危险性，常不予重视。有的因为长期耳流脓或担心手术效果而焦躁不安。因此，应注意评估患者的性格特征、文化层次、对疾病的认识程度等。

4. 辅助检查评估

（1）耳镜检查：可见鼓膜穿孔大小不等。穿孔处可见鼓室内壁黏膜充血、肿胀，或增厚，高低不平，或有肉芽、息肉，大的肉芽或息肉可循穿孔伸展于外耳道，穿孔被遮盖而不可见。鼓室内或肉芽周围及外耳道内有脓性分泌物。

（2）听力检查：纯音听力测试显示传导性或混合性听力损失，程度轻重不一，少数可为重度感音性听力丧失。

（3）乳突X线片、颞骨高分辨率CT扫描有助于诊断。单纯型无骨质破坏征象，骨疡型有骨质破坏征象，胆脂瘤型可见圆形或椭圆形透亮区。

【治疗原则】

清除病灶，通畅引流，控制感染，消除病因，恢复听觉。

【常见护理诊断 / 问题】

1. 感知改变　听力下降。
2. 潜在并发症　颅内、外感染。

【护理措施】

（1）密切观察病情变化，注意有无头痛、发热、恶心、呕吐及耳后红肿、明显压痛等情况，防止发生颅内、外并发症。

（2）对疑有颅内并发症者，禁用镇痛、镇静类药物，以免掩盖症状。同时应密切观察患者生命体征的变化，及时、准确地使用降低颅内压药物；全身使用足量抗生素；保持大便通畅，防止脑疝的发生。

（3）对骨疡型引流不畅或胆脂瘤型中耳炎的患者，宜早施行乳突手术；对中耳炎症已完全吸收，遗留鼓膜紧张部中央性穿孔的患者，可行单纯鼓室成形术。

（4）经药物治疗无效，中耳有肉芽或息肉，或耳镜下虽未见明显肉芽或息肉的患者，CT 示乳突病变明显，应作乳突开放与鼓室成形术。

（5）遵医嘱正确使用滴耳液，用药前应用 3% 过氧化氢彻底清洗外耳道内脓液，再滴入抗生素。

（6）遵医嘱正确使用 1% 麻黄碱液滴鼻，以保持咽鼓管引流通畅。

（7）需要手术者，积极做好手术前后护理，具体参见耳科患者手术前后护理常规。

【健康指导】

（1）向患者及其家属讲解慢性化脓性中耳炎对人体的危害，特别是引起颅内、外并发症的严重性，引起患者对疾病的重视并嘱其积极配合治疗，定期随访，病情有变化时及时就医。

（2）教会患者正确的滴耳和洗耳方法及注意事项：①忌用氨基苷类抗生素制剂滴耳，以防耳中毒。②脓液多或穿孔小者，忌用粉剂，以免影响引流，甚至导致并发症。③忌用腐蚀剂。

（3）告知患者有鼓膜穿孔或鼓室成形术后短期内不宜游泳，在沐浴或洗头时可用棉球堵塞外耳道口，以免诱发中耳感染。

（4）教会患者正确的擤鼻方法。

（5）行鼓室成形术后短期内不要乘坐飞机，防止气压突然变化不利于手术效果的巩固。告知患者术后 3 个月内耳内会有少量渗出，注意保持外耳道清洁，防止感染。定期随访。

（6）加强锻炼，提高机体抵抗力，防止感冒。

【案例评析】

患者李某，男性，58 岁，因右耳间断流脓伴听力下降 20 余年入院，无耳鸣，分泌物有恶臭味。耳镜检查见右侧鼓膜松弛部大穿孔，有脓液及豆渣样分泌物，CT 检查：胆脂瘤型中耳炎（右侧）。完善各项检查后在全身麻醉下行右乳突改良根治术，2 周后出院。

解析　骨疡型与胆脂瘤型化脓性中耳炎的区别在于：骨疡型耳流脓为持续性，常有臭味；而胆脂瘤型中耳炎耳流脓为长期性，量多少不等，有恶臭味，常并发颅内、外并发症，具体确诊须靠 CT 检查结果判定。

病例中该患者其分泌物有恶臭味且经 CT 确诊后，属胆脂瘤型中耳炎，但其无头痛、发热、恶心、呕吐等症状，故而无明显颅内并发症。

第五节　内耳疾病患者的护理

【概述】

目前，许多内耳疾病病因尚无定论。由于各种原因诱发的内耳微循环障碍可使膜迷路组织缺氧、代谢紊乱，内淋巴液渗透压增高，膜迷路积水等可致梅尼埃病的发生；遗传性因素、内分泌紊乱等可导致耳硬化症的发生。

梅尼埃病（Meniere disease）是一种原因不明的以膜迷路积水为主要病理特征，以发作性眩晕、波动性耳聋、耳鸣、耳胀满感为临床特征的内耳疾病。多见于 50 岁以下的中青年。

梅尼埃病多认为与耳蜗微循环障碍、内淋巴生成和吸收平衡失调、膜迷路积水、变态反应、病毒感染、代谢与内分泌功能异常等有关。

【护理评估】

1. 症状与体征

（1）眩晕：多为无先兆突发旋转性眩晕，持续数十分钟至数小时，长者可达数日甚至数周，眩晕常伴恶心、呕吐、出冷汗、面色苍白及血压下降等症状。发作间歇期可为数日或数年不等，有的患者终身只发作一次。

（2）耳鸣：多出现在眩晕发作之前。发作间歇期耳鸣逐渐减轻或消失，多次发作可使耳鸣转为永久性，并于眩晕发作期加重。

（3）耳聋：一般为单侧，多次发作后明显。当发作次数增多时，听力损失逐渐加重，可转为永久性感音神经性聋。

（4）其他症状：发作时患耳闷胀感或压迫感较多见，或有头胀满感及头重脚轻感，有时感耳内灼热或钝痛，有的患者可有复听。

2. 辅助检查

（1）耳镜检查：鼓膜大多正常，咽鼓管功能良好。

（2）听力检查：呈感音性聋，多年发作者可呈感音神经性聋。

（3）前庭功能检查：发作期可见自发性水平型或水平旋转型眼球震颤；发作过后，眼震逐渐消失。眼震电图检查早期可表现正常，多次发作者可提示前庭功能减退丧失。

（4）颞骨 CT 扫描：偶尔显示前庭导水管周围气化差，导水管短而直。

（5）甘油试验：阳性反应提示耳聋，为膜迷路积水引起。

【治疗原则】

以调节自主神经功能、改善内耳微循环、减轻迷路积水为原则，采用药物综合治疗和手术治疗。

【常见护理诊断 / 问题】

1. 感知改变　耳鸣及听力下降，由膜迷路积水所致。
2. 舒适状态改变　与眩晕、耳鸣、耳聋及恶心呕吐等有关。
3. 恐惧不安　与眩晕、耳鸣、听力下降等有关。
4. 有受伤的危险　与突发眩晕时平衡障碍有关。

【护理措施】

（1）严密观察眩晕发作的次数、持续时间、患者的自我感觉以及神志、面色等情况。眩晕发作前，可有耳鸣为先发症状。

（2）急性发作期嘱患者卧床休息，避免意外损伤。进食高蛋白、高维生素、低脂肪、低盐饮食，适当限制入水量。提供安静舒适的环境，光线宜稍暗。

（3）遵医嘱给予镇静药、改善微循环药及减轻膜迷路积水等药物，同时观察药物疗效以及副作用，如长期应用利尿药减轻膜迷路积水时，应注意补钾。

（4）对症状重或服用镇静药者，起床时动作宜慢，并加床栏保护，下床活动时注意搀扶，防止摔倒。

（5）对发作频繁、症状重、非手术治疗无效而选择手术治疗者，护士应告知手术目的及注意事项，做好各项术前准备，围术期护理按耳部手术一般护理常规进行护理。

【健康指导】

（1）指导患者保持健康的心理状态及良好的生活习惯，有规律地生活和工作。

（2）保持睡眠充足，戒除烟酒，禁用耳毒性药物。

（3）对眩晕发作频繁者，告知其不要骑车、登高等，以免发生危险。

（4）指导患者在治疗的同时配合适当的体育运动，增强体质。

（5）积极治疗因病毒引起的呼吸道感染及全身性疾病。

【案例评析】

患者唐某，女性，48 岁，无明显诱因出现眩晕、恶心、呕吐 4 小时就诊。无发热、头痛及抽搐。查体：患者神志清楚，精神差，坐、站位立即感眩晕，颈软，心、肺、腹部无异常，脑膜刺激征阴性。无眼球震颤，眼底、外耳道及鼓膜正常。拟诊梅尼埃病，给予低分子右旋糖酐、丹参、盐酸山莨菪碱治疗 3 天，症状缓解。第 3 天患者上述症状复发。

解析　梅尼埃病患者一旦住院治疗时，尽可能将患者安置住单间，避免与其他患者同室，并注意保持安静舒适，以避免疾病复发。

【知识拓展】

助听器

现代电子助听器是一种放大器，它的功能是增加声能强度并尽可能不失真地传入耳内，因声音的声能不能直接放大，故有必要将其转换为电信号，放大后再转化为声能。由输入换能器的传声器（麦克风或话筒）、磁感线圈等部分组成。其作用是将输入声转为电能传至放大器。放大器将输入电信号放大后，再传至输出换能器。输出换能器由耳机或骨导振动器构成，其作用是把放大的信号由电能再转化为声能或动能输出。电源是供给助听器工作能量不可缺少的部分，另外还设有削峰（PC）或自动增益控制（AGC）装置，以适合各种不同程度耳聋患者的需要。

学习检测

第九章
鼻科患者的护理

学习目标

1. 熟悉慢性鼻炎、变应性鼻炎的护理措施。

2. 掌握鼻腔冲洗方法。

3. 掌握鼻中隔偏曲、鼻息肉患者的病情评估要点及护理措施。

4. 掌握慢性鼻窦炎、鼻出血、漏患者的病情评估要点、护理措施及健康指导。

预习案例

患者罗某，男性，47 岁，因鼻塞、流脓性鼻涕 3 年入院。9 年前患者无明显诱因出现双鼻腔鼻塞伴少量分泌物流出，无嗅觉障碍、头痛、发热及耳鸣。近 3 年来鼻塞逐渐加重，脓涕较多。曾在当地医院治疗，疗效欠佳。体格检查：T36.8℃，P72 次 / 分钟，R17 次 / 分钟，BP120/175mmHg，神志清楚，慢性病容，发育正常，营养中等，查体合作，鼻内镜检查可见双鼻腔黏膜慢性充血，中、下鼻甲肥大，双鼻道可见剥皮荔枝状新生物，中鼻道、嗅沟有脓性分泌物。鼻窦 CT 示双鼻息肉及双鼻窦慢性炎症。完善各项术前准备后行双侧鼻息肉摘除术 + 鼻窦开放术。术后上述症状逐渐消失，经治疗 7 天后患者痊愈出院。

思考

1. 如何对该患者进行护理？

2. 患者出院时护士应给予哪些健康指导？

外鼻位于颜面的中央，其形状随着人种或种族的不同而有一定差异。外鼻的外形和轮廓高低的均衡及其与面部各结构或器官之间的匀称关系，对人的容貌有着十分重要的影响。鼻部疾病既可表现为单纯的鼻部症状，也可产生某些全身性症状。同时，不同的鼻病可有相同或相似的症状，某些全身性疾病也可出现鼻部症状。因此，掌握鼻科疾病相关护理知识并为其提供有效的护理手段，对于鼻科患者具有很好的临床意义。

第一节　鼻腔炎症患者的护理

鼻炎是鼻腔炎症性疾病的总称，是指病毒、细菌、变应原、各种理化因子以及某些全身性疾病引起的鼻腔黏膜的炎症。主要病理改变是黏膜充血、肿胀、渗出、增生、萎缩或坏死等，导致各种鼻部症状。临床常见的鼻炎有慢性鼻炎及变应性鼻炎。

鼻窦体位引流法

一、慢性鼻炎

【概述】

慢性鼻炎（chronic rhinitis）是发生在鼻腔黏膜和黏膜下层的慢性炎症，是一种常见病，临床表现以鼻腔黏膜肿胀、分泌物增多、无明确致病微生物感染、病程持续数月以上或反复发作为特征。通常包括慢性单纯性鼻炎和慢性肥厚性鼻炎。

慢性鼻炎的发生主要与以下因素有关：

1. 局部因素　多因急性鼻炎反复发作或治疗不彻底，而演变为慢性鼻炎。

2. 职业及环境因素　长期或反复吸入粉尘或有害化学气体，生活或生产环境中温度和湿度的急剧变化，以及通风不良等，均可导致本病。

3. 全身因素　慢性鼻炎常为一些全身慢性疾病的局部表现，如贫血、结核、糖尿病、风湿病以及心、肝、肾疾病和自主神经功能紊乱、慢性便秘等。

4. 其他因素　烟酒嗜好，长期过度疲劳。

【护理评估】

1. 症状与体征

（1）慢性单纯性鼻炎

①间歇性、交替性鼻塞，寒冷、夜间、休息时明显，夏季、白天、运动时减轻或消失；平卧时鼻塞较重，侧卧时居上侧通气较好，下侧较重，变换侧卧方位时，两侧鼻塞随之交替。

②鼻涕增多，一般为半透明的黏液涕，继发感染时可有脓涕。

③可伴有鼻根部不适、胀痛、头痛和咽干、咽痛等症状，闭塞性鼻音、嗅觉减退、耳鸣和耳闭塞感不明显。

（2）慢性肥厚性鼻炎

①单侧或双侧持续性鼻塞，较重，无交替性。

②鼻涕多但不易擤出，为黏液性或黏脓性。

③常有闭塞性鼻音、嗅觉减退、耳鸣和耳闭塞感，并伴有咽干、咽痛、头痛、头晕、失眠、精神萎靡等症状。

2. 辅助检查

（1）慢性单纯性鼻炎：前鼻镜下可见鼻腔黏膜呈暗红色充血，下鼻甲肿胀，表面光滑、柔软而富有弹性，用探针轻压可出现凹陷，移开后立即复原。对麻黄碱反应灵敏，黏膜收缩明显，下鼻甲缩小。

（2）慢性肥厚性鼻炎：前鼻镜下见下鼻甲肿大、黏膜肥厚、充血，严重者黏膜呈紫红色，表面不平呈结节状或桑葚样，触诊有硬实感，不易出现凹陷，或虽有凹陷也不易复原；鼻底、下鼻道或总鼻道内有黏液性或黏脓性鼻涕聚集。对麻黄碱反应不敏感，黏膜不收缩或轻微收缩，下鼻甲大小无明显改变。

【知识拓展】

扰人的慢性鼻炎

慢性鼻炎带来的困扰：①影响工作和学习：成年人会因为鼻炎引起头痛，头脑不清晰，昏昏沉沉，使工作效率低下；而青少年则由于鼻炎引发的鼻塞、头痛等症状造成精神不集中，记忆力及学习成绩下降。②引起多种并发症：慢性鼻炎未得到及时的治疗，炎症感染将继续蔓延而引起鼻窦炎、中耳炎、咽炎、喉炎、气管炎、肺炎等并发症。

【治疗原则】

1. 慢性单纯性鼻炎　根除病因，消除鼻黏膜肿胀，恢复鼻腔正常通气功能。

2. 慢性肥厚性鼻炎

（1）非手术治疗：下鼻甲对减充血剂敏感者，可采用同慢性单纯性鼻炎之疗法；不敏感者可做下鼻甲硬化剂注射、激光、冷冻或微波、射频等治疗。

（2）手术治疗：对减充血剂无明显反应或经上述治疗未能奏效者，应行手术治疗。下鼻甲黏膜肥厚者，做下鼻甲黏膜部分切除术；下鼻甲骨性肥大者，做下鼻甲黏膜－骨膜下切除术。

【常见护理诊断 / 问题】

1. 焦虑　与疾病迁延影响日常工作及生活有关。

2. 感知改变　嗅觉减退或消失，与鼻塞或嗅觉神经末梢变性有关。

3. 清理呼吸道无效　与鼻黏膜充血、肿胀、肥厚及分泌物增多有关。

4. 有感染的危险　并发鼻窦炎、中耳炎，因妨碍鼻窦及中耳通气引流引起。

【护理措施】

（1）注意观察鼻腔分泌物的性质、量，为临床诊断提供依据。

（2）对减充血剂敏感者，指导正确的滴鼻法，选用合适的滴鼻剂，同时注意预防药物性鼻炎。

（3）对拟行手术治疗者，配合医生做好围术期护理。具体参见鼻部手术护理常规。

【健康指导】

（1）指导患者戒除烟酒，规律生活，注意劳逸结合。

（2）及时、彻底治疗急性鼻炎等相关性疾病。

（3）加强身体锻炼，增加营养，增强机体抵抗力，防止上呼吸道感染。

（4）掌握正确的擤鼻方法，防止发生中耳炎。

（5）从事接触有害气体职业者，嘱其加强防护措施，改善工作环境。

二、变应性鼻炎

【概述】

变应性鼻炎（allergic rhinitis，AR）是易感个体接触致敏变应原后导致的包含 IgE 介导的鼻黏膜慢性炎症反应性疾病，以鼻痒、喷嚏、鼻分泌亢进、鼻黏膜肿胀为主要特点。分常年性变应性鼻炎（perennial allergic rhinitis，PAR）和季节性变应性鼻炎（seasonal allergic rhinitis，SAR），后者俗称花粉症（pollinosis）。本病以儿童、青壮年多见。

变应性鼻炎的发病与遗传及环境密切相关。患者多为特异性个体。变应原是诱发本病的直接原因，主要为吸入物，其次是食物。季节性变应性鼻炎主要由植物花粉，如树木、野草和农作物的花粉引起。常年性变应性鼻炎主要由屋尘、螨、真菌、羽毛、动物皮屑等引起。

【护理评估】

1. 症状与体征　大多数患者感鼻内发痒，花粉症者可伴有眼和咽部发痒；每天有数次阵发性喷嚏发作，每次多于 3 个，甚至连续数十个；流大量清水样鼻涕；鼻塞程度轻重不一，季节性者一般较重；部分患者尚有嗅觉减退。

2. 健康史

（1）了解患者既往健康状况及有无家族史。

（2）了解患者有无明确的致敏原，如尘螨、鱼虾、花粉等。特别是变应性疾病，找寻有关病因，评估患者鼻塞、流涕、喷嚏以及嗅觉障碍的程度。

3. 心理社会因素　大量连续的喷嚏和流涕可影响患者的正常生活、学习和工作效率。护士应注意评估患者的年龄、对疾病的认识、文化层次、情绪反应等。

4. 辅助检查评估

（1）鼻镜检查：可见鼻黏膜水肿，苍白或浅蓝色，鼻腔有水样或黏液样分泌物。

病史长、症状反复发作者可见中鼻甲息肉样变或下鼻甲肥大。用 1% 麻黄碱可使肿胀充血的鼻甲缩小，但严重水肿的鼻黏膜反应则较差。

（2）查找致敏变应原：可做特异性皮肤试验、鼻黏膜激发试验和体外特异性 IgE 检测或花粉浸液做特异性皮肤试验。

【知识拓展】

远离“变应原”

减少变应原有以下几点：①注意减少物品霉变的发生。②消除蟑螂。③在花粉或者灰尘较多的季节，关闭汽车或者房间的窗户。④移去过敏源。⑤使用有空气清洁过滤功能的空调。⑥可以使用温度调节器来减少室内的湿度，最好使空气湿度降到 50% 以下。⑦修理潮湿的地下室及浴室，保持室内通风。

【治疗原则】

避免接触变应原，正确使用抗组胺药和糖皮质激素，如有条件可行特异性免疫疗法。

【常见护理诊断 / 问题】

1. 感知改变　嗅觉减退，与变应性鼻炎鼻腔黏膜肿胀、分泌物增多有关。
2. 知识缺乏　缺乏变应性鼻炎的防治知识。

【护理措施】

（1）确定变应原，嘱患者应尽量避免与之接触。

（2）身边常备纸巾，打喷嚏时注意用纸巾遮鼻，掌握正确的擤鼻方法。

（3）注意观察鼻腔分泌物的性质、量。

（4）疾病发作期间，指导患者遵医嘱用药，包括滴鼻、喷鼻及口服药的正确使用方法等，缓解不适症状。①糖皮质激素：指导鼻腔局部用药，使用时应注意适应证及药物的不良反应。②抗组胺药：扑尔敏有产生明显嗜睡的副作用，从事驾驶、精密机械操作等人员不宜服用；息斯敏可引起心脏并发症，应用时不可过量。③肥大细胞膜稳定剂：4% 色甘酸钠滴鼻剂及鼻喷剂，适用于轻症患者。④减充血剂：1% 麻黄碱（儿童为 0.5%）鼻内局部应用治疗鼻塞，不宜长期使用。⑤抗胆碱药：0.03% 异丙托溴铵鼻喷剂，可明显减少鼻水样分泌物。

【健康指导】

（1）指导患者适当休息和睡眠、科学的起居与饮食，熟悉环境、饮食与疾病的有关知识。

（2）花粉播散季节，患者外出时应戴口罩，尽可能不接近树木、野草和农作物。

（3）注意生活环境，避免长期处于污染空气中。

（4）采用免疫治疗时，应注意必须连续、长期进行，方能显效。

【案例评析】

患者唐某，女性，36岁，因反复鼻塞、流涕伴闭塞性鼻音1年余入院，诊断为慢性肥厚性鼻炎。入院时查体：鼻黏膜慢性充血，鼻中隔明显偏曲，双侧下鼻甲肥大明显，予以1%呋麻滴鼻液收缩黏膜欠佳。双侧鼻腔狭窄，可见少量黏性分泌物，入院后经完善相关检查，拟经鼻内镜行双下鼻甲部分切除＋鼻中隔偏曲矫正术时，患者不理解，认为非手术治疗可靠。后经医护人员耐心解释病情后行手术治疗。术后经抗感染及行鼻腔冲洗等治疗后症状明显改善。患者术后7天治愈出院。

解析　慢性肥厚性鼻炎与慢性单纯性鼻炎其临床表现及治疗方法均不相同。

病例中，患者属慢性肥厚性鼻炎，鼻腔黏膜对血管收缩剂不敏感，因此治疗方法主要以手术治疗为主。

第二节　鼻窦炎患者的护理

【概述】

鼻窦炎是鼻窦黏膜的炎症性疾病，多与鼻炎同时存在，故而也称鼻－鼻窦炎，发病率15%左右，是鼻科最常见的疾病之一。

慢性鼻窦炎（chronic sinusitis）多因急性鼻窦炎反复发作或急性鼻炎、鼻窦炎治疗不当引起，病程超过2～3个月。可单侧发病或单窦发病，以上颌窦和筛窦最为多见。

鼻窦的解剖特点：①窦口小、鼻道狭窄而曲折，易阻塞，引起鼻窦通气和引流障碍。②鼻腔黏膜与鼻窦黏膜相延续，炎症时必累及鼻窦黏膜。③各窦口彼此毗邻，炎症时相互累及。④各窦自身特点及窦口位置的特殊性。近年的观点认为，窦口及邻近鼻道的引流和通气障碍是鼻窦炎发生的最主要机制。

【护理评估】

1. 症状与体征

（1）全身症状：头晕、记忆力减退、易疲倦、精神抑郁、注意力不集中等现象。

（2）局部症状：①鼻塞；②流脓涕；③局部疼痛及头痛，多在低头、咳嗽、用力或情绪激动时症状加重；④嗅觉障碍。

（3）后组筛窦炎和蝶窦炎偶可引起视力减退、视野缺损或复视等。

2. 健康史

（1）评估患者有无急性鼻窦炎反复发作史或牙源性上颌窦炎史，了解其治疗过程。

（2）评估患者有无鼻部其他疾病或全身疾病。

3. 心理社会因素　患者可因长期反复发病而明显焦虑，学习成绩下降，工作效率降低，社交欠活跃，对治疗缺乏信心。

4. 辅助检查

（1）前鼻镜检查：鼻黏膜慢性充血、肿胀或肥厚，中鼻甲肥大或息肉样变，中鼻道变窄、黏膜水肿或有息肉。

（2）鼻内镜检查和鼻窦 CT 扫描：可了解鼻腔解剖学结构异常、病变累及的位置和范围。

（3）细菌培养或免疫学检查：可进一步确定鼻窦炎的主要致病因素和特征。

（4）口腔和咽部检查：牙源性上颌窦炎可见牙齿病变。咽后壁有时可见到脓液或干痂。

（5）上颌窦穿刺冲洗：了解窦内脓液的性质、量，并行脓液细菌培养和药物敏感试验。

【治疗原则】

根除病因，解除鼻腔鼻窦引流和通气障碍，应用抗生素控制感染和预防并发症。行功能性内镜鼻窦手术（FESS）可通过小范围或局限性手术解除广泛的鼻窦病变，使窦口和鼻窦保持永久通畅引流和通气。

【常见护理诊断 / 问题】

1. 感知改变　嗅觉减退，与鼻窦黏膜炎症、肿胀及窦口阻塞有关。
2. 潜在并发症　鼻出血。
3. 知识缺乏　缺乏鼻窦炎术后的护理知识。

【护理措施】

（1）密切观察患者体温、脉搏的变化，注意患者有无剧烈头痛、恶心、呕吐等表现，鼻腔内有无清水样分泌物流出，有无视力障碍或眼球运动障碍，防止脑脊液漏、颅内感染和球后视神经炎等并发症，发现上述情况应及时报告医生处理。

（2）教会患者掌握正确的滴鼻方法。

（3）观察鼻腔分泌物的性质、量，注意有无出血。

（4）鼻腔内应用减充血剂和糖皮质激素，改善通气和引流，并注意观察药物的作用及不良反应。

（5）每天 1 ～ 2 次鼻腔冲洗，清除鼻腔分泌物。

（6）上颌窦穿刺冲洗每周 1 次，清除上颌窦腔内脓性分泌物，并可灌入抗生素。

（7）负压置换法。用负压吸引法使药液进入鼻窦，适用于老年及小儿患者。

（8）非手术治疗无效时可选择行功能性内镜鼻窦手术，手术患者护理参照鼻科患者手术前后护理常规。

（9）主动向患者说明鼻窦手术后鼻腔填塞的必要性及可能出现的疼痛等不适，抽出填塞物后，症状可消失，增加患者的信心和耐受力。

（10）上颌窦根治术患者术前用漱口液漱口，清洁口腔，加强口腔护理，预防术后感染。

（11）嘱患者勿自行扯出鼻腔填塞纱条。医生取出填塞物后 2 小时内卧床休息，减少活动，防止再次出血。

【健康指导】

（1）积极治疗鼻部、咽部及口腔的各种疾病和全身各种疾病，预防上呼吸道感染。

（2）避免进食过硬、过烫及辛辣刺激性食物，均衡营养，戒除烟酒嗜好。

（3）养成良好的生活起居习惯，避免过度劳累，坚持体育锻炼，增强体质。

（4）手术后遵医嘱正确用药，冲洗鼻腔，定期随访，术后 1 个月内避免重体力劳动。

【案例评析】

患者吕某，男性，20 岁，因反复鼻塞、流脓涕伴头痛、头晕 2 年入院，诊断为慢性鼻窦炎。入院时查体：鼻黏膜充血，双下鼻甲肥大。双侧中鼻道内见大量脓性分泌物。鼻窦 CT 示双上颌窦、筛窦及额窦炎。完善相关检查后，在局麻 + 表面麻醉下经鼻内镜行鼻窦开放术。术后 6 天出院。患者第 1 次复查时诉：鼻腔冲洗后有头痛现象。

解析　鼻窦开放术后患者出院后需常规进行鼻腔冲洗。

病例中，患者未按护士指导的方法进行鼻腔冲洗，以致出院后患者因行鼻腔冲洗时用力过大、速度快、冲洗头放置过高而引起头痛的发生。

第三节　鼻中隔偏曲患者的护理

【概述】

鼻中隔的上下或前后径偏离矢状面，向一侧或两侧弯曲，或鼻中隔一侧或两侧局部突起，引起鼻腔、鼻窦功能障碍并产生症状者，均称鼻中隔偏曲（deviation of nasalseptum）。可能与外伤、发育异常、压迫因素等有关。

【护理评估】

1. 症状与体征

（1）鼻塞：为主要症状，多呈持续性，也可呈交替性，严重者可引起嗅觉减退。可单侧或双侧发病。

（2）鼻出血：常发生于偏曲之凸面、骨棘或骨嵴的顶尖部。

（3）头痛：偏曲之凸面挤压同侧鼻甲时，可引起同侧反射性头痛。

（4）邻近器官症状：可继发上呼吸道感染和鼻窦炎。

2. 健康史

（1）评估患者有无外伤史及鼻腔其他疾病，有无腺样体肥大史。

（2）评估患者鼻塞的程度、头痛的部位及性质。注意有无鼻出血、喷嚏及流涕等症状。

3. 心理社会因素　正确评估患者的年龄、性别、对疾病的认识程度、文化层次、情绪反应等。

4. 辅助检查

（1）鼻内镜检查使诊断更为准确。

（2）鼻窦 CT 扫描可清晰观察鼻中隔与邻近结构的解剖关系以及与鼻窦疾病的相关性。

【知识拓展】

偏曲的鼻中隔

大多数人的鼻中隔均有不同程度的偏曲，但是否引起鼻部症状，常取决于下列因素：①偏曲的程度和形式，如有的呈明显局部突起，该部正处于鼻瓣区。②鼻甲骨气化程度。③梨状孔外侧缘骨质或鼻瓣区软骨是否畸形等。

【治疗原则】

鼻内镜下行鼻中隔矫正术。

【常见护理诊断 / 问题】

1. 焦虑　与鼻中隔偏曲引起的鼻出血、外观改变有关。
2. 舒适改变　与偏曲部分压迫鼻甲引起的放射性头痛、鼻塞有关。
3. 知识缺乏　缺乏有关疾病预防、保健、治疗等方面的知识。
4. 急性疼痛　与手术引起的创伤、肿胀有关。

【护理措施】

（1）保持病房安静、整洁、有序，常用物品固定摆放，避免跌倒与撞伤。

（2）本病以手术治疗为主。

1）术前准备：参照鼻部手术前护理常规。

2）术后护理：参照鼻部手术后护理常规。

（3）遵医嘱正确用药，告知患者药物的作用及注意事项。

（4）监测生命体征变化，给予患者相应的知识指导。

【健康指导】

（1）近期内避免剧烈运动；运动或工作时，注意保护鼻部免受外伤。

（2）遵医嘱继续按时使用滴鼻液。

（3）防止上呼吸道感染，定期复查，如有不适，随诊。

【案例评析】

患者，男性，36岁，因反复鼻塞、头痛伴鼻出血9年入院。诊断为鼻中隔偏曲。入院后查体：鼻中隔向左侧明显偏曲，其中段可见一棘突。完善相关检查后，在局麻+表面麻醉下行鼻中隔矫正术。手术后第3天，患者因病房地板湿滑而摔倒，导致鼻骨骨折，经复位后好转出院。

解析　鼻中隔矫正术后患者，应嘱其保护鼻部勿受外力碰撞，防止出血和影响鼻部手术效果。

病例中，病房地板湿滑未摆放防跌倒标志，护士对患者健康指导不具体，导致患者摔倒而影响鼻部手术效果。

第四节　鼻息肉患者的护理

【概述】

鼻息肉（nasal polyp）是鼻、鼻窦黏膜的慢性炎性疾病，以极度水肿的鼻黏膜在中鼻道形成息肉为临床特征。

鼻息肉与变态反应、鼻黏膜的慢性疾病、嗜酸性粒细胞释放的多种细胞因子有关。在多种病因的共同作用下，鼻黏膜小血管通透性增加、黏膜水肿，受重力影响逐渐下垂，形成息肉。

【护理评估】

1. 症状与体征

（1）鼻塞：常表现为持续性鼻塞并逐渐加重，重者说话呈闭塞性鼻音，睡眠时打鼾。

（2）流涕：鼻腔流黏液样或脓性涕，或为清涕，可伴喷嚏。

（3）嗅觉功能障碍：多有嗅觉功能减退或消失。

（4）耳部症状：鼻息肉或分泌物阻塞咽鼓管口，可引起耳鸣和听力减退。

（5）继发鼻窦炎症状：患者出现鼻背、额部及面颊部胀痛不适。

2. 健康史　评估患者既往健康状况，是否有过敏性鼻炎、慢性鼻炎、哮喘史，有无家族史，有无慢性炎症刺激及诱发因素。

3. 心理社会因素　鼻息肉多需手术治疗，患者因对有关手术知识缺乏而易导致紧张、担心、害怕。护士应正确评估患者的年龄、性别、文化层次，以提供针对性护理措施。

4. 辅助检查

（1）前鼻镜检查：可见鼻腔内有一个或多个表面光滑呈灰白色或淡红色、半透明的新生物，触之柔软，可移动，不易出血，不感疼痛。

（2）X线摄片及CT有助于诊断，了解病变部位及范围。

（3）病理学检查。

【知识拓展】

鼻息肉是肿瘤吗？

鼻息肉与鼻腔恶性肿瘤的鉴别：鼻息肉的鼻塞呈持续性，无鼻出血和瘀血，无恶臭分泌物。鼻腔肿物多表面光滑，灰色或淡红色半透明物，触之柔软，不痛可移位，活组织检查无癌细胞，且无眼部、颈部、头部的异常表现，如无复视，无突眼，无颈部肿块及淋巴结肿大，无面部麻木、剧烈偏头痛及远端转移病灶。

【治疗原则】

鼻息肉以综合治疗为主，目前主要采用功能性鼻内镜手术摘除息肉与糖皮质激素治疗。

【常见护理诊断/问题】

1. 舒适状态改变　与鼻息肉引起鼻塞、流涕有关。
2. 感知改变　与鼻息肉引起嗅觉下降、听力下降有关。
3. 自我形象紊乱　与鼻息肉引起蛙鼻有关。
4. 头痛　与鼻息肉阻塞鼻窦引流有关。

【护理措施】

（1）嘱患者进食含有丰富维生素、蛋白质的饮食，促进疾病康复。

（2）本病以手术治疗为主。

1）术前准备：参照鼻部手术护理常规。

2）术后护理：①密切观察患者鼻腔渗血情况，如出血较多，应及时通知医生处理。②局麻患者术后取半坐卧位，利于鼻腔分泌物渗出物引流，减轻头部充血；全麻患者按全麻护理常规至患者清醒后，改半卧位。③局麻患者术后2小时、全麻患者6小时可进温、凉的流质或半流质饮食，少量多餐，保证营养，避免辛辣刺激性食物。④嘱患者不宜用力咳嗽或打喷嚏，以免鼻腔内纱条松动或脱出引起出血。⑤保护鼻部勿受外力碰撞，防止出血。⑥做好口腔护理，保持口腔清洁无异味，防止口腔感染，促进食欲，鼓励患者多饮水，口唇干燥时涂润唇膏。⑦配合医生抽出患者鼻腔填塞纱条并使用滴鼻剂。

（3）遵医嘱使用糖皮质激素，减轻鼻塞症状，缓解不适。

（4）遵医嘱使用抗生素预防感染。

（5）告知患者药物的作用及注意事项。

【健康指导】

（1）保持良好的心态，避免情绪激动，适当参加锻炼。
（2）避免挤压、挖鼻、大力擤鼻等不良习惯。
（3）冬春季外出时可戴口罩，减少冷空气、花粉对鼻黏膜的刺激。
（4）遵医嘱正确做鼻腔冲洗，定时服药、滴鼻。
（5）尽量避免上呼吸道感染，减少对鼻腔的强烈刺激。
（6）2 个月内避免游泳。
（7）定期复查，如有不适及时随诊。

【案例评析】

患者，男性，46 岁，因反复鼻塞、流涕伴嗅觉减退 9 年余入院。诊断为鼻息肉。入院查体：双侧鼻道内见大量灰白色、如剥皮荔枝肉样软组织填充，鼻窦 CT 示慢性鼻窦炎并鼻息肉形成。完善相关检查对症、支持治疗 3 天后，在局麻 + 表面麻醉下行鼻息肉摘除术 + 鼻窦开放术。术后 2 小时左右，患者因多次用力打喷嚏后出现鼻腔渗血加剧，经鼻内镜重新进行鼻腔填塞、止血、补液等处理后好转。

解析　鼻部手术后护士应嘱患者避免用力咳嗽或打喷嚏，以免鼻腔内纱条松动或脱出而引起出血。

病例中，患者因多次用力打喷嚏而致鼻腔内纱条松动引起出血，护士应在术前教会患者制止打喷嚏的方法，如用手指按压人中、做深呼吸或用舌尖抵住硬腭等。

第五节　鼻出血患者的护理

【概述】

鼻出血（epistaxis nosebleed）是鼻科常见的临床症状之一，冬季好发，可单纯由鼻腔、鼻窦疾病引起，也可由某些全身疾病所致，但以前者多见。

引起鼻出血的原因如下：

1. 局部因素　①外伤：机械性外伤和手术等医源性损伤。②肿瘤：各种良性和恶性肿瘤均可出现鼻出血。③炎症：各种鼻炎及鼻腔特殊感染。

2. 全身因素　凡可引起动静脉压力增高、出凝血功能障碍、血管张力改变的全身性疾病，均可引起鼻出血。

【护理评估】

1. 症状与体征　根据不同病因、年龄、出血部位、出血量多少及出血次数不同，鼻出血症状及体征变化较大。

（1）出血量多少不一，可为涕中带血、滴血、流血或血流如注。

（2）儿童及青少年，出血多在鼻中隔前下方的利特尔动脉丛（易出血区）。中老年人，尤其是伴有高血压和动脉硬化的男性，出血部位多见于鼻腔后部，位于下鼻甲后端附近的鼻咽静脉丛，出血量多且较凶猛，不易止血。

（3）反复多次或大量出血表现为贫血、休克等。

2. 健康史

（1）评估患者的既往史，有无鼻出血的全身或局部诱因。

（2）了解患者出血的频率、量等情况。

3. 心理社会因素　患者常因大出血或反复出血而情绪紧张和恐惧，家属情绪往往很激动，担心医护人员对患者诊治不及时，造成更严重的不良后果。故而，护士应在积极配合医生抢救的同时，注意评估患者及家属的情绪和心理状态，了解其对疾病的认知和期望。

4. 辅助检查

（1）鼻腔检查：可初步了解出血是单侧或双侧、出血部位，为止血方法的选择提供依据。

（2）鼻咽部检查：可判断鼻咽部有无新生物及有无明确出血点。

（3）实验室检查：包括全血细胞计数、出血和凝血时间、凝血酶原时间等及其他相关检查，以了解患者全身情况。

【知识拓展】

如何判断出血量？

鼻出血出血量的评估：短时间内失血达 500mL 时，患者会出现头晕、口渴、乏力、面色苍白等症状；500 ～ 900mL 时常有胸闷、出冷汗、血压下降、脉速而无力等表现；超过 1 000mL 者可致休克；收缩压低于 80mmHg，提示血容量已损失约 1/4。

【治疗原则】

1. 首先止血，再针对病因检查和治疗　临床上常用的止血方法包括烧灼法、电灼法、鼻腔填塞法、血管结扎法、血管栓塞法等。

鼻腔填塞法

2. 全身治疗　较严重的鼻出血可予以镇静药、止血药、维生素、抗生素全身用药。有贫血或休克者应纠正贫血或抗休克治疗。

【常见护理诊断 / 问题】

1. 恐惧　与害怕出血和担心疾病预后有关。

2. 体液不足的危险　与鼻腔大量出血有关。

3. 急性疼痛　与患者鼻腔填塞纱条有关。

4. 潜在并发症　低氧血症、失血性休克等。

5. 知识缺乏　缺乏有关疾病预防、保健、治疗等方面的知识。

【护理措施】

（1）立即协助患者取坐位或半坐卧位，询问患者是哪侧鼻腔出血或首先出血。

（2）严密观察血压、脉搏、呼吸、神志及出血情况，评估出血量。

（3）仔细检查鼻腔，根据出血部位、量以及患者的年龄选择适宜的止血方法。

（4）对于出血量大，疑有休克者，应取休克卧位，密切监测患者生命体征变化。快速建立静脉通路。遵医嘱予以镇静、止血、快速补液、交叉配血、吸氧等对症支持处理，并协助医生做好鼻腔填塞术。

（5）创造安静、舒适、清洁的环境，避免噪声刺激，病室应避光、通风，温度适宜。

（6）外伤所致鼻出血应注意保持呼吸道通畅，及时解除呼吸道梗阻，必要时吸氧。

（7）耐心安慰患者，消除其恐惧心理，稳定患者情绪，使其沉着镇静的配合治疗，防止因情绪波动加重出血，同时做好家属的解释工作；及时更换污染的衣服、被褥，避免对患者产生不良刺激。

（8）治疗与用药护理

1）对于出血量较少、需要进行简易止血的患者，教会其或家属正确的止血方法。

2）需进行烧灼止血的患者，应告知大概的程序及可能带来的不适，以取得患者的配合。

3）遵医嘱使用抗生素，做好口腔护理，防止感染。

4）做好前后鼻孔填塞患者的护理：①填塞前向患者简单说明填塞的必要性，操作过程中可能出现的疼痛等不适，以取得患者的配合。②填塞过程中密切与医生配合，同时安慰鼓励患者。③严密监测生命体征，观察有无休克表现，一旦出现休克征象，立即通知医生并配合处理。对于年老体弱者，加强对血氧饱和度的观察，观察有无嗜睡、反应迟钝等缺氧症状，必要时予以氧气吸入。④填塞后嘱患者尽量卧床休息，取半卧位，减少活动；做好生活护理；定时向鼻腔滴入维生素 AD 滴剂以润滑纱条。⑤嘱患者勿将后鼻孔的血液咽下，防止刺激胃黏膜引起恶心、呕吐，且不利于估计出血量。⑥鼓励并协助患者进食温凉的流质或半流质饮食，可少量多餐，增加液体摄入。⑦做好口腔护理，嘱患者每次进食前后用漱口液漱口。⑧保持大便通畅，防止用力屏气；避免外力碰撞鼻部；避免打喷嚏、咳嗽、用力擤鼻、弯腰低头，防止纱条松动，引发再次出血。⑨继续观察鼻腔有无活动性出血，并准备好床旁插灯、吸引器、鼻止血包，以备患者再次出血时紧急处理。⑩注意观察后鼻孔纱球丝线的固定是否牢固，有无断裂、松动，发现上述情况及时处理，防止后鼻孔纱球脱落而引起窒息。告知患者前后鼻孔填塞的时间，使患者有心理准备，增加耐受不适的能力。

5）需行血管栓塞术或结扎术者，向其解释手术的必要性，并快速做好术前准备工作。

6）需经鼻内镜下止血的患者，应特别注意观察术后有无再次出血，其他按鼻科手术前后护理常规进行护理。

【健康指导】

（1）嘱患者保持良好的心理状态，避免紧张激动的情绪，以预防鼻出血的再次发生。

（2）避免挤压碰撞鼻部，改掉挖鼻、用力擤鼻等不良习惯。指导正确的滴鼻方法。

（3）出院后4～6周避免重体力劳动或运动。打喷嚏时张开嘴以减少鼻腔压力。避免使用含有水杨酸钠的药物。

（4）鼻腔黏膜干燥时适当增加液体摄入，或滴入维生素AD滴剂润滑鼻腔。

（5）注意合理的饮食搭配，选择富含维生素、铁、蛋白质、纤维素的食物，忌食辛辣刺激性食物，戒除烟酒，保持大便通畅。

（6）教会患者少量鼻出血的紧急处理方法：手指捏紧两侧鼻翼9～15分钟，同时用冷水袋或湿毛巾敷前额和后颈，身体放松，口腔里有血液应吐出勿咽下；如出血量多不能止住时，应及时到医院就诊。

【案例评析】

患者许某，男性，60岁，因鼻部持续流血20分钟入院，诊断为鼻出血（左侧）。入院查体：T37℃，P90次/分钟，R20次/分钟，BP115/85mmHg，患者呈急性病容，神志清楚，可见鲜血自左鼻孔流出，量较多，不能自止。患者既往有高血压病史，自服降压药。鼻内镜检查示：左侧鼻、鼻咽静脉丛出血。医嘱予以急诊行左侧后鼻孔填塞、吸氧、止血等处理。1小时后，患者左侧鼻腔填塞物被渗湿，患者及家属均较紧张，立即测血压为90/70mmHg，给予止血、补液、心理护理、重新填塞后未见渗血，于第5天治愈出院。

解析 鼻出血患者因心理恐惧、紧张易致止血失败。

病例中，护士忙于治疗而忽视了对患者的心理护理，致患者鼻腔止血失败，后经护士主动关心、予以抗休克治疗、心理护理、重新进行鼻腔填塞后，鼻腔未见渗血，患者治愈出院。

【知识拓展】

功能性内窥镜鼻窦手术

使用鼻内窥镜和特殊手术器械进行鼻窦外科手术是在20世纪70年代初期由奥地利鼻科学者Messerklinger开创的，因此又被称为Messerklinger技术（messerklinger technique，MT）。最初这项技术的主要内容是在鼻腔、鼻窦内窥镜检查的基础上对鼻窦进行手术，目的在于依靠鼻内窥镜视角广阔、视线可折射的特点来彻底清除窦内隐蔽部位的病变，这对多发性鼻息肉的患者尤为重要。这种手术被称为内窥镜鼻窦手术（endoscopic sinus surgery，ESS）。

【知识拓展】

随着鼻腔鼻窦黏膜生理学和鼻窦炎、鼻息肉病理生理学研究的深入，人们开始重视鼻腔鼻窦解剖学结构、特异性和非特异性保护功能在鼻窦炎发生和转归方面的重要性。在黏液纤毛输送功能、黏膜分泌功能、中鼻甲的重要作用、解剖学异常与鼻窦炎、鼻息肉发生的关系、病变的鼻窦黏膜手术后转归等方面均取得了可靠的实验与临床依据，并提出了一系列崭新的理论。因此，美国鼻科学者Kenndy在1986年率先提出功能性内窥镜鼻窦手术的概念。

功能性内窥镜鼻窦手术（functional endoscopic sinus surgery，FESS）最基本的出发点就是：在彻底清除不可逆病灶的基础上，把纠正鼻腔鼻窦解剖学异常、畅通窦口鼻道复合体和各个窦口、重建鼻腔鼻窦的通气和引流以及尽可能保留窦内黏膜和中鼻甲等生理功能单位作为手术的基本原则，以此创造改善和恢复鼻腔鼻窦黏膜形态及生理功能的条件来治愈鼻窦炎。这一观点在20世纪90年代初期得到国际鼻科学界的公认并迅速推广，使越来越多的鼻外科医生逐渐抛弃已经习惯了的根治性手术方式，而采用一种小范围或局限性的手术来解决广泛的鼻窦病变。

学习检测

第十章
咽科患者的护理

学习目标

1. 了解鼻咽癌患者的病情评估要点及护理措施。

2. 熟悉急性扁桃体炎的健康指导内容。

3. 掌握慢性扁桃体炎患者的病情评估要点及护理措施。

4. 掌握阻塞性睡眠呼吸暂停低通气综合征的概念、病情评估要点、护理措施及健康指导。

预习案例

患儿眭某，女性，16 岁，因咽痛反复发作 3 年伴关节酸痛 1 周入院。患者述咽痛间歇期口腔有异味，且伴刺激性咳嗽。入院查体：T36.7℃，P88 次 / 分钟，R19 次 / 分钟，BP106/66mmHg，患者呈慢性病容，双侧扁桃体Ⅱ° 肿大，双颌下淋巴结可触及，双膝关节叩击痛，完善相关检查后，在全麻下行扁桃体切除术。术后 2 小时患者出现血压下降、脉搏细速、出冷汗，频繁做吞咽动作，经积极处理后患者好转，并于术后第 8 天治愈出院。

思考

1. 上述病例患者发生了什么并发症？如何护理？

2. 患者出院时应给予哪些健康指导？

咽为消化道和呼吸道的共同通道，借鼻腔和口腔与外界相通，故而易受外界环境的影响。除了咽部及邻近器官疾病或远离器官疾病累及咽喉产生相应的咽部临床表现外，一些全身性疾病，如贫血、艾滋病等可在咽部出现十分明显的症状与体征，甚至某些全身性疾病初起仅以咽部症状和体征为首发临床表现而被发现。因此，掌握咽科疾病相关护理知识并为其提供有效的护理手段，对于咽科患者具有很好的临床意义。

第一节　扁桃体炎患者的护理

扁桃体炎包括急性扁桃体炎和慢性扁桃体炎，受凉、劳累过度、潮湿、烟酒过度等均可诱发本病的发生。

一、急性扁桃体炎

【概述】

急性扁桃体炎（acute tonsillitis）为腭扁桃体的急性非特异性炎症，伴有不同程度的咽黏膜和淋巴组织炎症，常继发于上呼吸道感染。临床将急性腭扁桃体炎分为两类，即急性卡他性扁桃体炎和急性化脓性扁桃体炎，后者包括急性滤泡性扁桃体炎和急性隐窝性扁桃体炎。

急性扁桃体炎的主要致病菌为乙型溶血性链球菌。正常人咽部及扁桃体隐窝内存留着某些病原体，当抵抗力下降时，病原体大量繁殖而致病。

【护理评估】

1. 症状与体征

（1）全身症状：起病急，常有畏寒、高热、头痛、乏力、食欲下降、关节酸痛、全身不适、便秘等。小儿可因高热而引起抽搐、呕吐和昏睡。

（2）局部症状：剧烈咽痛，可放射至耳部，常伴有吞咽困难。有时可见下颌淋巴结肿大，转头不便。葡萄球菌感染者，扁桃体肿大较明显，幼儿还可引起呼吸困难。

（3）急性卡他性扁桃体炎的局部及全身症状都较轻。

2. 健康史

（1）评估患者发病前是否有上呼吸道慢性疾病，有无受凉、劳累、过度饮酒、有害气体刺激等。

（2）评估患者咽痛的时间、程度，有无头痛、食欲下降、发热等全身症状。

3. 心理社会因素　急性炎症期间因起病急骤，症状明显，容易引起患者和家属重视，大部分能得到及时治疗。护士应注意评估患者的文化层次，对疾病的认知程度，询问其职业以及居住、工作环境。

4. 辅助检查

（1）咽部检查：咽部黏膜呈弥漫性充血，以扁桃体及两腭弓最为严重。腭扁桃体肿大，在其表面可见黄白色脓点或在隐窝口处有黄白色或灰白色点状豆渣样渗出物，有时连成一片形似假膜，容易拭去。

（2）触诊：下颌淋巴结肿大。

（3）实验室检查：血常规检查可见白细胞明显增多，涂片可见链球菌。

【治疗原则】

全身使用足量抗生素。

【常见护理诊断 / 问题】

1. 疼痛和吞咽困难　与扁桃体急性炎症有关。
2. 体温过高　与扁桃体炎症有关。
3. 潜在并发症　扁桃体周围脓肿。

【护理措施】

（1）观察患者体温变化、局部红肿及疼痛程度。体温过高者给予物理降温及温水擦浴。必要时遵医嘱使用解热药或静脉补液治疗。

（2）注意观察患者有无一侧咽痛加剧、语言含糊、张口受限，一侧软腭及腭舌弓红肿膨隆、腭垂偏向对侧等扁桃体周围脓肿表现，还应注意尿液的变化，发现异常及时与医生联系。

（3）鼓励进食高营养而易消化的软食，少食多餐，进食前后漱口，多饮水，注意休息。

（4）教会患者含漱的正确方法，以保持咽部清洁。

（5）治疗与用药护理

1）首选青霉素治疗，局部可选用口泰漱口液漱口。反复发作或伴有并发症者，应在急性炎症消退后行扁桃体切除术。

2）局部可选用各种喉片含服，以消炎镇痛。疼痛较为严重时遵医嘱使用镇痛药。

3）注意观察用药效果。

扁桃体摘除法

【健康指导】

（1）戒除烟酒，少食辛辣刺激性食物，保持口腔卫生。

（2）锻炼身体，提高机体抵抗力；避免过度劳累，预防感冒；保持大便通畅，减少急性扁桃体炎的诱发因素。

（3）该病容易传染，患者要适当隔离。对频繁反复发作的急性扁桃体炎或有并发症者，应建议在急性炎症消退 2 ～ 3 周后行扁桃体摘除手术。频繁发作一般是指 1 年内有 5 次或以上的急性发作或连续 3 年平均每年有 3 次或以上发作。

二、慢性扁桃体炎

【概述】

慢性扁桃体炎（chronic tonsillitis）是腭扁桃体的慢性炎症。

慢性扁桃体炎主要多由急性扁桃体炎反复发作或扁桃体隐窝引流不畅演变而来。主要致病菌为链球菌和葡萄球菌。

【护理评估】

1. 症状与体征　患者平时自觉症状少，常有咽痛、易感冒及急性扁桃体炎发作史，可有咽内发干、发痒、异物感、刺激性咳嗽等轻微症状。当出现扁桃体隐窝内潴留干酪样腐败物或有大量厌氧菌感染，常出现口臭。小儿扁桃体过度肥大，会出现呼吸不畅、睡时打鼾、吞咽或言语共鸣的障碍。当隐窝内脓栓被咽下时，可刺激胃肠道，或隐窝内细菌、毒素等被机体吸收导致全身反应，可出现消化不良、头痛、乏力、低热等。

2. 健康史

（1）询问患者发病前是否有急性扁桃体炎、呼吸道炎症反复发作史。

（2）了解是否有风湿热、急性肾炎等全身性疾病的表现。

3. 心理社会因素　因平时无典型症状，患者多不重视。急性扁桃体炎反复发作或出现并发症及拟定手术时，患者表现出紧张及恐惧等心理状况。故而，护士应正确评估患者对疾病的认知程度及情绪状况，了解患者的生活和工作环境及饮食习惯，有无理化因素的刺激。

4. 辅助检查

（1）咽部检查：可见腭扁桃体慢性炎症表现。

（2）触诊：下颌角淋巴结肿大。

（3）实验室检查：检查尿液、抗链球菌溶血素“O”、血沉等，以便观察有无并发症的发生。

【知识拓展】

“蛾风”是什么?

中医称腭扁桃体为“乳蛾”或“喉蛾”，急性扁桃体炎则称“喉蛾胀”或“蛾风”。其可引起的全身并发症有：急性关节炎、风湿热、急性心包炎、急性心肌炎、急性肾炎、亚急性甲状腺炎等。

【治疗原则】

以手术治疗为主，也可采用隐窝冲洗、理疗、免疫疗法等。

【常见护理诊断 / 问题】

1. 潜在并发症 术后出血。
2. 疼痛 咽痛，与手术有关。
3. 有感染的危险 与手术创伤及口腔卫生有关。

【护理措施】

（1）注意观察有无发热、关节酸痛、尿液变化等，警惕并发症的发生。

（2）治疗与用药护理

1）应用有效的抗生素治疗，可结合免疫疗法或抗变应性治疗，同时辅以局部涂药和体育锻炼。

2）若出现以下情况则应施行扁桃体切除术：扁桃体过度肥大，影响吞咽、呼吸及发声功能；慢性扁桃体炎反复发作或多次并发扁桃体周围脓肿；慢性扁桃体炎已成为引起邻近器官或其他脏器病变的病灶。

3）术前护理：①协助医生进行必要的术前检查，询问患者有无急性炎症、造血系统疾患、凝血机制障碍及严重的全身性疾病，有无手术禁忌证，妇女经期、妊娠期不宜手术。②保持口腔清洁，术前 3 天开始用漱口液含漱，每天 4 ～ 6 次；如有病灶感染，术前应用抗生素治疗 3 天。③术日晨禁食，遵医嘱术前用药。

4）术后护理：①疼痛护理，及时给予患者安慰，教会其分散注意力减轻疼痛的方法，还可行冷敷，必要时遵医嘱使用镇痛药。②防止出血，嘱患者注意休息，少说话，避免咳嗽。密切观察口中分泌物的色、质、量，全麻未醒者，注意观察有无频繁吞咽动作，清醒后及局麻者取半坐卧位，嘱其轻轻吐出口腔分泌物，不能咽下。一旦出现活动性出血，立即通知医生并协助止血；注意观察患者的生命体征、神志及面色的变化，若出现神志淡漠、血压下降、出冷汗等休克早期表现时，须通知医生紧急处理。③饮食护理，术后无出血，4 小时后可进冷流质饮食，次日改为半流质饮食，两周内禁忌硬食及粗糙食物。患者常因切口疼痛进食较少，护士应加强宣教，鼓励进食，并注意评估患者的摄入情况，必要时遵医嘱给予液体补充。④预防感染，注意观察患者体温变化情况。术后次日予以漱口液漱口。遵医嘱应用抗生素预防及控制感染。勿触动白膜，以免出血和感染。

【健康指导】

（1）保持口腔清洁，进食前后漱口。

（2）向患者做好解释工作，有白膜从口中脱出属正常现象，不必惊慌。

（3）术后两周内避免进食粗硬食物，宜进食营养丰富的清淡饮食。

（4）注意劳逸结合，适当锻炼，提高机体抵抗力。

（5）避免感冒，若出现咽部疼痛、体温升高、口中有血性分泌物吐出等应及时就诊。

【案例评析】

患者，李某，女性，20岁，因反复咽痛、咽部异物感2年余入院。入院时查体：咽部稍充血，双侧扁桃体肿大，表面见大量脓性分泌物，挤压可见脓栓溢出。入院后经完善相关检查，控制感染后于局麻+表面麻醉下行双侧扁桃体剥离术。术后第2天，患者感饥饿，进食大量硬性食物，导致手术部位出血，经积极止血、抗感染治疗后，患者于手术后第8天治愈出院。

解析　扁桃体剥离术后次日创面会形成一层白膜，此膜具有保护作用。

病例中，患者因进食大量硬性食物致扁桃体窝内白膜强行撕脱而导致出血的发生。护理人员对于扁桃体剥离术后患者应加强饮食方面的宣教，嘱患者禁食粗、硬及刺激性食物。

第二节　鼻咽部肿瘤患者的护理

【概述】

鼻咽癌

鼻咽部肿瘤可分为鼻咽良性肿瘤和恶性肿瘤，前者远远少于后者。良性肿瘤以血管纤维瘤占绝大多数。恶性肿瘤中鼻咽癌较常见。

鼻咽癌（carcinoma of nasopharynx）为我国常见恶性肿瘤之一，是恶性程度较高的肿瘤，居耳鼻咽喉恶性肿瘤之首，好发于我国南方。

目前认为鼻咽癌与遗传、病毒、环境因素及生活习惯等有关。

1. 遗传因素　鼻咽癌患者具有种族易感性和家庭聚集现象。

咽部内窥镜所见

2. 病毒因素　EB病毒在鼻咽癌发病中起着重要的作用。从鼻咽癌患者的血清中查出EB病毒抗体，并且抗体滴度随病情发展而升高。

3. 环境因素　可能与多种化学致癌物质有关。如：亚硝胺类、多环类及微量元素镍等。此外，性激素失调、空气污染、维生素缺乏等均为鼻咽癌的诱因。

【护理评估】

咽部涂药喷药蒸汽雾化吸入法

1. 症状与体征　鼻咽癌多发生于鼻咽顶前壁和咽隐窝，位置隐蔽，所以早期症状不典型。

（1）鼻部症状：涕血和鼻出血，病灶位于鼻咽顶前壁者，用力向后吸鼻腔或鼻咽部的分泌物时软腭背面与肿瘤摩擦，轻者可引起涕血，重者可致大量鼻出血。肿瘤阻塞后鼻孔，出现单侧鼻塞。当肿瘤增大时，则出现双侧鼻塞。

（2）耳部症状：肿瘤阻塞或压迫咽鼓管咽口，可引起患侧耳鸣、耳闷塞感及听力减退或伴有鼓室积液，应与分泌性中耳炎鉴别。

（3）颈部出现无痛性肿块：鼻咽癌早期即可向颈淋巴结转移，这是本病重要临床特征之一。淋巴结呈进行性增大，质硬，不活动。

（4）头痛及脑神经症状：肿瘤经咽隐窝的破裂孔侵入颅内。侵犯第Ⅱ～Ⅶ、Ⅸ、Ⅹ神经而产生头痛、面部麻木、眼球外展受限、上睑下垂、复视、软腭麻痹、声嘶、伸舌偏斜等症状。

（5）远处转移症状：晚期鼻咽癌可发生骨、肝、肺等处转移，出现相应症状与体征。

2. 健康史

（1）评估患者有无家族史，头痛的具体部位与性质，鼻出血发生的时间、量、频率，鼻塞的程度，颈部有无包块等。

（2）了解患者发病前的健康状况，有无 EB 病毒感染史；是否经常食用辣味、腌制食品；是否经常接触污染空气及饮用水情况。

3. 心理社会因素　鼻咽癌因早期症状不典型，患者常不予重视，早期诊断率低。当出现头痛、脑神经侵犯时，疾病已到晚期。确诊后，患者对放疗、化疗均有不同程度的恐惧心理。疗效欠佳时患者有悲观绝望心理。故而，护士应注意评估患者的年龄、性别、文化层次、对疾病的认知程度、情绪状况、家庭关注情况等。

4. 辅助检查

（1）间接鼻咽镜、纤维鼻咽镜检查：可见肿瘤呈菜花状、结节状或溃疡状，易出血。

（2）颈部触诊：颈深部可触及质硬、活动度差或不活动、无痛性肿大淋巴结。

（3）CT 及 MRI 检查：能显示肿瘤范围及颅底骨质破坏的程度。

（4）EB 病毒血清学检查：EB 病毒血清可作为鼻咽癌诊断的辅助指标。

（5）活检：病理学检查为确诊的依据，一次活检阴性不能否定鼻咽癌的存在，少数病例需多次活检才能明确诊断。

【知识拓展】

警惕“鼻咽癌”

专家提醒大家有下列情况之一者请及时到医院就诊：①原因不明的一侧进行性咽鼓管阻塞症状。②涕中带血或吸鼻后“痰”中带血。③颈侧淋巴结肿大。④原因不明的偏头痛。⑤外展神经麻痹。⑥皮肌炎。

【治疗原则】

首选的治疗方法为放射治疗。早期确诊、治疗十分重要。为防止远处转移，提高放疗敏感性和减轻放疗并发症，放疗期间可配合化疗、中医中药治疗及免疫治疗。

【常见护理诊断/问题】

1. 有出血的危险　与肿瘤侵犯血管有关。
2. 疼痛　头痛，与肿瘤侵犯脑神经和脑组织有关。
3. 恐惧　与肿痛、放射治疗有关。
4. 感知改变　听力下降，与肿瘤阻塞咽鼓管有关。
5. 知识缺乏　缺乏有关鼻咽癌早期症状的认知及防治知识。

【护理措施】

（1）密切观察患者的病情及生命体征变化。

（2）指导患者每日进行口腔护理，黏膜破溃者，可使用抑菌、杀菌、促进组织修复的漱口液含漱。

（3）告知患者及家属放疗的目的、注意事项、并发症以及对疾病转归的作用。放疗区域的皮肤不能用化学物品刺激，用清水清洗即可，不可搔抓。

（4）增加营养摄入，避免进食辛辣刺激性食物。

（5）对于化疗引起的脱发是可逆的，不要过于紧张，外出时可佩戴假发套。

（6）心理护理：鼓励并倾听患者诉说自己的感受，充分调动家庭成员的积极支持作用，协助患者尽快度过悲伤过程。同时使患者了解本病的良好治疗效果，帮助其树立战胜疾病的信心，建立积极的应对心理。

（7）治疗与用药护理：

1）协助医生进行止血，鼻出血量较大时参见鼻出血的护理措施。

2）向患者及家属耐心讲解疼痛的原因、治疗的方法，鼓励患者坚持治疗，必要时遵医嘱使用镇痛药。

3）注意观察药物的疗效及副作用。

【健康指导】

（1）勿食含亚硝胺类及镍较高的食品、水，如腌制食品等。

（2）通过各种途径普及医疗、护理常识，如出现回吸血涕、耳鸣、耳聋、颈部肿块等症状之一者，应及时到耳鼻咽喉科就诊。一旦确诊，应向患者说明放疗的治疗意义，使患者及时得到治疗。

（3）宜进食高热量、高蛋白、高维生素饮食，多吃水果，改善营养状况，增强机体免疫力。

（4）放疗过程中应注意有无并发症的出现，如骨髓抑制、消化道反应、皮肤反应等，经常检查血常规，防止感染，保持口腔卫生，适当中药调理。

（5）对有家族遗传史者，应定期进行鼻咽癌的筛查。

（6）定期复查，一般随访时间为 3 个月、半年、1 年。

【案例评析】

患者，金某，男性，45 岁，因回缩性涕中带血 1 年余入院。鼻咽部 CT 示：左侧鼻咽部隆起，咽隐窝消失，左侧咽旁间隙消失。拟诊鼻咽癌。经完善相关检查，行鼻咽部肿物活检术。术后病检确诊鼻咽癌。患者得知病情后欲放弃所有治疗，后经护理人员耐心解释并给予相关指导后，患者积极配合各项治疗。

解析　患者对鼻咽癌知识缺乏了解，一旦确诊后，即会给其造成极大的痛苦和精神压力。

病例中，患者对疾病康复期望值较高，得知自己患鼻咽癌后，心情沮丧，放弃治疗，后经护理人员详细讲解疾病相关知识后，接受放疗并好转出院。

第三节　阻塞性睡眠呼吸暂停低通气综合征患者的护理

【概述】

阻塞性睡眠呼吸暂停低通气综合征（obstructive sleep apnea–hypopnea syndrome, OSA–HS）可发生在任何年龄，但以中年肥胖男性发病者居多。它是指睡眠时上气道塌陷堵塞引起的呼吸暂停和通气不足，伴有打鼾、睡眠结构紊乱，频繁发生血氧饱和度下降及白天嗜睡等症状。具体指成人在 7 小时的夜间睡眠时间内，至少有 30 次呼吸暂停，每次呼吸暂停时间至少 10 秒以上；睡眠过程中呼吸气流强度较基础水平降低 50% 以上，并伴动脉血氧饱和度下降 ≥ 4%；或呼吸暂停低通气指数（即平均每小时睡眠中呼吸暂停和低通气的次数）<5。

正常呼吸时，外界空气进入肺泡进行气体交换。此种气体交换的关键是喉以上的上呼吸道能够使气流通畅地进入气管、支气管，如因某种原因使这段气流受阻，就可出现阻塞性睡眠呼吸暂停。引起 OSAHS 的常见因素有：①上呼吸道狭窄或堵塞；②肥胖；③内分泌紊乱；④脂代谢紊乱；⑤遗传因素；⑥老年性变化。

【护理评估】

1. 症状与体征

（1）患者睡眠时打鼾，影响他人休息，有反复的呼吸暂停现象，经常憋醒。

（2）白天嗜睡。

（3）患者可有晨起后咽部干燥、异物感，有头痛、注意力不集中、记忆力下降等情况。

（4）部分重症患者出现性功能减退，性格急躁。

（5）患者憋醒后常感心慌、胸闷或心前区不适。病程较长的患者可并发高血压、心律失常、心绞痛与心肺功能衰竭等。

（6）儿童患者有遗尿、学习成绩下降、胸廓发育畸形、生长发育差等现象。

（7）患者一般较肥胖、颈粗短，部分患者有上、下颌骨发育不全。

2. 健康史　评估患者家族史，有无局部及全身疾病等诱发因素；患者的体型、上气道及颌面部的发育情况；夜间打鼾的程度，憋醒的频率，发病时间。

3. 心理社会因素　尽管此病对患者有很大危害，但起病初期往往被忽视，直到引起严重并发症才引起重视。确诊后，患者因为缺乏相关知识及担心预后而表现为恐惧和焦虑。因此，护士应注意评估患者的性格特征、饮食与生活习惯、患者的情绪状况及对疾病的认知程度。

4. 辅助检查

（1）多导睡眠监测：为诊断 OSAHS 的标准，可了解 OSAHS 的严重程度。

（2）纤维鼻咽镜检查：判断上气道阻塞部位。

（3）上气道持续压力测定：协助定位气道阻塞部位。

（4）头颅 X 线、CT 或 MRI 检查：评估是否有骨性气道狭窄。

【知识拓展】

享受睡眠

世界上什么东西最不需要花钱而又特别值得我们享受？是睡眠。人的一生当中，至少有 1/3 的时间是在睡眠中度过的。睡眠质量的高低与健康密切相关。调查数据显示，全球成人中约有 30% 出现睡眠障碍。

【治疗原则】

对于症状较轻者可采用非手术疗法，如服用抗抑郁药物等。症状较重者可采用去除病因手术、悬雍垂腭咽成形术（UPPP）、腭咽成形术（PPP）、激光手术等方法以增加咽腔左右及前后间隙，减少睡眠时上呼吸道的阻力。

【常见护理诊断 / 问题】

1. 气体交换障碍　与上呼吸道狭窄及阻塞有关。

2. 潜在并发症　呼吸暂停。

3. 睡眠形态紊乱　与疾病本身和环境改变、心理负担过重有关。

4. 知识缺乏　缺乏对本病知识的了解。

【护理措施】

1. 一般护理

（1）密切观察患者的生命体征，特别是呼吸情况，夜间加强巡视，同时准备好抢救用物，以备急用。

（2）尽可能安排患者住单人病房，保证睡眠环境安静，同时减少对其他人的影响。

（3）指导患者睡眠时采取半坐卧位或侧卧位，防止软腭及舌根下塌。禁止服用催眠药，睡前 3 ～ 4 小时不饮含酒精的饮料。

2. 心理护理　向患者讲解疾病相关知识、手术过程及麻醉方式，解答患者的疑问，消除其紧张心理，使之积极配合治疗，并指导其对预后的正确估计。

3. 治疗与用药的护理

（1）遵医嘱给予患者持续低流量吸氧或使用正压通气治疗，以纠正患者的缺氧状况，教会其正确的使用方法、可能出现的不适以及如何调整，帮助患者树立信心。

（2）对使用口器治疗者，睡前可将舌保护器置于口中，使舌保持轻度前置位，增加喉腔前后距离，从而减轻上呼吸道阻塞症状。

（3）对行手术治疗者，应积极完善术前准备，尽快进行手术治疗。

（4）术前护理：①参照咽部手术前护理常规。②特殊检查：睡眠呼吸监测、气道压力测定、纤维鼻咽镜检查等。③合并有高血压及冠心病者，应做全面检查。

（5）术后护理：①参照咽部手术后护理常规。②保持呼吸道通畅，密切观察生命体征，遵医嘱决定机械通气拔管时机并做好相应护理。③疼痛护理：术后 6 小时遵医嘱给予镇痛药、口含冰块、喝冰水等减轻疼痛。④注意观察打鼾症状是否有改善，遵医嘱予以滴鼻液滴鼻。⑤遵医嘱给予抗炎、止血、补液等治疗，并注意观察用药后的效果。⑥保持口腔清洁，用漱口液含漱。⑦给予湿纱布覆盖口唇，防止口腔干燥。⑧嘱患者吐出口腔内分泌物，以便观察伤口出血情况，如出血量较多，应即刻通知医生处理。⑨术后 3 小时开始进食冷流质饮食，次日可进食半流质饮食，一周后改为软食，再逐渐过渡到普食。⑩耐心听取患者主诉，及时发现有无心血管并发症。

【健康指导】

（1）进行体育锻炼，制订减肥计划并坚持落实。

（2）术后 4 周内勿进食干硬、大块以及酸、辣刺激性食物，并注意口腔卫生，进食后漱口。

（3）建议患者不宜从事驾驶、高空作业等有潜在危险的工作，以免发生意外。

（4）戒除烟酒，不使用镇静药，采取侧卧位。

（5）定期随访，监测心脏功能、血压等，防止并发症。

【案例评析】

患者，苏某，男性，45 岁，因睡眠时出现打鼾及呼吸暂停 10 余年入院，诊断为阻塞性睡眠呼吸暂停低通气综合征。入院后查体：患者呈慢性病容，双侧扁桃体肿大，间接鼻咽镜检查鼻咽部看不清，双下鼻甲肥大，鼻中隔向左偏曲。多导睡眠图示：呼吸暂停每小时 >40 次。完善各项术前准备后于第 3 天在全麻下行腭咽成形术 + 鼻中隔矫正术，术后 6 小时患者进食流质食物后出现心率加快、面色苍白，测血压为 80/50mmHg，经积极处理后患者病情好转，并于术后第 10 天治愈出院。

解析　腭咽成形术后可并发大出血等并发症。

病例中，该患者行腭咽成形术后因未遵医嘱进冷流质饮食而导致切口大出血，致休克发生，因此医护人员在给患者做饮食指导时，必须让家属复述一遍，防止类似事件发生。

【知识拓展】

多导睡眠监测

多导睡眠监测是在全夜睡眠过程中，连续并同步地描记脑电、呼吸等 10 余项指标，全部记录次日由仪器自动分析后再经人工逐项核实。监测主要由三部分组成：①分析睡眠结构、进程和监测异常脑电。②监测睡眠呼吸功能，以发现睡眠呼吸障碍，分析其类型和严重程度。③监测睡眠心血管功能。

1. 睡眠情况：通过记录脑电图、眼电图、肌电图准确反映睡眠状况和分期。

2. 呼吸情况

（1）鼻气流：多采用对温度敏感的热敏电阻感知呼出气体及吸入气体的温差变化，以了解气流的有或无，判断是否发生了睡眠呼吸暂停。

（2）胸部及腹部运动：通过胸腹带中的电阻或其他导电物质感受胸腹部活动的存在或消失，来区分中枢或阻塞性睡眠呼吸暂停。

（3）血氧测定：通过夹住在手指上的传感器持续不断地采集血氧饱和度可以了解整个睡眠过程中缺氧的时间和程度，对判断睡眠呼吸暂停综合征病情的轻重、估计治疗效果很有帮助。

3. 心脏情况：通过心电图了解整个睡眠过程中心率及心电图波形的改变，分析各种心律失常及其他异常波形和呼吸暂停的关系，评估治疗效果。

结果分析：多导睡眠图显示每夜 7 小时睡眠过程中呼吸暂停及低通气反复发作 30 次以上，或睡眠呼吸暂停和低通气指数 ≥ 5，则提示该患者有 OSAHS。

学习检测

第十一章
喉科患者的护理

学习目标

1. 熟悉急性会厌炎患者的病情评估及护理措施。
2. 掌握喉阻塞的临床分度及行气管切开手术患者的护理措施。
3. 掌握喉癌患者手术前后护理措施。
4. 能制作戴气管套管出院患者健康教育知识卡片。

预习案例

李某，男性，62 岁，因进行性声嘶 1 年余入院。1 年前患者出现声音嘶哑，经反复多次抗感染治疗无好转。近 1 个月来感声嘶进一步加重，并伴呼吸费力、吞咽困难、喉痛，近几日咳嗽时可见血性痰液。入院检查：T37.8℃，P92 次 / 分钟，R22 次 / 分钟，BP110/68mmHg，神志清楚，急性病容，消瘦体质，间接喉镜检查见会厌喉面根部有直径约 0.3cm 的淡粉色肿块，表面光滑，无破溃，右声带固定于近中线位，颈部可扪及肿大的淋巴结，MRI 检查结果显示喉部有一肿块。患者恐惧、坐立不安、失眠。完善相关检查拟行全喉切除术 + 颈部淋巴结清扫术。

思考

1. 如何对患者进行心理护理？
2. 简述手术前后护理措施。

喉既是发声器官，又是呼吸道的门户，喉病的发生与接触外界刺激的因素密切相关，如烟、酒、高温、粉尘、化学烟雾等都可直接或间接导致喉部疾病的发生。另外，外伤、感染、邻近器官的急性炎症等也可致喉部疾病的发生。因此，掌握喉科疾病相关护理知识并为其提供有效的护理手段，对于喉科患者具有重要的临床意义。

第一节　急性会厌炎患者的护理

【概述】

急性会厌炎（acute epiglottitis）又称急性声门上喉炎，是一种发病突然、发展迅速、可危及生命的上呼吸道疾病。严重时可因会厌肿胀堵塞气道而引起窒息死亡。为耳鼻喉科常见急症，成人多见，全年均可发病。

急性会厌炎的发生与细菌感染、变态反应、外伤及邻近器官急性炎症等有关。其中，细菌感染是本病发生的主要原因。各种致病菌可由呼吸道吸入，还可由血行传染，或是由邻近器官蔓延，也可由单独变态反应性炎症引起会厌明显肿胀，继发感染导致本病发生。

【护理评估】

1. 症状与体征

（1）局部症状：患者多感喉痛剧烈，吞咽时加重，严重时难以咽下唾液。讲话时语音含糊不清。会厌肿胀可引起不同程度的呼吸困难，严重者可引起窒息。急性会厌炎引起的呼吸困难可突然加重。

（2）全身症状：起病急，常在夜间发生，畏寒、乏力、发热等，体温在38℃～39℃。

（3）体征：患者呈急性痛苦面容，严重者伴喉阻塞体征。

2. 健康史

（1）评估患者有无上呼吸道感染，有无邻近器官感染，如咽炎、扁桃体炎等。

（2）有无过度疲劳、外伤、吸入有害气体、误吸异物、接触过敏源或使用过敏药物等。

（3）评估发病的时间，起病的缓急，有无呼吸困难、声嘶等，治疗经过及效果。

3. 心理社会因素　护士应注意评估患者和家属的心理和情绪状况，同时注意评估患者对疾病的认知程度。

4. 辅助检查

（1）间接喉镜检查：会厌充血水肿，严重时呈球形。

（2）实验室检查：白细胞升高，中性粒细胞增多。

【知识拓展】

感冒也可引出大麻烦

在早春和秋冬季节时，人体处于疲劳状态，抵抗力就会下降，会患感冒或其他疾病，特别是感冒后出现发热、咽喉疼痛、进食困难、语言含糊不清，甚至出现不同程度的吸气性呼吸困难，很多人认为这只是普通的咽喉炎症，但如果治疗不及时，严重者可发生窒息甚至危及生命，这就是临床所见的急性会厌炎。

【治疗原则】

积极控制感染及减轻会厌水肿，脓肿形成可切开排脓；喉阻塞严重时，行气管切开术，以解除呼吸困难。

【常见护理诊断 / 问题】

1. 潜在并发症　窒息。
2. 疼痛　喉痛，与会厌充血肿胀有关。
3. 知识缺乏　缺少相关医学知识，对急性会厌炎的危险性了解不够。

【护理措施】

1. 保持呼吸道通畅　密切观察患者的呼吸形态，注意有无呼吸困难、吸气性软组织凹陷、喉喘鸣等喉阻塞症状；必要时吸氧、监测血氧饱和度。严重呼吸困难患者做好气管切开术前准备。向患者说明本病的特点及危害，不随意离开病房。

2. 注意体温变化　注意观察患者体温变化，必要时采用物理降温或遵医嘱药物降温。

3. 减轻疼痛　嘱患者卧床休息，进流质或半流质饮食，忌辛辣饮食，食物温度以温凉为宜，减轻对会厌的刺激。保持口腔清洁，进食后用漱口液漱口。少讲话，轻咳嗽。

4. 配合治疗　向患者及家属耐心讲解疾病的原因及处理方法，使其能理解并能放松，以消除紧张与恐惧心理，配合治疗。

5. 治疗与用药护理

（1）全身进行抗感染治疗，静脉内使用足量的抗生素和糖皮质激素，并注意观察药物疗效及副作用。

（2）喉阻塞程度较严重时按喉阻塞的处理原则治疗。

（3）气管切开术者按气管切开术后的护理。

【健康指导】

（1）提高患者和家属对本病的认识，宣传其危害性及预防措施。

（2）避免与过敏源接触。

（3）生活有规律，不过度疲劳，戒烟酒。

（4）积极治疗邻近器官的疾病，发生吞咽剧烈疼痛时，应立即到医院就诊。

【案例评析】

患者陈某，男性，38 岁，因发热、吞咽剧烈疼痛 2 天入院。诊断为急性会厌炎。入院时查体：咽部急性充血，双侧扁桃体约Ⅰ度肿大，会厌充血肿胀明显，抬举欠佳。入院后备气管切开包于床旁，以足量抗生素及激素治疗，患者病情有所缓解。入院第 2 天，患者进食酸性食物后觉咽喉部疼痛加剧，经护士解释后进食其他流质或半流质饮食。

解析　急性会厌炎患者首先重点观察其有无窒息现象；其次为饮食指导。

病例中，护士将气管切开包备于床旁是非常正确的，以备急用；饮食指导应嘱患者避免进食刺激性食物，以减轻对会厌的刺激。宜进食流质或半流质饮食，温度以温凉为宜。

第二节　喉阻塞患者的护理

喉腔内窥镜所见

【概述】

喉阻塞（laryngeal obstruction）是喉部或其相邻组织的病变，使喉部通道发生狭窄或阻塞引起吸气性呼吸困难，使机体缺氧，二氧化碳潴留，严重者可引起窒息死亡，是耳鼻咽喉科常见急症之一。

引起喉阻塞的原因：①急性炎症：如急性会厌炎，小儿急性喉炎，急性喉、气管支气管炎、咽后壁脓肿等。②异物：喉内较大的异物如鱼骨、豆类等，可引起喉腔机械性阻塞并导致喉痉挛。③喉外伤：如烧灼伤、切割伤、异物外伤、器械外伤、挫伤、挤压伤以及化学腐蚀伤等。④喉水肿：血管神经性水肿等可使声门区黏膜水肿；甲状腺功能减退、严重心、肾疾病致静脉回流障碍等均可使声门变窄，发生喉阻塞。⑤肿瘤：如喉癌、甲状腺肿瘤、多发性喉乳头状瘤等。⑥双侧声带瘫痪：多由外伤、肿瘤等各种原因引起。⑦畸形：如喉软骨畸形、先天性喉喘鸣、喉瘢痕狭窄。

【护理评估】

喉阻塞四度呼吸困难

1. 症状与体征

（1）吸气性呼吸困难：为喉阻塞的主要症状。表现为患者吸气运动增强，吸气时间延长，吸气深而慢，但通气量并不增加。

（2）吸气性喉喘鸣：喉阻塞程度越严重，喘鸣声越响。为吸气时气流不能顺利通过狭窄的声门裂而形成气流旋涡反击声带，使声带颤动所发出的声音。

（3）吸气性软组织凹陷：是喉阻塞的另一个重要特征。因患者吸气困难，吸入气体不易进入肺部，所以胸腹部辅助呼吸肌均加强运动，扩张胸部，以辅助呼吸，但肺叶因气体量不足不能相应膨胀，故胸腔内负压增高，使胸壁及其周围软组织凹陷。

（4）声嘶：病变累及声带者，则出现声音嘶哑，甚至失音。

（5）缺氧症状：面色、口唇指（趾）甲发绀，端坐呼吸，烦躁不安，不能入睡。严重者出现窒息、脉搏细数、心力衰竭、大小便失禁、昏迷而死亡。

（6）根据患者呼吸困难的程度将喉阻塞分为4度。①1度：安静时无呼吸困难、吸气性喉喘鸣及胸廓软组织凹陷，活动或哭闹时有轻度吸气性呼吸困难，稍有吸气性喉喘鸣及胸廓周围软组织凹陷。②2度：安静时有轻度吸气性呼吸困难、吸气性喉喘鸣及吸气性胸廓周围软组织凹陷，活动时加重，但不影响睡眠和进食，无烦躁不安等缺氧症状，脉搏尚正常。③3度：安静时有明显的吸气性呼吸困难，喉喘鸣声较响，吸气性胸廓周围软组织凹陷显著，并出现缺氧症状，如烦躁不安，不易入睡，不愿进食，脉搏加快等。④4度：呼吸极度困难，患者坐卧不安，手足乱动，出冷汗，面色苍白或发绀，定向力丧失，心律失常，脉搏细数，昏迷，大小便失禁等，若不及时抢救，则可因窒息引起呼吸心跳停止而死亡。

2. 健康史

（1）评估患者近期有无过度劳累、上呼吸道感染病史，有无喉部外伤、吸入异物、喉部肿瘤史，有无甲状腺手术病史、气管插管病史等。还应注意评估患者呼吸困难发生的时间、程度、有无诱因等。

（2）评估患者过去有无类似病情发生、处理方法和效果等。

（3）评估患者有无哮喘、过敏、慢性支气管炎等病史。

3. 心理社会因素　喉阻塞患者常急诊就医，患者和家属都会因疾病威胁生命而感到非常恐惧，但对气管切开手术缺乏认识。因此应注意评估患者的年龄、性别、情绪状态、对本病的认识程度等，还要评估家属的心理状况，以提供全面有效的护理措施。

4. 辅助检查　间接喉镜检查可了解病因。

【知识拓展】

警惕幼儿喉阻塞

婴幼儿易发生喉阻塞的原因为：幼儿声门狭小，喉黏膜下组织松弛，喉部神经易受刺激而引起痉挛，喉部气流途径弯曲。喉阻塞不是一种独立的疾病，而是一个症状，如不速治，可引起窒息。

【治疗原则】

（1）迅速解除呼吸困难，防止窒息。根据引起喉阻塞的病因、呼吸困难的程度和全身情况，分别采用药物治疗或手术治疗。

（2）喉阻塞1度和2度患者应明确病因，积极进行病因治疗，密切观察呼吸；喉阻塞3度患者应尽早行气管切开术；喉阻塞4度患者应分秒必争，立即行气管切开术。

【常见护理诊断/问题】

1. 有窒息的危险　与吸气性呼吸困难有关。

2. 低效性呼吸形态　与吸气性呼吸困难有关。

3. 恐惧　与病情危急，害怕气管切开等有关。

【护理措施】

气管切开术

1. 病情观察　对1度和2度喉阻塞患者应密切观察病情变化和喉阻塞程度，如病情加重应及时通知医生。对3度和4度喉阻塞患者应密切观察呼吸、脉搏、血氧饱和度、血压、神志、面色、口唇颜色等变化，并立即报告医生。对2度和3度喉阻塞患者，在行气管切开术前应准备气管切开包、适宜型号的气管套管、床旁插灯和吸引器等，放于患者床旁，同时密切观察患者呼吸状况。

2. 保持病室安静　室内保持适宜的温湿度，采取半卧位，卧床休息，减少耗氧量。尽量减少患者活动量和活动范围，以免加重呼吸困难或发生意外。小儿患者尽量减少外界刺激，避免因哭闹而加重呼吸困难。

3. 配合治疗　向患者解释呼吸困难发生的原因、治疗方法和疗效，使患者尽量放松，减轻恐惧心理。

4. 治疗与用药护理

（1）遵医嘱用药，并注意观察用药后的效果。如为异物、喉部肿瘤、喉外伤、双侧声带瘫痪引起，及时做好术前准备，以便随时手术。必要时予以雾化吸入，低流量吸氧。

（2）帮助患者学会用有效与他人沟通的方法：①评估患者语言沟通障碍的程度，向患者解释沟通障碍的原因；②患者说话困难时，注意观察患者的口形，并耐心倾听，及时满足患者所需；③术后患者因疼痛或不适应，暂时不能发声，应向患者解释其原因，并教会患者其他沟通的方法，如简单的手语，用纸和笔等，还要教会患者戴气管套管期间如何发声的方法。

5. 气管切开术患者的护理　气管切开术是一种切开颈段气管前壁并插入气管套管，使患者直接经套管呼吸和排痰的急救手术。一般在第3～4气管环处切开气管。

（1）气管切开术前护理：①严密观察患者呼吸困难及喉阻塞的程度，床旁备氧气、吸引器、吸痰管、床头灯、气管切开包、适当型号的气管套管、抢救用品等。如病情加剧，紧急情况下可床旁行气管切开术。②做好术前健康教育，向患者说明手术目的和必要性，术中可能出现的不适感及如何配合，术后康复过程中需要注意的事项，解除患者和家属的紧张和恐惧心理。③术前病情允许可将各种化验检查备齐，如血、尿常规，出凝血时间，必要时做好心电图、胸片等检查。做必要的特殊检查，如胸片、CT时，应有医务人员陪同。告知患者不可随意离开病房，以防发生意外。④常规禁食、禁饮。

（2）气管切开术后护理

①保持呼吸道通畅：定时吸痰，吸痰动作要轻柔，避免患者剧烈咳嗽。气管内分泌物黏稠者可用雾化吸入或蒸气吸入，一般使用生理盐水、抗生素及糜蛋白酶或沐舒坦。定时通过气管套管滴人抗生素液体。室内保持适宜的温度和湿度，温度宜在

20℃～25℃，湿度在60%～70%。要注意气道湿化，避免产生气管干燥、纤毛运动障碍、痰痂形成，阻塞气道。鼓励患者多饮水，补充体内水分。取平卧或半卧位，术后第一天鼓励患者起床活动，鼓励患者有效咳嗽、咳痰。保证气管内套管通畅，成人一般4～6小时清洗套管内管1次，清洗消毒后立即放回，内套管不宜离外套管时间过久，以防外套管被分泌物阻塞；如分泌物较多或小儿气管切开患者，要增加清洗次数，以防分泌物干涸于管内壁阻塞呼吸。

②防止切口感染：保持局部切口清洁、干燥，每日清洁消毒切口。注意无菌操作，减少切口感染的机会，一旦有污染应立即更换敷料。遵医嘱合理使用抗生素。进食营养丰富的半流质饮食，增加蛋白质、维生素的摄入，增加机体抵抗力。密切观察体温变化、切口渗出、敷料渗透情况，气管内分泌物的量及性质，如发现发热、分泌物增多、性质异常及时报告医生。及时更换气管垫。用酒精棉球擦去切口周围渗血及痰液，将清洁气管垫置于气管套管翼下，带子交叉系于颈后或颈侧，打活结。注意消毒切口或放入清洁气管垫时，动作幅度不要过大，以免将气管套管拉出，引起危险。带子打结勿太松或太紧，以能伸进一个手指为宜。

③预防脱管：气管套管系带应打三个外科结，松紧以能容纳1个手指为宜。注意调整系带松紧，手术后1～2天可能有皮下气肿，消退后系带会变松，必须重新系紧。经常检查系带松紧度和牢固性，告诉患者和家属不得随意解开和调整系带。

④防止再次发生呼吸困难：气管切开后患者再次发生呼吸困难，应考虑以下三种原因：一是套管内管阻塞，应迅速拔出套管内管呼吸即可改善，清洁后再放入；二是套管外管或下呼吸道阻塞，拔出内套管后呼吸仍无改善，滴入抗生素药液，并进行深部吸痰后，呼吸困难即可缓解；三是套管脱出，脱管的原因多见于套管缚带太松，或为活结易解开，套管太短或颈部粗肿，气管切开过低，皮下气肿及剧烈咳嗽、挣扎等。如脱管，应立即通知医生并协助重新插入套管。

⑤并发症的观察和护理：切开术后常见的并发症包括出血、皮下气肿、纵隔气肿、气胸等。故术后应注意观察患者的呼吸、血压、脉搏、心率以及缺氧症状有无明显改善，如不见改善反趋恶化，应警惕是否有纵隔气肿或气胸发生，并立即报告医生。观察皮下气肿的消退情况，正常切开1周左右可自然吸收。

⑥拔管及护理：经治疗和护理，喉阻塞及下呼吸道阻塞症状解除，呼吸恢复正常，可考虑拔管。拔管前先要堵管24～48小时，如活动及睡眠时呼吸平稳，方可拔管，如堵管过程中患者出现呼吸困难，应立即拔除塞子。拔管后在1～2天严密观察呼吸，嘱患者不可随意离开病房，并在患者床旁准备好紧急气管切开用品，以便患者再次发生呼吸困难时紧急使用。

【健康指导】

1. 对需戴管出院的患者，应教会患者及家属

（1）消毒内套管、更换气管垫的方法。

（2）湿化气道和增加空气湿度的方法。

（3）外出时注意遮盖套管口，防止异物吸入。

（4）洗澡时防止水流入气管。

（5）定期门诊随访，发生气管外套管脱出或再次呼吸不畅，应立即到医院就诊。

2. 通过多种途径向公众大力宣传喉阻塞的原因、后果以及如何预防喉阻塞

（1）增强机体免疫力，防止上呼吸道感染。

（2）养成良好的进食习惯，吃饭时不大声谈笑。

（3）家长应注意不给小儿吃豆类、花生、瓜子等食物，防止异物吸入。

（4）有药物过敏史者应避免与过敏源接触，喉外伤患者应及早到医院诊治等。

【案例评析】

患者蒋某，女性，40岁，因喉外伤致呼吸困难2小时入院。入院时查体：R36次/分钟，P136次/分钟，面色苍白、口唇发绀、呼吸急促、烦躁不安、四凹征明显。入院后立行气管切开，吸出气管内大量血性分泌物后，患者病情明显好转。

解析　严重喉阻塞患者若不及时抢救，则可因窒息引起呼吸心搏停止而死亡。病例中患者面色苍白、烦躁不安、四凹征明显，属4度喉阻塞，患者须分秒必争地进行抢救，因所有急救物品处于备用状态，治疗、护理措施到位，患者得以抢救成功。

第三节　喉癌患者的护理

【概述】

喉癌（carcinoma of larynx）是喉部最常见的恶性肿瘤，高发年龄为50～70岁，男性多于女性。其发病的原因主要有：

1. 空气污染　长期接触废气和生产性粉尘，喉癌发生率高。

2. 烟酒的刺激　90%的喉癌患者有长期吸烟史，因烟草燃烧时所产生的苯芘具有强烈的致癌作用，能使喉黏膜上皮化和恶变。声门上型喉癌与下咽癌可能与饮酒有关。

3. 病毒感染　人类乳头状瘤病毒可引起乳头状瘤，可自发或诱发恶变。喉癌的发生可能与单纯疱疹病毒感染有关。

4. 癌前病变　如喉白斑病和喉角化病，是声带黏膜上皮角化不良的病变，在有害气体刺激、长期吸烟等条件下，可发生恶变。

5. 体内微量元素如镁、锌的缺乏，性激素代谢紊乱，免疫功能障碍等与喉癌有关。

【护理评估】

1. 症状与体征　根据癌肿发生部位的不同，临床表现也不相同。

（1）声门下型：即位于声带以下，环状软骨下缘以上的癌肿。因位置隐蔽，早期

无明显症状；肿块增大，可出现呼吸困难；肿瘤溃烂可出现咳嗽和痰中带血；肿瘤向上侵及声带，则出现声嘶。

（2）声门型：早期多发生于声带的前、中 1/3 处，影响声带的闭合和发音，主要症状为声嘶，时轻时重，随着肿块增大，声嘶逐渐加重，如进一步增大，则阻塞声门，引起呼吸困难。

（3）声门上型：原发部位在会厌、室带、喉室等的喉癌。早期无显著症状，仅有咽部不适感或异物感。癌肿向喉咽部发展时，有喉咽部疼痛，并可放射到同侧耳部。若侵犯到梨状窝，可影响吞咽。当癌肿表面溃烂时，有咳嗽和痰中带血，并有臭味。当癌肿向下侵及声带时出现声嘶、呼吸困难等。由于该区淋巴管丰富，癌肿易向颈总动脉分叉处淋巴结转移。

2. 健康史

（1）询问患者有无长期慢性喉炎或其他喉部疾病，如喉白斑、喉角化症、喉乳头状瘤等。

（2）了解患者有无长期烟酒嗜好、是否接触工业废气或放射线等，有无肿瘤家族史等。

3. 心理社会因素　一旦确诊为喉癌会给患者和家属带来极大的精神打击，喉癌的手术治疗又将会使患者丧失发音功能以及颈部遗留永久性造口，给患者的心理和形象上造成双重恶性刺激，患者和家庭成员如果适应不良，患者极易产生恐惧、悲观、抑郁、社会退缩等心理社会障碍，家庭则产生应对能力失调等障碍。

护士应了解患者的年龄、性别、对疾病的认识程度、文化层次、职业、社会职位、经济收入、医疗费支付方式、家庭人员、关系等。

4. 辅助检查

（1）直接喉镜检查：可观察到癌肿大小和基底部，必要时可进行活检。

（2）间接喉镜检查：为最实用的检查方法，可了解癌肿的部位、形态、范围和喉的各部分情况，观察声带运动和声门大小情况等。

（3）影像学检查：侧位片了解声门下区或气管上端有无浸润。颈部和喉部 CT 和 MRI 能了解病变范围及颈部淋巴结转移情况，协助确定手术范围。

（4）扪诊：触摸颈部有无肿大的淋巴结，检查喉体是否增大，会厌前间隙是否饱满，颈前软组织和甲状腺有无肿块，喉的运动情况等。

【治疗原则】

首选手术治疗，视病变范围采用喉部分切除术或全喉切除术及颈淋巴结清扫术。不宜手术者可行放射治疗。病变范围广者可在手术前行放射治疗。

【常见护理诊断 / 问题】

1. 有窒息的危险　与喉癌逐渐增大或并发感染、出血引起喉阻塞有关。

2. 清理呼吸道无效　与痰液黏稠、咳嗽无力和气管套管护理不当等因素有关。

3. 语言沟通障碍　声音嘶哑或失音，与喉部恶性肿瘤侵犯声带及喉部手术有关。

4. 有误吸的危险　与喉部分切除有关。

5. 进食自理缺陷　与喉切除术后短期需经鼻饲管进食有关。

6. 营养失调　低于机体需要量，与营养需要量增加、机体消化功能降低、鼻饲饮食摄入不足有关。

【护理措施】

（1）鼓励患者进食高热量、高蛋白、高维生素饮食。

（2）加强口腔护理，预防口腔感染。

（3）限制患者活动范围，密切观察患者呼吸情况，防止窒息的发生，必要时备气管切开包于床旁。

（4）心理护理，多关心患者，倾听其主诉，对患者的心情和感觉表示理解和认可。鼓励患者家属多陪伴患者，给予情感支持。

（5）治疗与用药护理

1）术前护理：参照喉部手术患者术前护理常规。

2）术后护理

①疼痛的护理：评估疼痛的部位、程度，告知疼痛的原因和可能持续的时间；必要时遵医嘱使用镇痛药或镇痛泵；抬高床头 30° ～ 45° ，减轻颈部切口张力；教会患者起床时保护头部的方法；防止剧烈咳嗽加剧切口疼痛。

②防止切口出血：切口加压包扎；吸痰动作宜轻柔；仔细观察出血量、敷料渗透情况、痰液性状、口腔有无大量血性分泌物吐出、引流量及颜色；注意观察患者的血压、心率变化；发生大量出血时应立即让患者平卧，用吸引器吸出血液，防止误吸，同时通知医生，快速建立静脉通路，遵医嘱使用止血药或重新止血，必要时做好输血准备。

③防止呼吸道阻塞：告知患者新的呼吸方式，勿遮盖或堵塞气管造口；严密观察患者呼吸的节律和频率，监测血氧饱和度；定时湿化吸痰，室内湿度以 55% ～ 65% 为宜；鼓励患者深呼吸和咳嗽，排出气道分泌物。

④饮食护理：保证鼻饲量，鼓励少食多餐；注意营养素的搭配；注意鼻饲液的温度适宜，注入速度宜慢，发现患者鼻饲后出现腹胀、腹泻等不适，及时与营养科联系以便进行调整；做好鼻饲管护理。术后 14 天左右切口愈合，患者可试行经口进食，可先进食糊状食物，密切观察患者有无呼吸困难及呛咳等现象，进食顺利则可拔出胃管，经口进食。

⑤语言交流障碍护理，同喉阻塞护理。

⑥防止切口感染和咽瘘：注意观察体温变化；遵守无菌操作原则；每日定时消毒气管套管，定时给予气管套管内滴入抗生素药液；气管垫潮湿或污染后及时更换；保持负压引流管通畅，防止死腔形成；嘱患者 1 周内不做吞咽动作，有唾液及时吐出；加强口腔护理；遵医嘱使用抗生素；增加营养摄入，提高自身免疫力。

⑦防止乳糜瘘：行颈淋巴结清扫术后的患者应严密观察患者切口或引流管内有无乳

白色的淋巴液渗出或流出，发现后及时报告医生进行处理。少量渗出可采用沙袋局部压迫，或增加加压包扎力度。

⑧自理能力缺陷的护理：术后 3 天内，为患者做好各项基础护理，及时满足患者所需。

3）放射治疗的护理

①告知患者放疗后可能出现的副作用（如皮肤损害、黏膜损害等）及应对方法。

②注意观察呼吸，因放疗会引起喉部黏膜充血肿胀，使气道变窄，如患者出现呼吸困难，可先行气管切开术，再行放疗。

③放疗后局部皮肤可能有发黑、红肿、糜烂等，注意用温水轻轻清洁，不宜用肥皂、沐浴露等擦拭皮肤，然后涂以抗生素油膏；鼓励患者树立信心，克服不良反应，坚持完成疗程。

【健康指导】

出院前护士应教会患者或家属以下事项：

（1）清洗、消毒和更换气管套管的方法。嘱半喉或新喉再造术患者注意检查套管缚带是否牢固，一旦脱出，立即到医院就诊。

（2）自我观察、清洁、消毒造瘘口，查看造瘘口是否有痰液或痰痂附着，可用湿润棉签进行清洁，必要时用酒精棉球消毒造瘘口周围皮肤。

（3）定期随访。出院后 1 个月内每两周 1 次，3 个月内每个月 1 次，1 年内每 3 个月 1 次，以后每半年 1 次。如发现出血、呼吸困难、造瘘口有新生物或颈部扪及肿块，应立即就诊。

（4）加强恢复头颈部功能的锻炼。

（5）向患者提供信息，如有关语言康复训练、参与社会活动等，积极参与社会活动，预防各种心理问题。鼓励家属对患者的支持，使患者尽早恢复健康，提高生活品质。

（6）其他同喉阻塞健康指导。

【案例评析】

患者张某，男性，56 岁，因声嘶 2 年入院。既往有烟酒嗜好。入院时查体：左侧声带前中 1/3 交界处可见菜花状新生物。左声带固定，声门关闭不全。喉部 CT 示左侧声带占位性病变。入院后完善相关检查，于纤维喉镜下行肿物活检术。病检结果确诊为喉癌，医嘱予全麻下行喉全切及气管造瘘术。出院后半个月，患者因发热、造瘘口红肿返院治疗，据调查了解，患者家属未掌握气管套管的护理方法导致造瘘口感染。

解析　喉全切术后戴气管套管出院患者及家属需掌握气管套管的护理方法。

案例中，患者家属因未掌握气管套管的护理方法，而导致造瘘口感染；对于气管切开患者，在其住院期间，护士应详细教会患者及家属气管套管的护理方法，提高生活品质。

【知识拓展】

半喉切除术

半喉切除术其目的在于既切除喉部癌肿，又能保留发声的功能。但其适用范围较窄，应严格掌握，切不可为了保留喉的生理功能，而遗留癌肿，造成不可挽救的复发。

从胚胎、解剖和临床病理学的研究，可以选择部分合适的病例做半喉切除术。声门上区起源于原始咽，室带、会厌及杓会厌皱襞来自第四鳃弓，声带及声门下区来自气管上端。半喉切除术应包括全部会厌前间隙，必要时，还应做根治性颈淋巴结切除术。若自舌骨下做咽部切开，仅切去会厌，癌肿极易复发。

【学习检测】

第十二章 气管、食管异物患者的护理

学习目标

1. 了解食管异物的主要症状与体征。
2. 掌握气管、支气管异物患者的护理措施。
3. 掌握食管异物患者的护理措施。
4. 设计制作气管、食管异物健康教育知识卡片。

预习案例

患儿邓某，男性，1 岁，因进食花生米后出现阵发性呛咳半天，伴哭闹不安 1 小时入院。体格检查：T36.8℃，P108 次 / 分钟，R22 次 / 分钟，患儿神志清楚，急性病容，发育正常，营养中等，查体欠合作，无憋气、口唇发绀、呼吸困难等；肺部呼吸音粗，有少许湿啰音。胸透示左肺气肿，左支气管异物可能性大，颈侧位片未见高密度异物阴影。医嘱立即予以禁食、禁饮，在全麻下经支气管镜行异物取出术，术后医嘱给予抗炎、补液等对症支持治疗后，患儿于术后第 5 天治愈出院。

思考

1. 如何对该患儿进行术前护理？
2. 出院时如何对家长进行健康指导？

气管、支气管是肺泡进行气体交换的通道，被吸入气管、支气管的空气在其内进一步被加温、加湿。气管、支气管异物属耳鼻咽喉科常见急诊之一，多因儿童本身的特点、家长喂予幼儿不恰当的食物，或在喂食时故意逗戏、惊吓或打骂，以致食物呛入呼吸道。食管是输送食团从下咽到胃的通道，食管异物多因注意力不集中，匆忙进食，食物未经仔细咀嚼而咽下。因此，专科护士必须掌握疾病特点，才能更好地为临床患者服务。

气管、食管异物的急救

第一节　气管、支气管异物患者的护理

【概述】

气管、支气管异物（foreign bodies in the trachea and bronchi）通常是指外界物质误入气管、支气管，即外源性异物的误吸。多发生于5岁以下儿童，3岁以下最多，偶见于成人。

婴幼儿牙齿发育不全，咽喉防御反射功能也不健全，进食花生、瓜子时，容易吸入气道；成人口含物品作业，儿童口含玩物玩耍，遇外来刺激或言谈、哭笑时，可将异物吸入气道；昏迷或全麻状态的患者吞咽功能不全，易导致义齿或呕吐物误吸；各种医疗、护理操作不慎也可引起异物吸入。

【护理评估】

1. 症状与体征

（1）气管异物：异物吸入气管后，刺激黏膜立即引起剧烈呛咳及反射性喉痉挛而出现憋气、呼吸不畅、面色发绀等。当异物阻塞部分气管腔时，气流通过变窄的气道可产生哮鸣音，较大异物可立即发生窒息。

（2）支气管异物：早期症状与气管异物相似。异物进入支气管后，暂时留在支气管内，刺激减少，咳嗽症状减轻。肺部听诊患侧呼吸音减低或消失，导致肺炎则可闻及湿啰音。

2. 健康史

（1）儿童患者评估其有无进食花生、豆类等高危食物，有无将玩具等放入口中或鼻腔，成人有无异物吸入，引起剧烈呛咳等病史。

（2）询问发病后有无呼吸困难、面色发绀等症状。

（3）仔细了解发病过程、时间、异物的种类、大小，有无就诊及治疗过程。

3. 心理社会因素　患者常因剧烈咳嗽及憋气甚至窒息而情绪紧张和恐惧，表现为惊慌失措，小儿患者其家长也会十分紧张和担心，因此，应注意评估患者的年龄、情绪状态、家属的心情及对疾病的认识程度。

4. 辅助检查

（1）X 线检查：X 线胸透或拍片可以确定金属等不透光异物的位置、大小及形状。可透光异物在 X 线中不能显示，但可出现间接征象，如纵膈摆动、肺气肿、肺部感染等，对于推断可透光异物的有无及位置有重要参考意义。

（2）CT 检查：有助于确定有无异物及其部位。

（3）支气管镜检查：是气管、支气管异物确定诊断的最可靠方法，同时可取出异物。

【治疗原则】

及时诊断，尽早取出异物，以保持呼吸道通畅，防止窒息及其他并发症的发生。

【常见护理诊断 / 问题】

1. 有窒息的危险　与气管异物有关。

2. 有感染的危险　与异物停留过久，刺激气道黏膜，或阻塞其远端肺叶的引流而继发感染有关。

3. 知识缺乏　缺乏对气管、支气管异物的预防知识。

4. 恐惧　与担心异物不能取出危及生命有关。

【护理措施】

1. 术前护理

（1）保持呼吸道通畅：婴幼儿患儿不予拍背、摇晃等，避免不良刺激，以免患儿哭闹。严密观察患者呼吸情况，持续监测血氧饱和度变化，必要时准备好气管切开包、吸引器、氧气等急救物品。

（2）心理护理：注意观察患者及家属恐惧程度，讲解与疾病有关的治疗方法，预后情况等。

（3）如病情许可，及时为患者做好术前准备，全麻患者需禁食、禁饮 6 小时；如病情紧急，直接进行手术抢救。

2. 术后护理

（1）了解术中异物取出情况，严密观察患者呼吸情况，监测血氧饱和度，如再次发生明显呼吸困难则提示喉水肿发生，及时通知医生，协助处理。

（2）手术当天尽量卧床休息，少讲话，小儿患者避免哭闹，防止并发症的发生。

（3）遵医嘱使用抗生素和激素，以控制感染，防止喉头水肿，观察有无感染征象，如体温升高、痰量增多等，及时报告医生处理。

（4）全麻患者术后 6 小时可进流质或半流质饮食，不可过烫。

【健康指导】

（1）婴幼儿不进食花生、瓜子、豆类等带壳食物。

（2）儿童及成人吃饭时细嚼慢咽，不高声谈笑；小儿进食时不嬉戏、喊叫、打骂或哭闹；教育小儿不吸食果冻。

（3）教育小儿改正口内含物的不良习惯，成人也应避免口含物品仰头作业。

（4）昏迷、全麻及重症患者，应取下义齿及拔除松动牙齿，头偏向一侧，随时吸出口腔内分泌物，加强看护。

【案例评析】

患儿李某，男性，4 岁，因吃健胃消食片后出现进行性呼吸困难急诊入院，诊断为气管异物。患儿母亲代述：3 分钟前，患儿自服健胃消食片后出现呛咳，母亲嘱其立即饮水，饮水后患儿即出现呼吸费力，遂由 120 急送入院。入院后查体：P120 次 / 分钟，R30 次 / 分钟，患儿呈急性病容，神志清楚，口唇及指（趾）甲发绀。医嘱予以立即经支气管镜异物取出术，手术顺利，术后给予抗感染、补液等对症支持处理，患儿第 4 天治愈出院。

解析　儿童进食任何药物，均应有家属看管。片剂药物过大时，应碾碎后服用。

病例中，母亲因不知晓口服药物相关注意事项，患儿口服片剂药物后出现呛咳，未立即送医院进行处理，患儿饮水使片剂药物发胀，进一步加重呼吸道阻塞程度。

第二节　食管异物患者的护理

【概述】

食管异物（foreign bodies in the esophagus）嵌顿于食管的狭窄处，以第一狭窄处为多见。常见的异物有鱼刺、枣核、义齿、硬币等。

引起食管异物的原因有：

（1）小儿磨牙发育不全，食物未经充分咀嚼；或口含小玩物，不慎咽下所致。

（2）老年人因使用假牙或牙齿脱落，咀嚼功能差，口内感觉欠灵敏，易致误吞。

（3）成人多因进食匆忙，注意力不集中，误咽鸡骨、鸭骨等。

（4）食管疾病引起食管狭窄，发生异物阻塞。

（5）神志不清和精神病患者误吞；吞咽异物企图自杀者。

【护理评估】

1. 症状与体征　与异物性质、大小、形状、停留的部位和时间以及有无继发感染等有关。可表现为吞咽困难、疼痛，部位多在颈根部、胸骨上窝、胸骨后并可放射到背部。可出现呼吸困难，甚至有窒息致死的可能，尤其是幼小儿童。严重时，可引起食管穿孔或损伤性食管炎、颈部皮下气肿或纵膈气肿、纵膈感染，甚至形成纵膈脓肿、大出血等严重并发症。

2. 健康史

（1）询问患者或家属了解发病经过，有无直接或间接误吞或自服异物史。

（2）仔细询问异物种类、大小及形状等。

（3）了解有无自行处理或就诊经过等。

3. 心理社会因素　护士应注意评估患者及家属的情绪和心理状态，了解患者的年龄、饮食习惯及其对疾病的认识等。

4. 辅助检查

（1）间接喉镜检查：异物位于食管上段，尤其有吞咽困难症状的患者，有时可见梨状窝积液。

（2）X线检查：X线摄片、食管钡剂检查，或吞服少许钡剂，可确定异物是否存在及所在部位。

（3）食管镜检查：可以明确诊断，如发现异物，及时取出。

【知识拓展】

不可不知的食管异物

食管异物的发生与年龄、性别、饮食习惯、进食方式、食管有无病变、精神、神志状态等诸多因素有关。但最常见的原因为注意力不集中，匆忙进食，食物未经仔细咀嚼而咽下。儿童患病多为口含玩物不良习惯引起。

【治疗原则】

尽早在食管镜下及时取出异物，防止并发症的发生。

【常见护理诊断/问题】

1. 潜在并发症　感染、食管穿孔、出血、气管食管瘘。
2. 疼痛　吞咽疼痛，与异物停留食道有关。
3. 知识缺乏　缺乏食管异物的防治知识。

【护理措施】

1. 术前护理

（1）确诊为食管异物后应嘱患者立即禁食、禁饮，并告诉家属禁食、禁饮的重要性。

（2）心理护理：了解患者的恐惧程度，关心患者，讲解疾病的治疗、预后，保持病室安静、舒适。

（3）协助医生做好辅助检查。

（4）遵医嘱给予术前用药。

（5）观察患者一般情况，如有脱水、发热，应遵医嘱应用抗生素及补液治疗。

2. 术后护理

（1）术后继续禁食、禁饮，遵医嘱给予补液支持治疗。检查证明食管无穿孔、无损伤、异物完全取出后，方可进食。

（2）遵医嘱使用抗生素并注意观察用药效果。

（3）注意观察患者生命体征，尤其是体温的变化和呼吸情况，若出现局部疼痛加重、高热、皮下气肿、吞咽时呛咳及大量呕血或便血等情况，及时通知医师处理。

（4）若并发食管穿孔，应鼻饲流质饮食，维持水、电解质平衡。

【健康指导】

（1）告知患者进食不宜过于匆忙，尤其吃带有骨刺类的食物时，要仔细咀嚼将骨刺吐出，以防误咽。不用带刺或碎骨的鱼汤、鸡汤等与米、面混合煮食。

（2）老年人有义齿时，进食要当心，不宜进食黏性强的食物，义齿有损坏时及时修整，睡前取下；全麻或昏迷的患者，如有义齿，应及时取下。

（3）教育儿童纠正将硬币及玩具等放在口内玩耍的不良习惯。

（4）误咽异物后，切忌强行用吞咽饭团、馒头、韭菜等方法企图将异物吞下，以免加重损伤，出现并发症，并增加手术难度，应立即就医。

【案例评析】

患者宋某，女性，70岁，因吞咽困难伴疼痛3小时入院，诊断为食管异物。患者自述3小时前进食鸡肉后有哽噎感，遂用饭团吞咽，无明显效果，入院后查体：患者呈急性病容，间接喉镜检查可见梨状窝处有分泌物滞留。医嘱予以经食管镜异物取出术，手术顺利，于食管上段取出一形状不规则的鸡骨。术后予以预防感染、补液等处理，患者于术后第3天治愈出院。

解析　食管异物发生后，不能用饭团强行将其咽下，以免损伤更重。

病例中，患者为一老年患者，因咀嚼功能差、口内感觉欠灵敏发生食管异物，因其缺乏相关知识而强行用饭团吞咽，导致食道黏膜受损。

【知识拓展】

纤维支气管镜检查

纤维支气管适用于做肺叶、段及亚段支气管病变的观察、活检采样，细菌学、细胞学检查，配合 TV 系统可进行摄影，示教和动态记录。支气管镜附有活检取样机构，能帮助发现早期病变，能开展息肉摘除等体内外科手术，对于支气管、肺疾病研究，术后检查等是一种良好的精密仪器。纤维支气管镜（纤支镜）发明后已广泛应用于临床。除在呼吸诊断方面取得很大进展之外，在治疗方面也得到广泛应用。

【学习检测】

第三篇　口腔科护理学

第十三章 口腔颌面部的应用解剖和生理

学习目标

1. 了解人体口腔颌面部的组成、解剖形态结构及生理特点。

2. 了解牙齿的名称和形态功能及记录方法。

3. 了解颌骨的组成、形态、生理特点以及与临床应用的关系。

口腔颌面部是指上起额部发际，下至舌骨水平，左右达颞骨乳突垂直线之间的区域。颌面部为人体最显露、最具特征的部位，是人体形态美与表情最重要的形体表达区域，由于其特殊的解剖学位置，具有极重要的临床意义。

第一节　口腔的应用解剖和生理

口腔是指由牙齿、颌骨及唇、颊、腭、舌、口底、涎腺等组织器官组成的功能性器官，它是上消化道的开端。除了具有进食消化功能，唇、舌、牙、腭的协调运动对完成发音和提高语言的清晰度起很大作用；在鼻腔堵塞时，可通过口腔经咽喉进行呼吸。在口腔内，上下牙列及支撑牙的牙槽骨、附着于牙槽突及牙根表面的牙龈组织将口腔分为口腔前庭和固有口腔两部分。

一、口腔前庭

口腔前庭为位于唇、颊与牙列、牙龈及牙槽黏膜之间的蹄铁形的潜在腔隙。患者完整牙列咬合时，口腔前庭主要在其后部经翼下颌皱襞及最后磨牙远中面之间的空隙与固有口腔相通，牙关紧闭或颌间固定的患者可经此通道输入营养物品。口腔前庭区域具有临床意义的结构和解剖标志有唇、颊、口腔前庭沟、唇颊系带、腮腺导管口等。

（一）唇（lip）

唇分为上唇和下唇。两游离缘间称为口裂，两侧联合处形成口角。上唇上面与鼻底相连，两侧以鼻唇沟为界，上唇中央有一条垂直沟称为人中沟。唇部组织分皮肤、肌肉和黏膜三层，故外伤或手术时应分层缝合，恢复其正常解剖结构。唇部皮肤有丰富的汗腺、皮脂腺和毛囊，为疖、痈好发部位；唇内面为黏膜，在黏膜下有许多小黏液腺，当其导管受到外伤而引起阻塞时，容易形成黏液腺囊肿；唇部皮肤与黏膜之内为口轮匝肌等组织，唇部皮肤黏膜的移行部称为唇红缘，常呈弓背形，外伤缝合或唇裂修复手术时，注意恢复其外形，以免造成畸形。

（二）颊（cheek）

颊位于面部两侧，形成口腔前庭的外侧壁，主要由皮肤、浅层表情肌、颊脂体、颊肌和黏膜构成。大张口时，因颊脂垫的衬托而使颊黏膜呈底在前方的三角形突起。其尖端称为颊脂垫尖，正对翼下颌皱襞（即翼下颌韧带）前缘，临床上常将此尖作为下牙槽神经麻醉穿刺进针的标志之一。

（三）口腔前庭沟

口腔前庭沟又称颊龈沟，呈蹄铁形，为口腔前庭的上、下界，为唇、颊黏膜移行于牙槽黏膜的沟槽。前庭沟黏膜下组织松软，是口腔局部麻醉常用的穿刺及手术切口部位。

（四）唇颊系带

唇颊系带包括上、下唇系带和颊系带。上、下唇系带为前庭沟中线上扇形或线形的黏膜小皱襞，上唇系带一般较下唇系带明显，儿童的上唇系带较为宽大，并可与切牙乳头直接相连。如果恒牙替换后，该系带仍持续存在，影响上颌恒中切牙的排列，需手术治疗。颊系带为口腔前庭沟相当于上、下尖牙或前磨牙区的扇形黏膜皱襞，其数目不定，一般上颊系带较明显。制作义齿时，义齿边缘必须注意系带的位置。

（五）腮腺导管口

腮腺导管开口于平对上颌第二磨牙牙冠的颊黏膜上，呈乳头状突起，挤压腮腺区可见唾液经此流入口腔内。行腮腺造影或腮腺导管内注射治疗时，需经此口注入造影剂或药液。

【知识拓展】

什么是危险三角区

正常情况下，静脉血液是流回心脏的，血管内有一种特殊的结构——瓣膜，类似阀门，可以帮助血液保持正常的流动方向。但面部鼻唇周围静脉的瓣膜发育不良，少而薄弱，封闭不全，肌肉收缩时血液就可能转而逆行，同时这个部位的血管与颅内血管是相连的。所以，该处的感染容易向颅内扩散，如果挤压感染处更是加速感染扩散，引起严重的并发症，这个区域就被称为“危险三角区”，主要是指鼻根至两侧口角的范围。

二、固有口腔

固有口腔是口腔的主要部分，其范围上为硬腭和软腭，下为舌和口底，前界和两侧界为上、下牙弓，后界为咽门。牙及牙列、牙槽骨及牙龈、舌、腭、口底等组织器官的表面形态构成固有口腔的外表形态。

（一）牙列

上、下颌牙齿按一定的顺序紧密地排列在牙槽骨上，形成一个弓形的整体，称为牙列或牙弓。在固有口腔只能见到牙的牙冠部位，不同部位及功能的牙齿有不同的牙冠表面形态。

（二）舌（tongue）

舌具有味觉功能，能协助相关的组织器官完成语言、咀嚼、吞咽等重要生理功能。舌前 2/3 为舌体，活动度大，其前端为舌尖，上面为舌背，下面为舌腹，两侧为舌缘。舌后 1/3 为舌根部，活动度小。舌体部和舌根部以人字沟为界，其形态呈倒 V 形，尖端向后有一凹陷处，为舌盲孔，此为胚胎甲状舌管咽端的遗迹，此管如未消失，则可形成甲状舌管囊肿。舌是由横纹肌组成的肌性器官。舌的运动由舌下神经（第 12 对脑神经）所支配。舌的味觉为面神经（第 7 对脑神经）的鼓索支支配，鼓索加入到舌神经内分布于舌黏膜，舌背黏膜有许多乳头状突起，当B族维生素缺乏或严重贫血时可见舌乳头萎缩，舌面光滑。舌乳头可分为以下 4 种：丝状乳头、菌状乳头、轮廓乳头和叶状乳头。舌腹黏膜平滑而薄，当舌不能伸出口外，如向上卷起或舌前伸时，舌尖部形成 V 字形切迹，则为舌系带过短，常造成吮吸、咀嚼及言语障碍，需做舌系带矫正术，矫正时间以 1 ～ 2 岁为宜。

（三）腭（palate）

腭构成口腔的上界，将口腔与鼻腔、鼻咽部分隔开。腭分为前 2/3 的硬腭和后 1/3 的软腭部分。左右上颌中切牙之腭侧有黏膜突起，称为切牙乳头，其下方有一骨孔，称为切牙孔（或腭前孔），鼻腭神经及血管通过此孔，是切牙孔神经阻滞麻醉的进针标志之一。在硬腭后缘前约 0.5cm，从腭中缝至第二磨牙腭侧缘的外中 1/3 交界处，左右各有一骨孔，称为腭大孔（或腭后孔），腭前神经及血管通过此孔，向前分布于尖牙后的黏骨膜及腭侧牙龈。软腭呈垂幔状，前与硬腭相连接，后为游离缘，其中央有一小舌样突起，称为腭垂（又称悬雍垂），正常情况下通过软腭和咽部的肌肉彼此协调运动，共同完成腭咽闭合，行使语言功能。腭两侧向下外方形成两个弓形黏膜皱襞，在前外方者为腭舌弓（咽前柱），在稍后内方者为咽腭弓（咽后柱），两弓之间容纳扁桃体。

（四）口底（floor of the mouth）

口底是指下颌骨体内侧面与舌根之间的部分。表面为黏膜覆盖，在舌腹正中可见舌系带，系带两旁有呈乳头状突起的舌下肉阜，其中有一小孔为颌下腺导管的开口，口底黏膜下有颌下腺导管和舌神经走行其间，做口底手术时，注意勿损伤导管和神经。由于口底组织比较疏松，因此在口底外伤或感染时，可形成较大的血肿、脓肿，将舌挤推向上后，造成呼吸困难或窒息，应特别警惕。

第二节　牙体及牙周组织的应用解剖和生理

一、牙

人一生中有两副天然牙齿，根据萌出时间和形态可分为乳牙与恒牙。

（一）乳牙（deciduous teeth）

正常乳牙有 20 颗，上、下颌的左、右侧各 5 颗。其名称从中线起向两旁，分别为乳中切牙、乳侧切牙、乳尖牙、第一乳磨牙和第二乳磨牙。乳牙一般于出生后 6 ～ 8 个月开始萌出，依次萌出的顺序为乳中切牙、乳侧切牙、第一乳磨牙、乳尖牙和第二乳磨牙，2 岁半左右乳牙全部萌出。有时乳牙未脱落，而恒牙萌出缺乏位置时，该恒牙即错位萌出。错位萌出的恒牙大多位于乳牙舌侧，形成乳牙与恒牙重叠，此时，应拔除乳牙，便于恒牙在正常位置萌出。应注意鉴别乳牙和恒牙，乳牙牙冠较小，色较白，牙颈部和咬合面较恒牙缩窄。乳牙切端及咬合面磨损较多。

【知识拓展】

乳牙早早缺掉了，不管它可以吗?

很多家长认为乳牙缺失后只要等待恒牙长出就行，这种观念是错误的。首先乳牙早失，邻牙会向缺牙空隙处移位而使牙弓长度减短，待恒牙萌出时位置不足，常导致牙错位、牙列拥挤、前磨牙阻生、个别牙反殆或锁殆等；其次恒牙过早萌出，此时恒牙牙根刚开始形成或尚未形成，其易受外伤或感染而脱落。间隙保持器和助萌器可以有效解决上述问题。

（二）恒牙（permanent teeth）

恒牙共 28 ～ 32 颗，上、下颌的左、右侧各 7 ～ 8 颗，其名称自中线起向两旁，分别为中切牙、侧切牙、尖牙、第一前磨牙（前磨牙又称双尖牙）、第二前磨牙、第一磨牙、第二磨牙和第三磨牙。切牙和尖牙位于牙弓前部，统称前牙；前磨牙和磨牙位于牙弓后部，统称后牙。恒牙一般于 6 岁左右开始萌出，在第二乳磨牙后方萌出第一恒磨牙（俗称六龄牙），同时恒中切牙萌出，乳中切牙开始脱落，随后侧切牙、第一前磨牙、尖牙、第二前磨牙、第二磨牙及第三磨牙依次萌出，一般左、右同名牙同时萌出，上、下颌同名牙则下颌牙较早萌出。第三磨牙萌出时间不一致，一般在 18 ～ 25 岁，也有不萌出或先天缺失者。由于人类进化，食物的精细化，颌骨发育逐渐退化变小，所以第三磨牙因间隙不足，而萌出困难或位置不正，称为智齿阻生。

（三）牙体的组成

从外观上看，牙体由牙冠、牙根和牙颈部三部分组成（图 13–1）。显露于口腔的部分称为牙冠，有牙釉质覆盖；埋于牙槽窝内的部分，称为牙根，有牙骨质覆盖。牙冠和牙根交接部分为牙颈部。牙体内有一外形与牙体外形大致相似，充塞着牙髓的腔隙，称为牙髓腔。冠部的称为髓室，根部的称为根管，根管末端的开口称为根尖孔，有牙髓神经、血管和淋巴管通过。

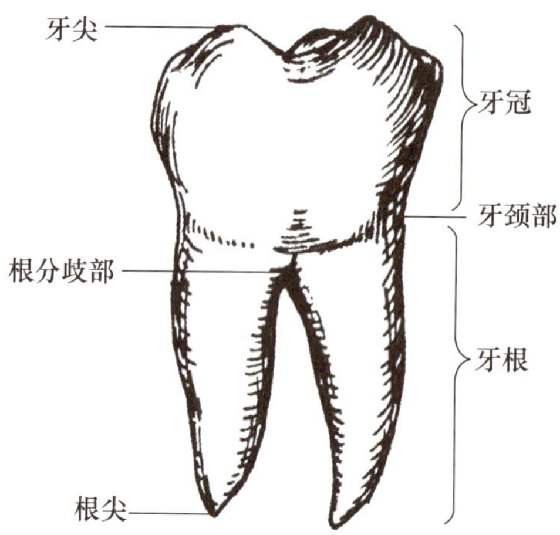

图 13–1　牙齿各部名称

1. 牙冠的形态　每颗牙功能不同，其牙冠的形态也各异，临床上将牙冠分为唇（颊）面、舌（腭）面、近中面、远中面和咬合面五个面。以两中切牙为中线，靠近中线的一侧为近中面，远离中线的一侧为远中面。前牙的咬合由唇、舌面相交形成切缘，主要用以切割食物；后牙咬合面有尖、窝等结构，主要用以研磨食物；尖牙有尖锐的牙尖，用以撕裂食物。

2. 牙根的数目和形态　牙齿因咀嚼力的大小和功能的不同，牙根数目和大小也不相同。上、下前牙和第一、第二前磨牙为单根牙，但上颌第一前磨牙为双根牙，其余磨牙均为多根牙。了解牙根的数目和形态，对牙髓病的治疗和拔牙手术有很重要的临床意义。

二、牙体和牙周组织

（一）牙体组织

牙体组织由牙釉质、牙本质、牙骨质三种钙化的硬组织和牙髓腔内的软组织即牙髓组成（图 13–2）。

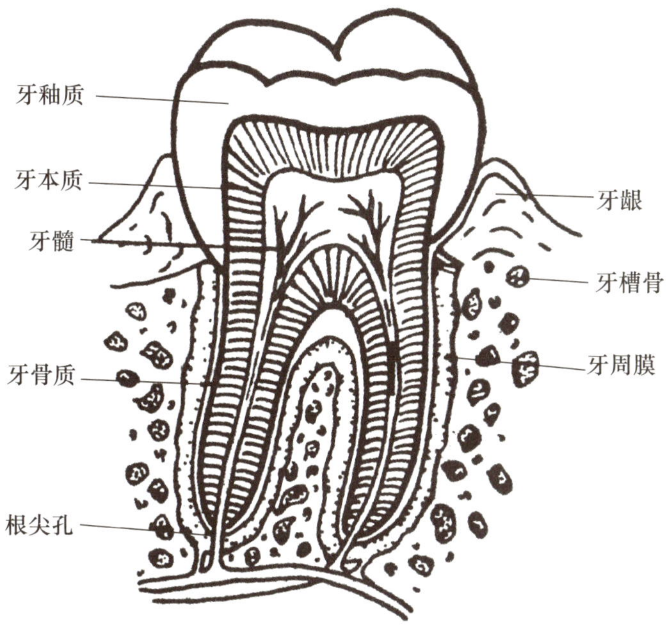

图 13–2　牙体组织和牙周组织

1. 牙釉质（enamel）　是构成牙冠表面的硬组织，也是牙体组织中高度钙化的最坚硬的组织，呈白色半透明状，有光泽，当牙釉质有磨耗时，则透露出牙本质呈淡黄色。其中含无机盐约 96%，主要为磷酸钙和碳酸钙，水分及有机物约占 4%，为人体中最硬的一种组织。对牙本质和牙髓具有保护作用，牙釉质没有感觉，缺失后不会再生。

2. 牙本质（dentin）　位于牙釉质和牙骨质内层，包绕在牙髓腔的外围，构成牙齿的主体，通常为浅黄色，成熟牙本质重量的 70% 为无机物（主要为磷灰石晶体），有机物为 20%，水为 10%，硬度比牙釉质低，略高于骨组织。牙本质内有牙髓神经末梢，受到冷、热、酸、甜等刺激时有酸痛感。

3. 牙骨质（cementum）　是覆盖在牙根表面的类似骨组织的硬组织，色淡黄，含无机盐（主要是钙、磷，并以羟磷灰石的形式存在）约 45%，构成和硬度与骨相似，但无哈弗管，也无神经血管。牙骨质借牙周膜将牙体固定在牙槽窝内，当牙表面受到损伤时，牙骨质可新生且有修复功能。

4. 牙髓（pulp） 是位于髓腔内的疏松结缔组织，主要由细胞、细胞间质、神经和血管组成。其四周为钙化的牙本质形成的管腔所包围，牙髓中的血管、淋巴管、神经通过根尖孔与根尖部的牙周组织相连，髓腔的形态与牙齿的形态相似。牙髓神经为无髓鞘纤维，对外界刺激异常敏感，稍受刺激即可引起剧烈疼痛，而无定位能力。牙髓的血管由狭窄的根尖孔进出，一旦发生炎症，髓腔内的压力增高，容易造成血液循环障碍，牙髓逐渐坏死，牙本质得不到营养，因而牙齿变色失去光泽，牙体变脆，易折裂，所以临床上经过根管治疗的牙齿尤其是磨牙，常需进行预防性冠修复。

（二）牙周组织

牙周组织是指包绕在牙体周围，支持牙体发挥功能的组织。牙周组织包括牙龈、牙周膜及牙槽骨。

1. 牙龈（gingiva） 是口腔黏膜围绕并覆盖在牙颈部及牙槽嵴的部分，呈浅粉红色，质地坚韧而不活动。游离龈是指牙龈呈袖口样围绕在牙颈周围，不与牙面附着的边缘部分。其与牙面之间有一环形狭小的间隙，称为龈沟。正常深度为 0.5 ～ 3mm，超过 3mm 通常被认为是病理性的，称为牙周袋。紧密地附着在牙槽骨的部分称附着龈，表面有许多点状凹陷称为点彩。炎症时，表面点彩消失。充填于相邻两牙的牙间隙呈锥体状的牙龈称为龈乳头，在老年和疾病情况下，龈乳头退缩可引起食物嵌塞，导致牙周炎的发生。

2. 牙周膜（periodontal membrane） 又称牙周韧带，是环绕牙根并连接牙根和牙槽骨的致密结缔组织。在冠方与牙槽嵴表面的牙龈组织相延续，在根尖区经牙根尖孔与牙髓相连。

3. 牙槽骨（alveolar bone） 指上、下颌骨包围和支持牙根的那部分骨组织，又名牙槽突。容纳牙根的窝称为牙槽窝，牙槽窝在冠方的游离端称为牙槽嵴，两牙之间的牙槽突称为牙槽中隔。

第三节 颌面部的应用解剖和生理

颌面部（maxillofacial region）指上起额部发际，下至舌骨水平，左右达颞骨乳突垂直线之间的区域。由颌骨、颞下颌关节、涎腺及周围的软组织构成。按解剖区域将颌面部划分为额部、眶部、颧部、眶下部、鼻部、口唇部、颊部、腮腺嚼肌部、颏部、颏下部、颌下部、耳部、颞部 13 个区域（图 13–3）。临床上常将颌面部分为面上、面中、面下三部分，两眉弓中间连线以上的区域为面上部，两眉弓中点连线至口裂平行线之间的区域为面中部，口裂平行线以下的区域为面下部。

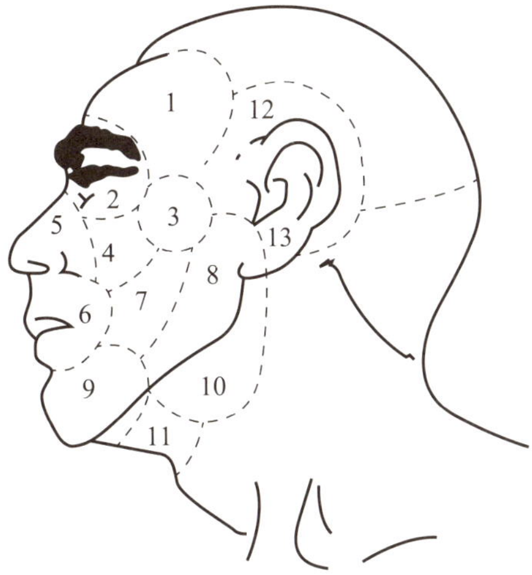

图 13-3　颌面部分区

1. 额部；2. 眶部；3. 颧部；4. 眶下部；5. 鼻部；6. 口唇部；7. 颊部
8. 腮腺嚼肌部；9. 颏部；10. 颌下部；11. 颏下部；12. 颞部；13. 耳部

一、颌骨

颌骨通常指上颌骨和下颌骨。颌面部骨性器官除上、下颌骨外，还有颧骨、鼻骨等。

（一）上颌骨（maxilla）

上颌骨是面中部最大的骨骼，由左右两侧形态结构对称但不规则的两块骨构成，并于中缝处连接成一体。上颌骨由一体四突构成，一体即上颌骨体，四突是额突、颧突、牙槽突和腭突（图 13-4）。

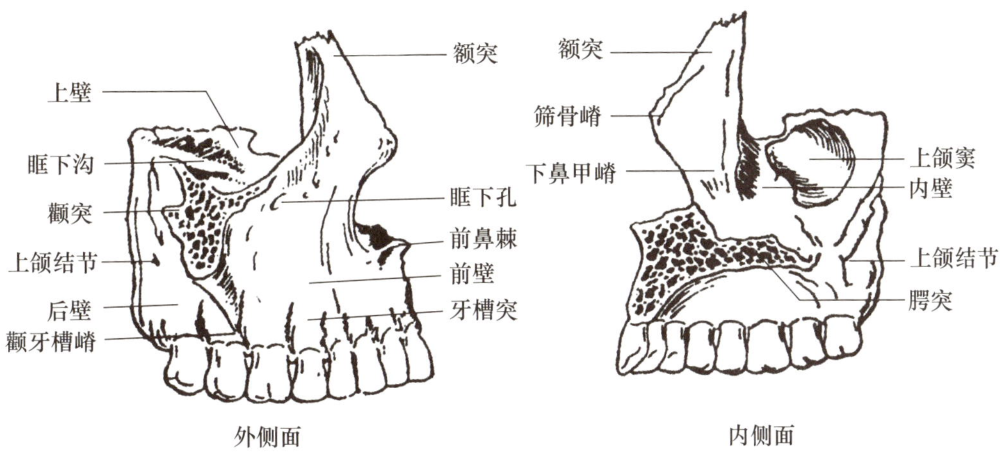

图 13-4　上颌骨

1. 上颌骨体　上颌骨体分为四壁一腔，为前、后、上、内四壁和上颌窦腔，构成形态不规则的骨体。

（1）前壁（睑面）：上方以眶下缘与上壁（眼眶下壁）相连，在眶下缘中部份下方0.5～1cm处有眶下孔，眶下神经血管从此通过，眶下孔是眶下神经阻滞麻醉的进针和注射部位。在眶下孔下方，一般位于前磨牙根尖上方，骨面有一深窝，称尖牙窝，此处骨质菲薄，与上颌窦仅有薄骨板相隔，临床上常经此凿骨进入上颌窦内施行手术。

（2）后壁（颞下面）：常以颧牙槽嵴作为前壁和后壁的分界线，其后方骨质微凸呈结节状，称上颌结节。上颌结节上方有2～3个小骨孔，为上牙槽后神经血管通过，上牙槽后神经阻滞麻醉时麻药即注入此处。颧牙槽嵴和上颌结节是上牙槽后神经阻滞麻醉定位的重要解剖标志。

（3）上壁（眶面）：呈三角形，构成眼眶下壁，其中有由后方眶下裂向前行之眶下沟，并形成眶下管，开口于眶下孔。上牙槽前、中神经由眶下孔内分出，经上颌窦前壁和外侧壁分布到前牙和前磨牙。眶下管长约1.5cm，在行眶下管麻醉时，进针不可过深，以免损伤眼球。

（4）内壁（鼻面）：构成鼻腔外侧壁，在中鼻道有上颌窦开口通向鼻腔。施行上颌窦根治术和上颌骨囊肿摘除术时，可在下鼻道开窗引流。

（5）上颌窦：上颌骨体空腔为上颌窦。上颌窦的形态与上颌体一致，呈底向鼻面、尖向颧突的锥体状空腔。上颌窦的底壁由前向后盖过上颌第二前磨牙至上颌第三磨牙的根尖，与上述牙根之间隔以较薄的骨板，甚至无骨板而仅覆以黏膜，其中以上颌第一磨牙根尖距上颌窦底壁最近，上颌第二磨牙次之，第二前磨牙与第三磨牙再次之。上述牙的牙源性感染可累及上颌窦，引起上颌窦炎症。临床上拔除上述各类牙及断根时，应注意避免将断根推入上颌窦或穿通窦壁造成上颌窦炎症或上颌窦瘘。此外，在行上颌窦手术时，应避免伤及牙根尖，导致牙髓炎症状。

2. 上颌骨突　上颌骨突包括额突、颧突、腭突和牙槽突。

（1）额突：位于上颌骨体的内上方，与额骨、鼻骨和泪骨相连。额突参与泪沟的构成，在上颌骨骨折累及鼻腔和眶底时，复位应保证鼻泪管的通畅。

（2）颧突：向外上与颧骨相连，向下至上颌第一磨牙形成颧牙槽嵴。

（3）腭突：指在牙槽突内侧伸出的水平骨板。后份接腭骨的水平板，两侧在正中线相连形成硬腭，将鼻腔与口腔隔开。硬腭前份有切牙孔（腭前孔），有鼻腭神经、血管通过，麻醉该神经时，可将麻药注入切牙孔或切牙管内；后份有腭大孔（腭后孔），有腭前神经通过，麻醉该神经时，可将麻药注射到腭大孔或稍前方。

（4）牙槽突：又称牙槽骨，为上颌骨包绕牙根周围的突起部分。两侧牙槽突在中线相接，形成牙槽骨弓。牙槽突唇颊侧骨板较薄，并有许多小孔通向骨松质，故临床上行治疗或手术时，可采用局部浸润麻醉。由于唇颊侧骨板较薄，在拔除前牙时，向唇侧阻力较小，应多向唇侧摇摆。

（二）下颌骨（mandible）

下颌骨是颌面部唯一可以活动且最坚实的骨骼，在正中线处两侧联合呈马蹄形。下颌骨分为水平部和垂直部，水平部称为下颌体，垂直部称为下颌支，下颌体下缘与下颌支后缘相连接的转角处称为下颌角（图 13–5）。

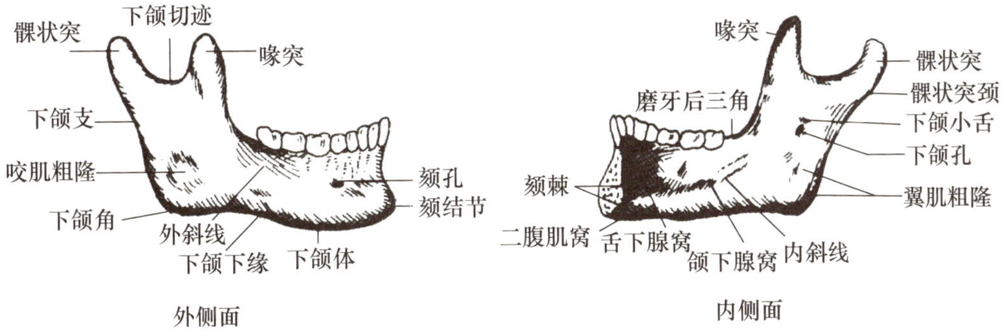

图 13–5　下颌骨

1. 下颌体　下颌体呈弓形，有内、外两面及牙槽突和下颌体下缘。

2. 下颌支　下颌支是从下颌体的后端向后方伸出的内外扁平的长方形骨板，分内、外两面，喙突和髁突。

3. 下颌骨解剖特点的临床意义　下颌骨的正中联合、颏孔区、下颌角、髁状突颈部等为骨质薄弱区，当遭到外伤时，骨折常发生于这些部位。下颌骨的血供较上颌骨少，且周围有强大致密的肌肉和筋膜包绕，当炎症化脓时不易得到引流，所以骨髓炎的发生较上颌骨多，下颌骨骨折愈合时间较上颌骨骨折愈合时间长。

二、肌肉

与口腔颌面部有关的面部肌肉可分为浅（表情肌）和深（咀嚼肌）两部分，其主要功能为咀嚼、语言、表情和吞咽动作。

（一）表情肌

面部表情肌多薄而短小、收缩力弱，起自骨壁或筋膜浅面，止于皮肤。肌纤维多围绕面部孔裂，如眼、鼻和口腔，排列成环形或放射状。主要有眼轮匝肌、口轮匝肌、上唇方肌、额肌、笑肌、三角肌、颊肌等。当肌纤维收缩时，牵引额部、眼睑、口唇和颊部皮肤的活动，显露各种表情。由于表情肌与皮肤紧密相连，故当外伤或手术切开皮肤和表情肌，创口常裂开较大，应予逐层缝合，以免形成内陷瘢痕。面部表情肌均由面神经支配其运动，若面神经受到损伤，则引起表情肌瘫痪，造成面部畸形。

（二）咀嚼肌

咀嚼肌主要附着在下颌骨上，司开口、闭口和下颌骨的前伸和侧方运动，可分为闭口肌群和开口肌群两组，此外还有翼外肌。其神经支配均来自三叉神经之下颌神经的前股纤维，主管运动。

1. 闭口肌群（升颌肌）　主要附着在下颌支上，有咬肌、颞肌、翼内肌。这组肌肉发达，收缩力强，其牵引以向上为主，伴有向前和向内的力量。

2. 开口肌群（降颌肌）　主要附着在下颌体上，是构成口底的主要肌。有二腹肌、下颌舌骨肌和颏舌骨肌。其总的牵引方向是使下颌骨向下后方。

3. 翼外肌　起端有上、下两头。上头起于蝶骨大翼之颞下嵴及其下方之骨面，下头起自翼外板之外面，两头分别止于下颌关节盘前缘和髁状突颈部。在开口运动时，可牵引下颌骨前伸和侧向运动。

三、血管

（一）动脉（artery）

颌面部血液供应特别丰富，主要来自颈外动脉的分支，有舌动脉、颌外动脉、颌内动脉和颞浅动脉等。各分支间和两侧动脉间，均通过末梢血管而彼此吻合，故伤后出血多，压迫止血时，还必须压迫供应动脉的近心端才能暂时止血。

（二）静脉（vein）

颌面部静脉系统较复杂且有变异，常分为深、浅两个静脉网。浅静脉网由面静脉和下颌后静脉组成，深静脉网主要为翼静脉丛。面部静脉的特点是静脉瓣较少，当受肌肉收缩或挤压时，易使血液反流，故颌面部的感染，特别是由鼻根至两侧口角三角区的感染，若处理不当，易逆行传入颅内，引起海绵窦血栓性静脉炎等严重并发症。

四、淋巴

口腔颌面部的淋巴组织分布极其丰富，淋巴管成网状结构，其间有大小不一、数量不等的淋巴结群。淋巴结收纳来自口腔颌面部不同区域的淋巴液，构成了颌面部的重要防御系统。正常情况下，淋巴结小而柔软，不易扪及，当其淋巴结收纳的范围内有炎症或肿瘤转移时，相应的淋巴结就会肿大，而可被触及。急性炎症时伴有明显压痛，故而淋巴结对于炎症、肿瘤的诊断，以及肿瘤的治疗及预后判断具有极其重要的临床意义。颌面部常见而较重要的淋巴结有腮腺淋巴结、颌上淋巴结、颌下淋巴结、颏下淋巴结和位于颈部的颈浅和颈深淋巴结。

五、神经

口腔颌面部的感觉神经主要是三叉神经，运动神经主要是面神经。

（一）三叉神经（trigeminal nerve）

三叉神经为第五对脑神经，为脑神经中最大的，起于脑桥嵴，主管颌面部的感觉和咀嚼肌的运动。其感觉神经根较大，自颅内三叉神经半月节分 3 支出颅，即眼神经、上颌神经和下颌神经，其中上、下颌神经与口腔颌面部关系最密切。下颌神经的运动神经根较小，在感觉根的下方，越过神经节与下颌神经相合，故下颌神经属混合神经。

（1）眼神经由眶上裂出颅，分布于眼球和额部。

（2）上颌神经自圆孔出颅，向前越过翼腭凹达眶下裂，再经眶下沟入眶下管，最后出眶下孔。分为睑、鼻、唇 3 个末支，分布于下睑、鼻侧和上唇的皮肤和黏膜。根据上颌神经的行程，一般将上颌神经分为 4 段：颅中窝段、翼腭窝段、眶内段、面段。其中眶内段有两个分支，分别为上牙槽中神经、上牙槽前神经。

（3）下颌神经为颅内三叉神经半月节发出的最大分支，属混合神经，含有感觉和运动神经纤维。下颌神经经卵圆孔出颅后，在颞下凹分为前、后两段。前股较小，除颊神经为感觉神经外，其余均为支配咀嚼肌的运动神经；后股较大，主要为感觉神经，有耳颞神经、下牙槽神经、舌神经和颊神经，其与口腔颌面部下 1/3 及下牙的麻醉密切相关。

（二）面神经（facial nerve）

面神经为第七对脑神经，主要是运动神经，伴有味觉和分泌神经纤维。

（1）运动纤维起自脑桥和面神经核。面神经的颅外段穿过腮腺分布于颜面，其分 5 支，即颞支、颧支、颊支、下颌缘支和颈支。各支在腺体内吻合成网，出腺体后呈扇形分布，支配面部表情肌的运动。由于面神经和腮腺关系密切，腮腺病变可影响面神经，使之发生暂时性或永久性面瘫。在面部手术时，应了解面神经各支的走行，以免损伤后造成面部畸形的严重后果。

（2）味觉纤维分布于舌前 2/3 的味蕾，司味觉。

（3）分泌纤维起自脑桥的上涎核，到蝶腭神经节及颌下神经节，交换神经元后分别至泪腺、舌下腺、颌下腺、腭及鼻腔黏膜的腺体。

六、涎腺

颌面部的唾液腺组织由左右对称的三对大唾液腺：腮腺、下颌下腺和舌下腺，以及遍布于唇、颊、腭、舌等处黏膜下的小黏液腺构成，各有导管开口于口腔。唾液腺分泌的涎液为无色而黏稠的液体，进入口腔内则为唾液，它有润湿口腔，软化食物的作用。唾液内还含有淀粉酶和溶菌酶，具有消化食物和抑制病菌活动的作用。

（一）腮腺

腮腺是最大的一对唾液腺，位于两侧耳垂前下方和下颌后窝内，其分泌液主要为浆液。腮腺实质内有面神经分支穿过，在神经浅面的腮腺组织称浅部（叶），位于耳前下方咬肌浅面；在神经深面者称深部（叶），可经下颌后窝突向咽旁间隙。

腮腺被致密的腮腺咬肌筋膜包裹，并被来自颈深筋膜浅层所形成的腮腺鞘分成多数小叶，筋膜鞘在上方和深面咽旁区多不完整，时有缺如。由于这些解剖特点，脓肿穿破多向筋膜薄弱区——外耳道和咽旁区扩散。故当腮腺感染化脓时，脓肿多分散，且疼痛加剧。

腮腺导管在颧弓下一横指处，由腮腺浅部前缘突出，绕咬肌前缘垂直向内，穿过颊肌，开口于正对上颌第二磨牙的颊侧黏膜上。此导管在面部投影标志即耳垂到鼻翼和口角中点连线的中 3 段上，在面颊部手术时，注意不要损伤导管。

（二）下颌下腺

下颌下腺位于颌下三角，形似核桃，分泌液主要为浆液，含有少量黏液。颌下腺深层延长部，经下颌舌骨肌后缘进入口内，其导管起自深面，自下后方向前上方走行，开口于舌系带两旁的舌下肉阜。此导管常因涎石堵塞而导致下颌下腺炎症。

（三）舌下腺

舌下腺位于口底舌下，为最小的一对大涎腺。分泌液主要是黏液，含有少量浆液。其小导管甚多，有的直接开口于口底，有的与颌下腺导管相通。

七、颞下颌关节

颞下颌关节（temporomandibular joint）为全身唯一的联动关节，具有转动和滑动两种功能，其活动与咀嚼、语言、表情等功能密切相关。颞下颌关节上由颞骨关节窝、关节结节，下由下颌骨髁突以及位于两者间的关节盘、关节囊和周围的韧带所构成。此外，还有每侧三条关节韧带：颞下颌韧带、茎突下颌韧带和蝶下颌韧带附着于下颌骨，可以调节和限制下颌骨的运动范围。

1. 颞下颌韧带　在关节的外侧，又称外侧韧带，是关节囊的增强部分，可防髁突向外侧错位，具有悬挂下颌骨的作用。

2. 茎突下颌韧带　位于下颌升支后方，又称后韧带，上端附着于茎突，向前下止于下颌角和下颌支后缘，具有固定下颌角，防止下颌骨过度前移的作用。

3. 蝶下颌韧带　位于下颌升支内侧，又称内侧韧带，起于蝶骨角嵴，止于下颌升支的下颌小舌和下颌孔下缘，该韧带实际为一薄层结缔组织，对进入下颌孔的神经、血管起一定的保护作用，在迅速大张口时，具有悬吊下颌，防止张口过大的作用。

【知识拓展】

口腔种植技术

口腔种植技术历史悠久，现已发展成为一门新兴的综合性学科。近年来，口腔种植技术在世界各国发展迅速，成为牙列缺损缺失的常规修复方法之一。尤其在发达国家，口腔种植被视为牙列缺损缺失的首选修复方法。有学者将它视为口腔医学领域的一场革命，把先进的种植技术引入颌骨缺失缺损的功能重建领域，使颌骨重建后不仅恢复了颌骨的连续性和完整性，同时也恢复了缺失的牙列，重建口腔在咀嚼、语言及对容貌的影响等方面的功能，达到了真正意义上的颌骨功能重建。

【学习检测】

第十四章 口腔科护理概述

学习目标

1. 了解口腔科护理工作制度。
2. 熟悉口腔卫生及保健知识。
3. 掌握口腔科手术前后护理常规。
4. 学会应用应急预案解决临床突发事件。

预习案例

患者李某，女性，18 岁，因牙齿疼痛 1 周，加重 1 天，前来就诊。查体：T37.8 ℃，P94 次 / 分钟，R22 次 / 分钟，BP100/60mmHg，第三磨牙牙齿周围软组织红肿、糜烂、触痛，探头探及阻生牙，可见牙周溢出脓性分泌物，刺激时疼痛可放射至颞区，患者张口受限。实验室检查：血常规 WBC12.98 × 10^9/L，RBC3.41 × 10^{12}/L，Hb106g/L，PLT112 × 10^9/L，凝血功能未见明显异常，既往 2 年前有“胃出血”病史，无过敏史。诊断为冠周炎。医嘱拟行第三磨牙拔除术，在拔牙过程中患者突然出现面色苍白，继而意识丧失，经积极抢救后患者转危为安。

思考

1. 请问拔牙疼痛发生晕厥时将如何进行应急处理？
2. 拔牙后出血如何进行应急处理？
3. 如何对患者进行口腔卫生健康指导？

由于口腔科工作的特殊性，口腔科使用的器械频繁用于患者口中，直接接触患者的唾液、血液，极易造成疾病的传播。因此，有效的控制医院感染发生，是口腔科护理管理工作的重点。感染管理的关键就是要加强环境管理，建立、健全各项规章制度，使医护人员树立牢固的防范意识，严格遵守各项规章制度，抓好各环节的质量控制工作，使管理更规范。

第一节　口腔科护理工作制度

一、口腔科门诊

（1）保持诊室环境整洁、舒适、安全，通风及采光良好。

（2）所需器械、材料、药品齐全，摆放位置固定，认真做好开诊前的准备工作。

（3）合理分诊，维护好诊室秩序，保持诊室安静。

（4）安排患者上椅位后，调整好治疗椅位，协助患者漱口。

（5）掌握病情和治疗过程，按需传递药品和调拌好材料，在治疗过程中随时观察患者的反应。

（6）及时按规范收检和处置诊疗器械，做好器械的消毒灭菌工作，患者均使用一次性口腔检查器械盘及口杯，做到每人一套，避免交叉感染。

（7）做好门诊患者的口腔卫生健康指导工作。

（8）做好诊室常用治疗器械及设备的维护与保养。

二、口腔科病房

（1）保持病室安静、安全、整洁、舒适，通风、采光良好。

（2）主动热情接待患者，认真做好患者入院护理评估并做好记录。

（3）各类仪器及抢救设备如氧气装置、负压吸引器、气管切开包等急救用物齐全，功能良好。抢救物品管理做到“四定”“三及时”，完好率100%。

（4）严格按要求做好手术前准备和术后护理工作。

（5）加强换药室的管理，每天进行空气消毒，每月1次空气微生物检测。各类物品固定放置，分区明确。

（6）做好专科口腔护理，保持口腔清洁，预防口腔感染等并发症。

（7）与患者及家属建立良好的人际沟通，并适时向其进行健康宣教，提高患者自我保护能力。

（8）认真落实各项规章制度和操作规程，防止差错事故的发生。

（9）严格执行医院感染护理监控制度，预防医院感染。

（10）有针对性地做好患者出院健康指导，做好终末处置工作。

三、口腔科消毒室

（1）布局划分合理，消毒室分为去污区、检查包装灭菌区、无菌物品存放区。

（2）环境整齐、清洁，采光、通风良好。

（3）应配备器械清洗消毒灭菌设备。设置有专用的器械清洗池，配备压力蒸气灭菌器。此外，还应安装换气、排尘、空气消毒机、塑封机、无菌物品存放柜等设备设施。

（4）器械消毒灭菌应按照“清洗—消毒—灭菌”的程序进行。

（5）根据不同的器械采用与其相应的清洗、消毒、灭菌方法，以保证器械的正常功能。

（6）污染、清洁、无菌物品分开存放。各种器械灭菌后应存放在无菌物品存放柜内，且必须标明灭菌日期。

（7）每日对化学灭菌剂进行有效浓度检测，灭菌器每周生物检测 1 次，空气、物表、医务人员手、使用中的消毒液、无菌物品等每月生物学监测 1 次。

（8）保持空气流通，每日 1 次空气消毒机或紫外线照射消毒，每周对环境进行一次彻底消毒。

【知识拓展】

全国爱牙日

每年 9 月 20 日为全国爱牙日。宗旨是通过爱牙日活动，广泛动员社会的力量，在群众中进行牙病防治知识的普及教育，增强口腔健康观念和自我口腔保健的意识，建立口腔保健行为，从而提高全民族的口腔健康水平。

【案例评析】

某口腔科门诊，因牙科专用医疗器械仪器昂贵，配备的牙科专用器械仪器数量有限。一天，因就诊患者太多，牙科医生将用过的牙科手机清洗后，再用碘伏擦拭消毒后，便立即为下一位患者进行口腔治疗。

解析　在口腔科诊疗过程中，应当遵守器械一人一用一消毒 / 灭菌的原则，凡接触患者破损黏膜和血液的器械，属高度危险物品，使用前必须进行灭菌。而牙科手机属高度危险物品，用后必须进行灭菌才能使用。

案例中，牙科医生为了节约时间，将牙科手机简单消毒，未经灭菌后便给患者使用，违反了口腔科器械使用管理制度，有造成交叉感染的危险。

第二节　口腔科常用护理应急预案

一、拔牙后出血应急预案

（一）防范措施

（1）拔牙前详细询问病史，有无全身凝血机制障碍性疾病，如血友病、血小板减少性紫癜、白血病等，要慎重拔牙，严重者禁止拔牙。

（2）高血压、月经期暂缓拔牙。

（3）做心理护理，解除其恐惧心理。

（4）详细告知拔牙术后注意事项。

（二）处理措施

（1）患者发生拔牙后出血，立即通知医生，检查出血部位及原因。

（2）根据出血部位及原因，配合医生根据病情，从局部和全身采取外科、药物或综合止血措施。①缝合：缝合手术切口、撕裂的牙龈和中隔龈乳头。②搔刮：将牙槽内的残留炎症组织刮净或用刮匙压挤出血点止血。③填塞：用止血填充物填塞拔牙创面止血。④冷敷：用冰袋冷敷局部以止血消肿。⑤有全身凝血机制障碍性疾病者，除局部止血与全身应用止血药外，还应请血液科医生会诊处理。

（3）密切观察出血情况，对因恐惧、紧张和高血压患者，给予关心、安慰、松弛、镇静、降压等处理，详细指导拔牙术后注意事项。

（4）做好记录并详细交接处理措施。

（三）应急处理程序

患者发生拔牙后出血→立即通知医生→紧急采取止血措施→配合处理→观察病情变化→做好心理护理→详细指导拔牙术后注意事项→做好记录并详细进行交接班。

二、晕厥应急预案

（一）防范措施

（1）操作前详细询问患者既往史、现病史、药物过敏史、用药史等。

（2）评估患者有无精神紧张、恐惧心理、空腹、低血糖、疲劳过度等，做好相应处理及心理护理，消除恐惧心理，使情绪放松。

（3）保持室内通风良好，温度适宜。

（4）做好疼痛处理。

（5）操作过程中密切观察患者的反应，如面色、呼吸、脉搏、血压等情况。

【知识拓展】

你了解晕厥吗?

晕厥是一过性脑供血不足引起的意识障碍，表现为突然意识丧失。大致有以下几种：血管迷走性晕厥、直立性晕厥、低血糖性晕厥、心源性晕厥、精神性晕厥等。

（二）处理措施

（1）患者发生晕厥立即停止注射麻醉剂或手术操作，放平坐椅，使患者平卧，将头放低。

（2）松解衣领，安慰患者不要紧张，嘱其放松，大口喘气或喝糖水。

（3）密切观察患者呼吸、脉搏、血压的变化。血压下降者，遵医嘱给予静脉注射葡萄糖液；心动过缓者，遵医嘱皮下或静脉注射阿托品。

（4）严重晕厥、意识丧失者，使其头颈伸直，保持呼吸道通畅，吸氧，刺激人中穴帮助其苏醒。

（5）有高血压、心脏病患者立即请相关科室协助抢救。

（6）做好记录并详细交接处理措施。

（三）应急处理程序

患者发生晕厥→立即平卧→松解衣领→吸氧→遵医嘱用药→刺激人中穴→对症处理→做好记录并交接班。

三、药物过敏性休克应急预案

（一）防范措施

（1）用药前详细询问患者药物过敏史、家族史、用药史，已知对某种药物过敏的患者，应禁用该药物。

（2）正确实施药物过敏试验。

（3）过敏试验阳性者，通知医生，禁止使用该药物，并告知患者及其家属。

（二）处理措施

（1）一旦发生过敏性休克，应立即停药，就地抢救。

（2）将患者立即平卧，抬高足部。吸氧并保持气道畅通，必要时行气管插管或切开。

（3）迅速建立静脉通路，遵医嘱使用肾上腺素、肾上腺皮质激素、血管活性药物（多巴胺、间羟胺等）、抗组胺类药物等，并做好记录。

（4）发生心搏骤停时应立即行胸外心脏按压术，同时施行人工呼吸。

（5）密切观察患者的意识、体温、脉搏、呼吸、血压、尿量及其他病情变化，患者未脱离危险期，不宜搬动。

（6）及时做好护理记录，做到据实、准确记录抢救过程。

（7）做好患者和家属的安抚工作。

（三）应急处理程序

患者发生过敏性休克→立即停药，就地抢救→平卧→通知医生→保持呼吸道通畅，维持有效通气→遵医嘱皮下注射肾上腺素→建立静脉通路，遵医嘱给药，采取抢救措施→补充血容量，维持循环→解除支气管痉挛→心搏骤停时进行心肺复苏术→密切观察患者病情变化→做好护理记录→安抚患者及家属→交代患者及家属今后避免使用该药物。

【案例评析】

患者黄某，男性，60岁，因反复牙痛3个月余，加重4天，前来就诊，经检查后诊断为右上第二恒牙慢性牙髓炎，患者拒绝行根管治疗，要求拔牙。拔牙时需使用普鲁卡因行局部麻醉，护士小王遵医嘱立即为其做普鲁卡因皮试，约2分钟后患者突然出现面色苍白、口唇发绀、呼吸急促，经积极抢救患者转危为安。

解析　用药前应详细询问患者药物过敏史、家族史、用药史。

病例中，护士小王行药物皮内试验前没有详细询问患者的药物过敏史、家族史、用药史，就为患者做普鲁卡因皮试，违背了药物皮内试验操作原则。

第三节　口腔科患者的手术常规护理

口腔局部麻醉与牙拔除术

一、手术前常规护理

【护理评估】

（1）疼痛性质、程度。

（2）生命体征及生化检验结果回报情况。

（3）患者对手术的认识，有无恐惧、焦虑心理。

【护理措施】

1. 一般准备

（1）做好心理护理缓解其恐惧、焦虑情绪。

（2）帮助患者戒烟，根据手术需要练习床上使用便器，小儿应训练使用汤匙或滴管喂食。

（3）检查患者所有化验是否完成。

2. 口腔准备　从入院开始，给予药液含漱、清洁口腔、洁牙等准备工作。

3. 皮肤准备　皮肤准备时间一般在手术前一天或手术当天进行。面部手术应行面部剃须，剃净患侧耳后 3 ～ 5cm 毛发，并剪去鼻毛。腭裂患者术前 3 天用呋喃西林、麻黄碱或其他抗生素滴鼻。涉及头皮或额瓣转移的手术需剃光头发。备皮范围应大于手术区 5 ～ 10cm。

4. 疼痛护理　协助患者使用恰当的、无创的解除疼痛措施，如松弛法、皮肤冷热刺激法，必要时根据医嘱使用镇痛药。

5. 术前一日

（1）做普鲁卡因、抗生素的过敏试验，并记录结果，阳性者应通知医师。

（2）根据手术需要，按医嘱配好血。

（3）全麻手术者按全麻术前护理常规。

（4）手术前晚保证患者睡眠良好，必要时可服用催眠药。

（5）教会患者有关手术后必须施行的活动，如深呼吸、咳嗽、翻身及肢体的活动及各引流管道的保护方法等。

6. 术晨

（1）遵医嘱给予术前用药。

（2）详细检查病历资料及术前准备工作是否完善，除去患者身上的饰物、发夹、义齿、甲油、口红等，进手术室前嘱患者排大小便，更换手术衣，与手术室护士交接患者病情及物品，并对患者家属进行心理支持。

（3）备好麻醉床及各种药品、物品，如氧气、负压吸引器及气管切开包，准备迎接手术患者的返回。

【健康指导】

（1）向患者讲解手术的目的和方法，消除其恐惧、焦虑情绪。

（2）做好个人卫生，术前一日洗澡、理发。

（3）全麻患者术前 8 小时禁食、术前 4 小时禁水，小儿术前 6 小时禁食、术前 2 小时禁水。

二、手术后常规护理

【护理评估】

（1）麻醉是否清醒。

（2）生命体征。

（3）疼痛程度。

（4）各种引流管固定及引流情况。

【护理措施】

1. 做好交接班　向麻醉师及手术室护士了解麻醉方式、手术过程，做好交接班，连接好各种引流管并妥善固定，保持引流通畅。

2. 体位护理　全麻患者按全麻术后护理常规护理。麻醉未清醒时应去枕平卧，头偏向健侧；麻醉清醒后，保持患者半坐卧位，有利排痰，减轻面部水肿。

3. 保持呼吸道通畅　及时清除患者口、鼻、咽部及气管分泌物，清理呕吐物或血液；指导患者用合适的方法咳嗽；床旁备好氧气、负压吸引装置，必要时给予负压吸引。

4. 病情观察　观察伤口肿胀及敷料渗出情况，注意引流物的量、色、性状，如有异常及时通知医师，密切监测患者的生命体征，特别是呼吸的变化。

5. 疼痛护理　对术后疼痛的患者应认真评估疼痛的部位、性质、程度。伤口引起的疼痛可采取松弛法、注意力转移法等护理措施，必要时遵医嘱给予镇痛药。

6. 饮食护理　全麻患者清醒后如果6小时以后无呕吐，可给少量温凉开水或流质饮食。

7. 预防感染　每日口腔护理两次，防止切口感染，按医嘱使用抗生素。

8. 其他　对语言沟通障碍的患者鼓励其用文字或手势进行表达和交流。

【健康指导】

1. 饮食指导　遵医嘱给予高蛋白、高热量、高维生素、清淡易消化的流食、半流食、软食或普食，根据手术情况和医嘱决定进食方法，可采取自食、管喂、匙喂、鼻饲等方法。

2. 保持口腔清洁　指导患者进行口腔清洁，学会自我护理，保持口腔卫生。

3. 定期复查　出院后，定期复查，如有不适及时返院就诊。

【案例评析】

患者王某，男性，60岁，因车祸致头面部受伤，耳前疼痛、肿胀伴张口受限，流血1小时急诊入院。经检查后诊断为右下颌骨骨折，积极做好术前准备，在全麻下行右下颌骨骨折坚固固定术，术后返回病房。值班护士小李与手术室护士做好交接班，将患者安置好体位，告知患者及家属术后注意事项，并强调若有血液或痰液时应及时吐出，若感觉呼吸道阻塞时，应立即告诉医护人员，患者及家属表示理解，凌晨3时，护士小李查房时发现患者呼吸困难、口唇发绀，便立即用负压吸引器将患者咽喉部的血块与痰液吸出，患者呼吸恢复正常，口唇面色转红润。

解析　全麻、口腔、咽喉、颈前路手术患者，应在床旁备负压吸引器及气管切开包，预防气道阻塞与窒息。

病例中，护士小李因做好了充分的准备，及时的解除了患者的气道阻塞，避免了窒息及更严重后果的发生。

第四节　口腔卫生保健

口腔卫生保健

一、口腔卫生

口腔卫生的重点在于控制菌斑、消除软垢和食物残渣。增强生理刺激，使口腔和牙颌系统有一个清洁健康的良好环境，从而达到发挥生理功能、增进口腔健康的目的。采取的主要措施有以下几个方面：

1. 刷牙　刷牙是常规的自我口腔保健措施，是机械性去除菌斑和白垢最常用的有效方法。至少要做到早、晚刷牙各 1 次。最好能够做到每餐后刷牙，如果做不到，则应饭后漱口。特别强调晚间睡前刷牙。同时要注意正确的刷牙方法和刷牙质量，刷牙时间每次以 3 分钟为宜，且一定要 3 个面（唇颊、腭舌及秴面）都刷到。

竖刷法是一种比较合理的刷牙方法。刷牙时先将牙刷头倾向牙龈，刷毛贴附在牙龈上，稍加用力，顺牙间隙刷向冠方。刷上牙时，从上往下刷；刷下牙时，从下往上刷；牙的唇、颊面及舌、腭面要分别刷到。在刷上、下颌前牙腭（舌）面时，可将牙刷竖起，上前牙由上向下拉动，下前牙由下向上提拉。刷上、下颌后牙秴面时，牙刷可压在秴面来回刷动。

2. 牙签　适合在牙龈乳头退缩或牙周治疗后牙间隙增大时使用，常用有木质和塑料牙签。将牙签以 45° 进入牙间隙，牙签尖端指向秴面，侧面紧贴邻面牙颈部，向秴方剔起或做颊舌向穿刺动作，清除邻面菌斑和嵌塞的食物，然后漱口。使用时勿将牙签插入健康的牙龈乳头区，以免形成人为的牙间隙，动作要轻，以防损伤龈乳头或刺伤龈沟底，破坏上皮附着。

3. 牙线　牙线可用棉、麻、丝、尼龙或涤纶制成，不宜过粗或太细，有含蜡或不含蜡牙线，也有含香料或含氟牙线，含蜡牙线一般用来去除牙间隙的食物残渣和白垢，但不易去除菌斑，不含蜡牙线上有细小的纤维与牙面接触，有利于去除牙菌斑。

4. 龈上洁治术　龈上洁治术是使用龈上洁治器械去除龈上牙石和菌斑，并磨光牙面，防止菌斑和牙石再沉积，防治牙周病的措施。根据所用的器械不同，龈上洁治术分为手用器械洁治法和超声波洁牙机洁治法。超声波不宜用于放置心脏起搏器的患者，并且不宜用于肝炎、肺结核、艾滋病等传染性疾病患者。对牙龈炎患者，每 6 ～ 12 个月做一次洁治，可有效的维护牙周健康。

5. 口腔保健　1981 年，WHO 制定的口腔健康标准是“牙清洁、无龋洞、无疼痛感、牙龈颜色正常、无出血现象”。对口腔健康的定义虽各不相同，但以下三方面内容是不能缺少的，即应具有良好的口腔卫生、健全的口腔功能以及没有口腔疾病。人们必须有预防为主的思想，在疾病发生前或发现有发病趋势时，立即给予适当防护，以预防和控制口腔疾病的发生。

二、口腔保健

1. 定期口腔健康检查　定期保健检查，了解口腔卫生状况及口腔常见疾病流行情况，达到“有病早治，无病预防”的目的。定期检查可以提高对口腔癌前病损或口腔癌警告标志的认识，如出现口腔内的溃疡，2周以上尚未愈合；口腔黏膜有白色、红色或发暗的斑；口腔和颈部有不正常的肿胀和淋巴结肿大；口腔反复出血，出血原因不明；面部、口腔、咽部和颈部有不明原因的麻木和肿痛等情况时加以警惕，及早就医。

2. 纠正不良习惯　口腔不良习惯，亦为影响口腔健康的重要因素之一，主要是影响牙的正常排列和颌骨的正常发育，以及丧失生理性刺激。下列一些不良习惯危害较大，必须及早予以纠正：如单侧嚼、用口呼吸、吮唇、咬舌、咬颊、咬笔杆、咬筷子、吮指等；其他，如长期一侧性睡眠或偏一侧哺乳，用硬物做枕，儿童睡前吃糖果、饼干都可造成不良后果，应及早纠正。

3. 消除影响口腔卫生的不利因素　牙面的窝沟、点隙为龋病的好发部位，应及时涂布窝沟封闭剂，预防龋病的发生。额外牙、阻生牙及错位牙等，可造成错𬌗畸形及其他病变，应根据情况予以拔除或矫正。乳牙过早缺失所遗留的空隙，应及时做间隙保持器，保持其近、远中距离，以免引起邻牙移位及相对牙过度伸长，造成恒牙错位萌出或阻生。缺失牙应及时修复，口内残根、残冠应及时拔除，以免形成慢性不良刺激。

4. 合理饮食营养

（1）在胎儿期、婴儿期、少儿期要特别注意钙、磷、维生素及微量元素的供应。

（2）应多吃一些较粗糙和有一定硬度的食品。

（3）应少吃或不吃糖果、糕点，特别在睡前应禁吃甜食。

【案例评析】

患者，男性，25岁，因发现两侧面颊不对称、右侧明显少于左侧而来院就诊。查体：患者发育正常。口腔检查：右下侧第二磨牙中邻面深龋洞，冷刺激疼痛明显，右侧上下磨牙周围牙结石多，询问患者得知其特爱咀嚼槟榔，睡前无刷牙习惯，致右侧龋齿形成，间歇性疼痛发作时口服抗生素好转，未做进一步处理。患者多年因疼痛及食物易残留不敢用右侧牙齿咀嚼。

解析　造成患者右侧面颊明显少于左侧的原因是患者不良的生活习惯，即长期单用左侧牙齿咀嚼食物，造成右侧面颊组织失用性萎缩，发育不良，且缺乏自洁作用，牙结石堆积，影响了面部和口腔的健康状况。

【学习检测】

第十五章

口腔科常用诊疗护理技术

学习目标

1. 了解口腔科常用材料的调制方法。
2. 熟悉口腔科一般检查的护理配合。
3. 掌握口腔科各种治疗的目的和注意事项。
4. 掌握四手操作时医护的正确位置。
5. 学会诊疗过程中正确传递各种器械、材料和药品。

预习案例

患者王某，女性，42岁，因反复牙痛5月余，加重1周，前来就诊。查体：T36.8℃，P82次/分钟，R20次/分钟，BP100/70mmHg。口腔检查：左上第二磨牙近中邻面深龋洞，冷热刺激疼痛明显，刺激去除后疼痛即刻消失，牙髓活力电测验为一过性敏感反应，探诊无穿髓孔，叩诊（－），无松动，牙周检查（－）。无既往病史，无过敏史，实验室检查：血常规WBC10.98×10^9/L，RBC3.6×10^{12}/L，Hb110g/L，PLT112×10^9/L，凝血功能未见明显异常。X线检查牙片示：左上第二磨牙邻面龋坏。口腔科医师即将为其做备洞、充填治疗。

思考

1. 口腔科护士应该做好哪些治疗前的准备工作？
2. 医师与护士的位置关系如何处理？
3. 如何做龋齿充填术的护理配合？

由于口腔诊疗工作的特殊性，口腔护理工作也有其特殊的专科要求。口腔病治疗工作中所需的材料品种多，性质、形状不同，而且材料调制技术要求高，材料调制的质量直接关系到治疗的成败。再者，口腔科诊疗过程需要医护人员密切配合才能达到满意的效果。因此在整个诊疗活动的过程中不但要求护理技能娴熟，而且需要医护配合协调。

第一节　口腔科患者的检查和护理配合

一、口腔科常用小器械

口镜、牙用镊子、牙用探针是口腔检查中最常用的器械（图 15-1），其次还有牙钳、牙挺、洁治器、牙锤、刮治器等。

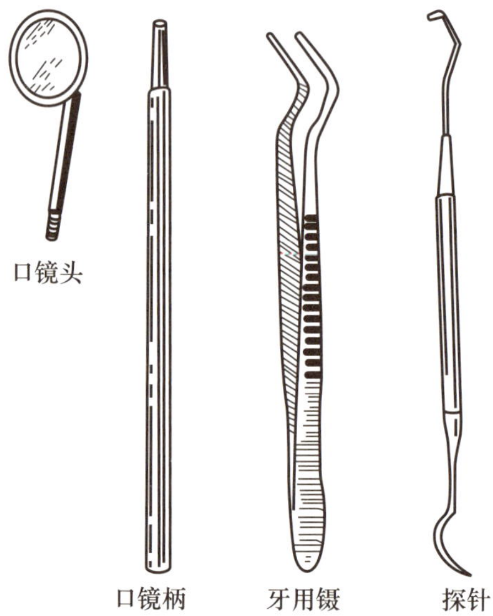

图 15-1　口腔检查常用器械

口腔科常用各种小器械使用后，应注意清洗干净，晾干后在关节处打石蜡油，一般使用高压蒸汽灭菌法或用 1.9% ～ 2.2% 戊二醛浸泡消毒。

二、口腔一般检查

口腔检查

1. 问诊　问诊是诊断口腔疾病最重要的依据。应全面了解疾病的发生、发展、病因、既往诊治经过及效果，与本次发病有关的病史等，主要针对患者的主诉、现病史、既往史、家族史和药物过敏史进行问诊。

2. 视诊　用视觉对患者进行系统的诊查称视诊。首先检查患者主诉部位的颜色、形状、功能活动有无改变，口腔视诊的内容主要包括牙齿及牙弓、牙龈、口腔黏膜及修复体等。

3. 探诊　借助探查器械进行检查的方法叫作探诊。常用探针对牙齿和牙周进行探查，检查和确定牙齿的病变部位、范围、组织反应情况，探查龋洞部位、深浅，有无探痛及牙髓是否暴露。

4. 叩诊　利用口镜柄或镊子柄叩击牙冠部，方法有两种：其一是垂直叩击殆面或切缘，检查根尖区病变；其二是叩击牙的侧面，检查牙周的病变。

5. 触诊（扪诊）　用戴指套的手指或借助器械在可疑病变部位触扪或按压，了解病变部位的范围、大小、硬度、形状、活动度，观察有无疼痛、波动感、溢脓等。

6. 嗅诊　借助检查者嗅觉以助检查。如坏死性牙龈炎有腐败腥臭味，坏疽的牙髓具有特殊腐败臭味，牙周溢脓和多发性龋病有口臭。

三、口腔科专科检查

（一）口腔前庭的检查

1. 口唇　注意皮肤色泽、黏膜、状态、外形、运动，有无肿胀、疱疹、脱屑、皲裂，口角有无红肿糜烂，有无增生物、色素沉着、色斑等。

2. 颊　主要检查颊部的色泽、对称性、有无肿胀、压痛、慢性瘘管、感觉障碍与过敏等。特别应注意腮腺导管乳头有无充血、水肿、溢脓及扪痛。

3. 牙龈黏膜　正常牙龈呈粉红色，龈缘菲薄而紧贴牙面，附着龈有点彩，质地坚实，有弹性，当点彩减少或消失则是牙龈炎、牙周炎的常见表现。主要检查牙龈有无红肿、出血、增生、萎缩、溃疡、坏死和窦道，牙周袋内有无溢脓，有无瘘管等。

4. 唇颊沟　应注意有无肿胀、压痛、糜烂及有无角化异常等。

5. 系带　是口腔内一种带状的纤维结缔组织，依其所在部位不同而命名为唇系带、颊系带、舌系带，检查时注意观察其数目、形状、位置及其附着情况，对口腔运动及修复体有无影响。

6. 腮腺及其导管口　正常腮腺局部柔软无压痛。有病变时可有肿胀、硬结，触诊有压痛。

（二）固有口腔的检查

主要检查硬腭、软腭、舌、口底、口咽部黏膜的颜色有无改变，有无裂缝、瘢痕、溃疡、水肿、肿胀等。

1. 腭　硬腭黏膜呈粉红色，黏膜下有骨质；软腭黏膜略呈暗红色，黏膜下无骨质。检查时注意观察有无腭裂、缺损，黏膜下骨质有无异常；黏膜有无水肿、充血、溃疡、假膜、白色斑块等异常变化。

2. 舌　正常舌质淡红，舌体柔软、滋润有光泽，舌背表面有舌乳头，并覆盖有薄层白苔，无裂隙，舌腹部黏膜平滑而薄。检查时注意有无颜色、形态、运动障碍、表面有无裂沟或溃疡、舌乳头是否充血、肿大、舌苔的变化等异常。

3. 口底　主要检查舌系带是否过短、舌下肉阜有无异常分泌物、导管乳头是否红肿、口底有无肿胀、包块及其硬度和活动度等情况。

4. 口咽部　观察有无水肿、充血、水疱、糜烂、溃疡，有无咽腔缩小而影响呼吸及吞咽功能。

（三）牙齿的检查

牙齿检查的方法主要有问诊、视诊、探诊、叩诊、触诊（扪诊）以及牙齿松动度的检查。

1. 问诊　询问患者牙病发生、发展、治疗经过，发病时间、部位、牙痛性质、有无反射痛等。

2. 视诊　视诊依一定顺序进行。①牙齿的形态：有无锥形牙、融合牙、畸形中央尖及畸形舌侧窝、巨大牙、过小牙。②牙色：有无斑釉牙、釉质发育不全、死髓牙等。③牙齿的数目：是否有先天性缺牙、拔除牙、额外牙、阻生牙。④牙齿的位置：有无错位。⑤萌出情况：根据年龄检查乳牙、恒牙替换情况，有无乳牙早脱和滞留。⑥牙体牙周组织：注意牙冠的长短，恒牙牙根形成情况，有无龋齿、楔状缺损、过度磨耗、牙折等，牙龈的颜色、形态、龈沟的深度、牙周有无溢脓等。

3. 探诊　借助牙科探针或镊子探测有无龋洞及其深浅、大小，探痛是否明显，充填牙的密合程度、软化牙本质的多少、牙髓的反应及是否暴露。特别要注意探测邻面牙颈部是否患龋，牙周袋的深度、龈下结石的分布以及窦道（瘘管）的方向。

4. 叩诊　叩诊的主要目的是检查牙周膜的炎症反应程度。常借助口镜或镊子柄端轻轻叩击牙齿，有根尖周炎及牙周炎的患牙多有不同程度的叩击痛。

5. 触诊（扪诊）　用手指对牙周组织进行触诊（扪诊）。常用手指扪压龈缘，观察龈缘处是否有脓液溢出，以便了解牙周袋的炎症情况。

6. 牙齿松动度的检查　正常牙齿具有一定的活动度，范围在 1mm 以内。检查方法：前牙用镊子夹持牙冠的唇、舌面；后牙将镊尖合拢置于牙齿咬𬌗面，摇动镊子，即可知牙齿松动情况，分为：

（1）Ⅰ度松动：牙齿向唇（颊）舌侧方向活动幅度在 1mm 以内。

（2）Ⅱ度松动：牙齿向唇（颊）舌侧方向活动幅度为 1 ～ 2mm，且伴有近远中方向活动。

（3）Ⅲ度松动：牙齿唇（颊）舌向松动幅度在 2mm 以上，伴有近远中及垂直向多方向活动。

（四）颌面部检查

1. 视诊　主要是观察颌面部表情与意识状态、外形与色泽。若颌面部损伤合并颅脑损伤时，可出现意识和瞳孔的变化。检查面部上、中、下三部的正侧面比例是否协调，颌面部外形与轮廓的对称性及丰满度。

2. 触诊　了解病变范围、大小、形态、硬度、活动度、浸润深度、温度以及与皮肤及深层组织的关系，有无触痛、波动感、捻发音等。

3. 探诊　用圆钝质软的探针顺势推进，探测瘘管、涎腺导管部位及深度。探诊过程中应注意避免穿破瘘管及导管壁。

（五）颞下颌关节的检查

主要检查关节运动是否正常。

1. 视诊　对比面部两侧发育状况、对称性、协调性，颈部中点是否正中位。有关节强直的患者颏部中点向患侧偏斜。髁突患有肿瘤时，颏中点向健侧偏斜，患有髁突良性肥大者颏中点向健侧偏斜。

2. 触诊　常用的方法是用双手示指分别放于两侧耳屏前髁突的外侧面，请患者做张闭口运动，检查髁突的活动度。

（六）涎腺检查

重点是三对大涎腺，即腮腺、颌下腺和舌下腺的检查。

1. 初诊　观察腺体两侧是否对称、形态大小有无变化，各导管开口处有无红肿、狭窄、瘢痕和分泌物情况，特别应注意分泌物的颜色、量和性质。

2. 触诊　检查腮腺的分泌情况，一般以示指、中指和无名指三指指腹由后向前揉压腺体及导管，观察分泌物是否清亮，有无脓液或混浊、水样或黏稠样等。颌下腺和舌下腺的触诊要用双手触诊法。触诊导管时要了解导管的质地、粗细，有无导管结石等。

3. 探诊　涎腺的探诊主要检查导管是否狭窄或为了注入造影剂和药物。探查导管口时要选择适当的钝头探针或注射针，操作前必须确诊导管内无结石，以免将结石推入腺体。

（七）张口度检查

张口度采用圆规或卡尺测量上、下切牙间距离，也可用手指宽度表示。正常成人自然开口度平均约3.7cm。张口受限常见于翼外肌痉挛；张口过大常见于翼外肌功能亢进。若有张口度异常记录表述如下：

1. 轻度张口受限　上、下切牙切缘间距可置入二横指，为2～3cm。
2. 中度张口受限　上、下切牙切缘间距可置入一横指，为1～2cm。
3. 重度张口受限　上、下切牙切缘间距不足一横指，约1cm以内。
4. 完全性张口受限　完全不能张口，也称牙关紧闭。
5. 张口过度　开口度超过4.5cm。

【知识拓展】

口臭治疗小偏方

保持口腔湿润，勤喝水；坚持餐后刷牙；积极治疗引起口臭的疾病，如牙周炎、肝炎、胃病等；不要吃得过饱；睡眠时间不宜过长；食用刺激性食物（如大蒜）引起的口臭，可通过嚼茶叶、口香糖或吃大枣来消除；在两餐之间，吃些水果可有助于避免或减轻口臭。

四、口腔科检查的一般护理配合

（1）保持诊室整齐、清洁、舒适、空气清新、光线充足，自然光不足时可采用灯光辅助照明，室温保持在 20 ～ 24℃，室内相对湿度在 50% ～ 60%。

（2）备好物品、药品和消毒检查器械、无菌棉球、纱球、各种登记本、处方、漱口杯及漱口水等。设备器材摆放应以医生护士方便操作为宜。

（3）与患者进行有效的沟通，消除患者的恐惧心理。

（4）根据检查的需要，让患者仰卧于牙科椅上，调节好椅位。检查上颌牙时，应调节患者背部和头部稍微后仰，使上颌牙列与地面约呈 45° ；检查下颌牙时，调节椅位使患者头颈长轴与躯干一致，使下牙列与地面近于平行。

（5）根据检查需要调节好光源。

（6）检查治疗过程中应勤巡视、细观察，及时配合，向患者详细告知注意事项。

（7）做好诊疗室常用器械设备的消毒、维护与保养工作。

（8）做好健康教育。

第二节　口腔科常用诊疗技术和护理配合

一、牙体牙髓病常用材料的调制方法

用于治疗牙体牙髓病常用充填材料主要有氧化锌丁香油黏固剂、玻璃离子黏固剂、磷酸锌黏固剂、氢氧化钙糊剂、根管充填糊剂等。

（一）氧化锌丁香油黏固剂调制法

氧化锌丁香油黏固剂调制法，由氧化锌粉剂、丁香油组成。

1. 目的　常用于充填治疗时的窝洞暂封、深龋垫底和根管充填等。

2. 用物准备　玻璃板、调拌刀、75% 酒精棉球、治疗巾、氧化锌粉剂、丁香油。

3. 操作步骤

（1）取适量的氧化锌粉和丁香油放在玻璃板上，粉剂置于玻璃板的上端，液体滴于玻璃板的下端，两者相距 3 ～ 4cm。粉液比例为（1.5 ～ 1.8g）：0.5mL。

（2）用调拌刀将粉末分为 4 等份，第一次取 2/4，第二次为 1/4，第三次为余下的 1/4。

（3）将粉末逐份加入丁香油液体中，左手握玻璃调板，右手持不锈钢调拌刀，平放于玻璃板上顺一个方向旋转调和，使粉液调匀至所需稠度，调拌时间约 1 分钟。调好后用调刀将板上散开的黏固粉糊剂收集在一起备用。

（4）根据治疗需要配合医生完成操作。

（5）材料使用后用 75% 酒精棉球清洁调拌用具。

4. 注意事项　氧化锌丁香油黏固剂使用后不可用清水清洗，因为丁香油为油剂，不溶于水，必须用酒精擦拭。

（二）玻璃离子体黏固粉的调剂法

玻璃离子体黏固粉的调剂法，由玻璃离子黏固粉、液组成。

1. 目的　主要用于Ⅲ、Ⅴ类窝洞及乳牙各类窝洞的充填。

2. 用物准备　塑料调拌刀、调拌纸、75% 乙醇棉球、玻璃离子黏固剂（粉、液）。

3. 操作步骤

（1）用配套的塑料小匙取适量的粉剂置于调拌纸的一端，按比例滴适量的液体于调拌纸的另一端。粉液重量比为 3 ∶ 1；体积比为 1 匙粉∶ 1 滴液。

（2）左手固定调拌纸，右手持调拌刀，将粉剂分次加入液体中，用旋转推开法将粉液充分混匀，调拌成糊状或面团状，调拌时间为 1 分钟左右。

（3）将调拌完成的材料递给医生使用后，撕下用过的调拌纸，用密封袋将调拌纸包装保存，以防污染。

4. 注意事项　操作完毕用乙醇棉球擦拭塑料调拌刀，消毒备用。

（三）磷酸锌黏固剂调制法

磷酸锌黏固剂调制法，由磷酸锌黏因粉、液组成。

1. 目的　主要用于充填治疗时的窝洞垫底、暂封及修复体黏固。

2. 用物准备　调拌用的玻璃板、调拌刀、治疗巾、磷酸锌黏固剂（粉、液）。

3. 操作步骤

（1）黏固材料使用前，配合医生对窝洞、牙面、修复体进行清洁、消毒、干燥处理不可被唾液污染。

（2）将玻璃板和调拌刀平放于治疗巾上，根据治疗需要取适量的粉液，粉剂与液体放置要求同氧化锌黏固剂。比例为（1.2 ～ 1.5g）∶ 0.5mL（根据不同产品要求比例）。

（3）用调拌刀将粉剂分成数份。调和时左手固定玻璃板，右手持调拌刀，将粉剂逐份加入液体中，用旋转推开法将粉液充分混合，直至调成所需性状后，用折叠法将材料收集在一起递给医生使用。调拌时间为 1 分钟左右。用于窝洞垫底时调和成面团状；用作暂时封洞时调和成稀糊状；而用于修复体黏固时，则调和成拉丝状，即调和完成的黏固剂用调拌刀从玻璃板上拉起时呈丝状，流动性好。

（4）黏固剂使用后及时用清水清洗调拌用具，消毒备用。

4. 注意事项

（1）材料调拌的环境应在 23℃左右。调拌时只能将粉剂逐次加入液体中，而不能加液体于粉剂中。

（2）应根据用途将材料调制到最适宜的稠度，粉末不能过多，过多就会调得太干，其抗压强度和黏性降低，断面成渣样，这种状态不能使用，应重新调制，绝不能再加液体于粉剂中；粉剂太少，就会调得太稀，抗压强度也会降低，用于修复体黏固时将影响修复质量。

（3）合理掌握调拌时间，操作时间过长或过短都将影响材料的性能。

（4）黏固剂取用后要立即拧紧瓶盖，以免材料受潮。

（四）氢氧化钙双糊剂调制法

氢氧化钙双糊剂调制法，由氢氧化钙基础糊剂及催化糊剂各一支组成。

1. 目的　主要用于直接、间接覆盖牙髓或活髓切断术后根髓断面及根管消毒。

2. 用物准备　氢氧化钙双糊剂一套（基础糊剂及催化糊剂各一支）、玻璃板、调拌刀、75% 乙醇棉球、治疗巾。

3. 操作步骤

（1）根据治疗需要，按 1 ∶ 1 的比例取适量糊剂于玻璃板上。

（2）用旋转折叠法将两种糊剂一次性进行调和，充分混匀，调拌时间不超过 10 秒钟。

（3）将调拌完成的材料迅速递给医生，进行患牙的盖髓治疗。

（4）材料使用后用 75% 乙醇棉球清洁调拌用具。

4. 注意事项

（1）该材料在温度为 22℃，湿度为 50% 时，调拌完成后的凝固时间为 2 ～ 3 分钟，若室温过高，湿度过大，则材料凝固时间缩短，因此医护配合时，要协调迅速。

（2）此制剂在空气中极易氧化变质，因此取用完材料后应立即加盖。

（五）根管充填糊剂调制法

根管充填糊剂调制法（以碘仿氧化锌糊剂为例）主要由碘仿、氧化锌粉、丁香油组成。

1. 目的　用于各种根管治疗的充填。

2. 用物准备　碘仿、氧化锌粉、丁香油、用治疗巾包裹消毒的玻璃板及金属调拌刀。

3. 操作步骤

（1）打开治疗巾，将玻璃板和调拌刀平放于治疗巾上，取适量的碘仿、氧化锌粉和丁香油放在玻璃板上，氧化锌、碘仿与丁香油的体积比为 3 ∶ 1 ∶ 3，或遵医嘱视病情而调整碘仿与氧化锌的比例。操作过程应严格遵守无菌操作原则。

（2）将氧化锌粉和碘仿混合后分为 3 等份，逐次加入丁香油中，以同一方向旋转调拌，使粉液充分调匀成稀糊状，调拌时间为 1 分钟。

（3）将调拌完成的根充材料递与医生，用根管扩大针或填充器将材料填入根管内。

（4）材料使用后用 75% 乙醇棉球清洁调拌用具。

4. 注意事项

（1）材料应按粉液比例调拌，如调制太稠，糊剂不易进入根管内，若太稀则流动性太大，不利于有效凝固，均会影响根管充填的效果。

（2）操作过程应严格遵守无菌操作原则。

二、根管治疗术及护理配合

根管治疗术是彻底消除髓腔内，特别是根管内的感染源。用根管充填剂严密充填根管，防止根尖再感染，促进根尖病变愈合，是治疗牙髓病及根尖周病首选的方法。分为传统根管治疗术和现代机用镍钛根管预备及热牙胶充填术。本节以传统根管治疗术为例，介绍操作中需做的护理配合。

（一）目的

彻底消除髓腔内，特别是根管内的感染源，用根管充填剂严密充填根管，防止根尖再感染，促进根尖病变愈合。

（二）用物准备

龋齿充填术所需器械、各种规格的根管扩大针、拔髓针、光滑髓针、根管锉、根管充填器、根充材料、消毒棉捻或纸捻等。

【知识拓展】

治牙痛小妙方

①取大蒜捣烂，温热后敷在痛点上。②把味精按1∶50的浓度用温开水化开后，口含味精溶液一会儿，连续几次，坚持2天。③切生姜一小片咬在痛处。④取白酒100g加上食盐10g烧开，含上一口，牙痛会立即止住。

（三）操作步骤及护理配合

1. 安排患者　安排患者上椅位，系上胸巾，根据治疗的需要调节椅位及光源，解释治疗有关事宜，取得患者合作。

2. 根管预备

（1）开髓与拔髓：医生用牙钻揭开髓室顶后，暴露根管口，用拔髓针拔除牙髓，护士应备3%过氧化氢液供医生冲洗根管。

（2）预备根管：医生用根管扩大针从细到粗扩大管壁，去除管壁感染物质和软化牙本质，然后用2%氯亚明液和3%过氧化氢液交替冲洗，最后用生理盐水冲净余液，护士配合用注射器依次抽吸以上溶液，并用吸唾器及时吸净冲洗液，保持术区清晰。

3. 根管消毒　根管经预备后，用棉捻蘸取消毒药液供医生置于根管内，调拌氧化锌丁香油糊剂暂封窝洞。

4. 根管充填　根管充填是根管治疗的最后一个步骤，其意义在于消除手术后遗留下的无效腔，杜绝再感染。

（1）根管充填的先决条件：复诊检查时，根管内取出的棉捻无分泌物、无臭、无叩痛，即可进行根管充填。

（2）常用的充填材料：氧化锌丁香油糊剂、碘仿糊剂及根管充填糊剂。

（3）充填方法：先将根管充填材料调成稀糊状送入根管内，再将消毒后的牙胶尖插入根管，直达根尖孔，以填满根管为度，用加热后的充填器，去除多余牙胶，最后做永久充填。

（四）注意事项

进行根管充填过程中，口腔内要严格消毒隔湿，防止唾液污染，调拌用具应一用一更换，整个过程在无菌操作下进行。

三、龋齿充填术及护理配合

龋齿充填术即用具有一定强度的修复材料填入预备的窝洞内，恢复牙体外形和功能。

龋病的诊断与治疗

（一）目的

用具有一定强度的修复材料填入预备的窝洞内，恢复牙体外形和功能，适用于龋病牙齿的治疗。

（二）用物准备

1. 用物及器械准备　黏固粉充填器、检查盘、双头挖器、银汞充填器、各型车针、成型片夹、咬合纸、橡皮轮、纱团、小棉球等，并放置在固定位置。

2. 修复、垫底材料准备　银汞合金、玻璃离子体黏固剂、复合树脂、氧化锌丁香油黏固剂、磷酸锌黏固剂、氢氧化钙黏固剂。

3. 药品的准备　75% 乙醇、25% 麝香草酚酊、50% 酚甘油、丁香油、樟脑酚合剂等。

（三）操作步骤及护理配合

1. 安排患者　安排患者上椅位，根据治疗的需要调节椅位及光源，做好解释工作，消除患者的恐惧心理。

2. 制备洞型　医生制备洞型时，护士协助牵拉口角，用吸唾器及时吸净冷却液，保持术野清晰。

3. 隔湿、消毒　充填时如洞壁有唾液或冲洗液均可影响充填材料的性能，使充填失败，故在消毒前，护士应协助医生用棉条隔湿，准备窝洞消毒的小棉球。消毒药物根据龋洞情况及医嘱选用。

4. 调拌垫底及充填材料　遵医嘱调拌所需垫底材料，再选用永久性充填材料充填。浅龋不需垫底；为保护牙髓，中龋可选用磷酸锌黏固剂或玻璃离子黏固剂单层垫底；深龋则需用氧化锌丁香油黏固剂及磷酸锌黏同剂双层垫底。

5. 清理用物　充填完成后，清理用物，将所用车针、器械及手机消毒后备用。

（四）健康教育

如患者采用银汞合金充填，充填完成后告知患者银汞合金需 24 小时后才能完全固化稳定，24 小时之内不能用充填牙齿咀嚼硬食物，以免充填物脱落。深龋充填后如有疼痛需及时到医院复诊。

【知识拓展】

防龋小常识

①坚持每天使用含氟牙膏刷牙。②提倡经常饮茶和用茶水漱口。茶叶中含有咖啡因、可可豆碱、茶碱、鞣质、氟素。③合理用糖，控制甜食，糖在口腔中经过细菌发酵之后可以产酸，酸能破坏牙齿，形成龋洞。

四、拔牙术及护理配合

拔牙术是口腔颌面外科门诊最常见的基本手术。

（一）目的

拔牙术是治疗某些牙病和由牙病引起的一些疾病的一种手段。

（二）术前准备

1. 询问病史　了解患者有无手术禁忌证及药物过敏史，必要时做药物过敏试验。
2. 做好心理护理　解除其恐惧心理，使其积极配合手术。
3. 做好口腔卫生　用漱口液漱口。
4. 皮肤准备　麻醉注射区及手术区应用 0.5% 络合碘消毒。
5. 器械准备　准备好经消毒灭菌的牙钳、牙挺、牙龈分离器和其他辅助器械及敷料。

（三）术中配合

（1）拔牙前再次和患者一起核对要拔的牙齿，仔细观察患者的反应及麻醉效果。

（2）协助医生保持术野干净，随时传递医生需用的器械。

（3）拔除复杂牙时，协助用骨锤劈牙。劈牙时注意掌握技巧和力量，用一手托住患者下颌，以免颞颌关节受损或移位。

（4）协助医生做好拔牙及创面的处理。

（5）拔牙过程中密切观察患者的反应，如面色、呼吸、脉搏等情况。如出现晕厥时及时调整椅位，让其平卧，解开衣领，协助医生积极处理。

（四）术后护理

（1）嘱患者咬棉纱球压迫止血，30 分钟后吐出。若出血较多可延长至 1 小时，但不能留置时间过长，以免增加感染和出血的机会。

（2）嘱患者拔牙当天不要漱口和刷牙，勿用患侧咀嚼、舌舔吮伤口，以免造成出血。

（3）术后 2 小时可进温凉软质或流质饮食。

（4）告知患者拔牙后如有明显出血和剧烈疼痛、肿胀、发热、张口困难等应及时复诊。

（5）拔牙后 24 小时内，唾液中混有淡红色血水，术后 1 ～ 2 天创口有轻微疼痛均属正常。

（6）据病情需要使用消炎、镇痛药，做好用药指导。

（7）拔牙创口有缝线者，嘱术后 4 ～ 5 天拆线。

五、口腔四手操作技术

口腔四手操作技术是在牙科设备、器械不断改进，为保护口腔医生、护士自身健康、提高操作效率的前提下，逐步完善和发展起来的国际标准化牙科操作模式。

口腔护理四手操作技术

（一）四手操作时医生与护士的位置关系

在实施四手操作法时，医生、护士有其各自互不干扰的工作区域，以保证通畅的工作线路和密切的相互配合。治疗不同区域的牙齿时医生、护士的位置如下（图 15–2）：

1. 医生工作区　医生通常位于 11 点钟区，上颌操作多选 12 点钟区，下颌操作多选 7 ～ 9 点钟区。因此 7～12 点钟区不能放置物品，以免影响医生操作。

2. 护士工作区　位于 2 ～ 4 点钟区，护士通常保持在 3 点钟的位置，这样既可接近传递区，又可通往治疗车的静态区。

3. 静态区　位于 12 ～ 2 点钟区，此区可放置治疗车或活动柜。

4. 传递区　位于 4 ～ 7 点钟区，是医生和护士传递器械和材料的区域。

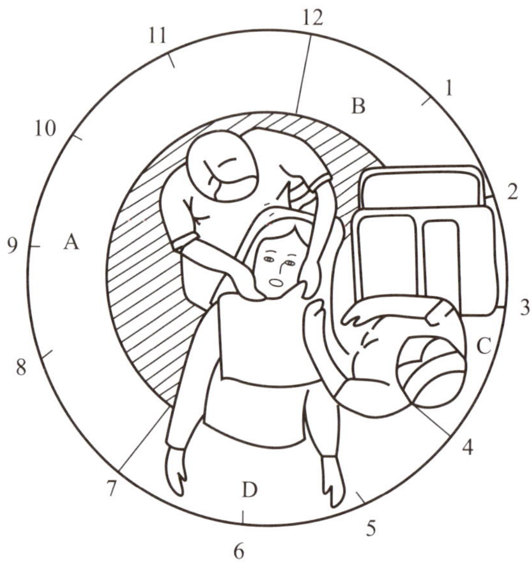

图 15–2　医、护、患三者的正确位置

A. 医生工作区　　B. 静态区

C. 护士工作区　　D. 患者位置及传递区

（二）器械的传递与交换

护士应使用容易掌握的、标准的、系列的手运动方法，按照医生的需要把器械送到医生手中，做到“传递时间要准确，传递位置要恰当，传递或交换的器械要正确”。

1. 器械的传递

（1）传递器械的要求：护士在准备器械的时候，应按正常使用顺序把器械排放好、按顺序传递。器械传递应在“传递区”内进行，比较大的器械应在“第一传递区”，即患者的颏部下方传递；如果患者是儿童，传递注射器时则应在患者头后方进行；比较小的器械，应在“第二传递区”内传递，即患者口腔侧方。

（2）传递的注意事项：①任何器械都禁止在患者的头面部传递，以确保患者的安全；②传递器械应该做到平稳、安全、无障碍地在传递区内用标准的平行传递法将器械传递于医生手中；③器械的传递尽可能靠近患者口腔；④传递器械时防止器械污染。

2. 器械的交换　实行正确的器械交换是缩短患者治疗时间，保证医疗质量的前提。

（1）器械交换过程中的注意事项：①护士应提前了解病情及治疗程序，及时、准确的交换医生所需器械；②器械交换过程中，用毕器械和待用器械始终保持平衡，以保证器械交换顺利、无污染、无碰撞。

（2）双手器械交换法：①护士以右手拇指和示指握持器械工作端，将器械非工作端递给医生；②护士右手递过新器械的工作端，左手准备接过医生已使用过的器械；③护士左手拇指和示指接过医生已使用过的器械的非工作端。

【案例评析】

患者唐某，男性，50岁，因反复牙痛半年，加重7天就诊，6小时前，患者在社区口腔科门诊进行了左上第三磨牙拔出术，因拔出的患牙牙槽窝出血不止而前来就诊。患者神志清楚，查体合作，口腔检查时发现左上第三磨牙牙槽窝有活动性出血。询问病史，患者自述拔牙后，因口腔内有血腥味，反复漱口，然后出血不止。

解析　患者行拔牙术后，护士或手术医生应详细交代拔牙后注意事项，拔牙当天不能漱口和刷牙。反复漱口，会导致拔牙后出血。

病例中，拔牙后出血，因为患者没有遵照拔牙后注意事项，或因护士及医生没有详细交代拔牙后注意事项，患者拔牙后反复漱口，影响局部血液的凝固，导致拔牙后出血。

【知识拓展】

伢典微创去龋

伢典（carisolv）是牙科领域的革命性突破，它是一种用化学—机械法替代传统车针祛除龋坏的新技术。可以安静、有效、安全、彻底地祛除龋齿中的所有牙本质龋坏，是一种全新的微创无痛龋齿治疗新概念。它是以含有次氯酸钠和氨基酸的凝胶破坏腐质中的不饱和胶原纤维，从而软化龋坏牙质，并用特殊设计的工具将其轻柔祛除的方法。

【学习检测】

第十六章
口腔科患者的护理

学习目标

1. 了解龋病、牙龈炎、根尖周炎的护理评估及护理措施。

2. 了解牙龈炎与牙周炎的鉴别、护理评估及护理措施。

3. 了解先天性唇、腭裂的护理评估和护理措施。

4. 熟悉复发性阿弗他溃疡、口腔念珠菌病、口腔白斑病的护理评估及护理措施。

5. 熟悉智齿冠周炎、颌面部间隙感染、颌骨骨髓炎的相互关系、护理评估及护理措施。

6. 掌握口腔颌面部损伤的临床特点及护理措施。

预习案例

患者孙某，男性，20 岁。冷水刷牙时上前牙酸痛明显 1 个月余。精神尚可，睡眠可，饮食及二便正常。口腔检查：左上侧切牙近中邻面深龋洞，冷刺激疼痛明显，刺激去除后疼痛即刻消失。牙髓活力电测验为一过性敏感反应，探诊无穿髓孔，叩诊（－），无松动，牙周检查（－）。X 线检查牙片示：左上侧切牙颈部近中邻面龋损 2mm × 2mm，近髓，余未见异常。

思考

1. 根据上述病例此患者属于哪一类型龋病？

2. 应该给予什么护理措施？

口腔作为消化道的起始端，有咀嚼、味觉、感觉的功能。口腔疾病将严重影响我们的生活质量。大部分牙齿疾病，如龋齿、牙龈炎、牙周炎、根尖周炎都是由口腔细菌所引起。我们需怎样配合治疗？颌面部的损伤多受其解剖生理所影响，针对其临床特点，我们需做哪些急救措施？针对可导致败血症、脑脓肿等严重并发症的颌面部感染，病情需怎样评估？怎样指导常见口腔黏膜病患者，如口腔溃疡、白斑、口腔疱疹、念珠菌病的护理？上述问题本章将逐一讲述。

第一节　牙体及牙髓病患者的护理

牙髓病

一、龋病

【概述】

龋病(dental caries)是一种牙体硬组织的慢性感染性疾病。由于细菌等各种因素的共同作用，使牙体硬组织无机物脱矿和有机物分解崩溃，晚期形成缺损。

龋病的发病机制至今仍未完全明确，人们目前普遍接受的病因学说为四联因素论，即细菌、食物、宿主和时间共同作用的结果。①细菌的存在是龋病发生的主要条件，致龋菌主要是乳酸杆菌及变形链球菌。②食物中与龋齿发生关系最密切的是糖类，尤以蔗糖及其他低分子量糖的作用最明显。③宿主因素：牙齿的形态、结构、成分、位置与龋病发生均有关。④时间因素：龋病的发生与发展是一个慢性过程，从早期损害发展为临床龋，平均需要 18 个月，2 ～ 14 岁是乳恒牙患龋的易感期，因此从时间因素上对预防有重要意义。龋病是一种危害人类健康的最普遍的口腔疾病，其发病率占口腔疾病之首。龋病可引起牙髓炎、根尖周炎、牙槽脓肿等并发症。因此，早期检查、早期发现、早期治疗，对龋病的预防和保健具有重要的意义。

【护理评估】

1. 症状与体征　龋病最易发于牙齿的咬合面，其次是牙齿的邻接面，其病变是从牙釉质或牙骨质表面开始，由浅入深逐渐累及牙本质，呈连续破坏过程。临床上根据病变深度分为浅龋、中龋及深龋。

（1）浅龋：龋蚀只限于牙釉质或牙骨质。初期在牙表面可有脱钙而失去固有色泽，呈白垩色点或斑，继之成黄褐色或黑色，探诊有粗糙感或能钩住探针尖端。患者一般无主观症状，对冷、热、酸、甜刺激亦无明显反应。

（2）中龋：龋蚀已进展到牙本质浅层，龋洞形成，洞内牙本质软化呈黄褐色或深褐色。患者对酸、甜饮食敏感，过冷过热饮食也能产生酸痛感觉，冷刺激尤为显著，但外界刺激去除后，症状即可消失。

（3）深龋：龋蚀已进展到牙本质深层，形成较深的龋洞，由于深龋病变接近牙髓，所以对温度变化及化学刺激敏感，食物嵌入洞内可出现疼痛症状，遇冷、热和化学刺激时，产生的疼痛较为剧烈。探查龋洞时酸痛明显，说明龋蚀已接近牙髓组织，但无自发性痛。

2. 健康史　询问患者的口腔卫生和饮食习惯，尤其是儿童有无睡前吃甜食的嗜好。如有疼痛，了解是否与冷热刺激有关，属于自发性痛还是激发性痛。

3. 心理社会因素　由于龋病病程缓慢，不危及生命，因此多不易受到患者重视，龋病初期，患者无自觉症状，不易察觉自己患有龋病，有的患者认为牙病不是病，有症状也不去口腔科就诊，自己吃点药不痛了就认为牙病好了，延误了治疗时机，从而导致发生牙髓炎、根尖周炎、牙槽脓肿等严重的口腔病患。因此，应该注意评估患者的年龄、口腔卫生习惯、口腔卫生保健知识、文化层次、经济状况以及不愿就诊的原因。

4. 辅助检查

（1）X 线检查：可借助 X 线摄像检查发现邻面龋、颈部龋等隐匿部位的龋损，并了解龋洞的深度。

（2）透照检查：用光导纤维装置进行透照检查，能直接看到龋损伤部位及范围。

（3）牙髓活力检测：多用冷热刺激进行检查，亦可使用电活力测定。了解深龋的牙髓状况，以确定治疗方案。

【治疗原则】

终止病变发展，恢复牙齿的外形和功能。早期釉质牙可采用非手术治疗，有组织缺损时，则采用修复性方法治疗。深龋近髓时，先采用保护牙髓的措施，再进行修复。

【常见护理诊断 / 问题】

1. 组织完整性受损　由龋坏造成牙体硬组织缺损所致。
2. 潜在并发症　牙髓炎、根尖周炎。

【护理措施】

1. 一般护理

（1）保持病房安静，协助患者取舒适体位，疼痛时加强观察，注意患者安全。

（2）做好饮食指导，进食易消化、少刺激性饮食。

2. 心理护理　向患者介绍龋病的治疗方法，做好患者的解释工作，消除对钻牙的恐惧心理，使其积极配合治疗。

3. 治疗与用药护理

（1）修复性治疗的护理：充填术是龋病最常用的修复方法。

（2）药物性治疗的护理：进行药物治疗时协助医生牵拉口角，隔湿、吹干牙面。掌握各种药物的注意事项，如氟化钠有一定毒性，防止患者吞下；使用硝酸银涂布时，需使用还原剂，使其生成黑色或灰色沉淀，该药具有较强的腐蚀性，注意勿损伤患者口腔黏膜。

（3）充填术后注意观察充填物是否脱落，疼痛症状是否缓解或消失。

【知识拓展】

牙齿局部用氟防龋

局部用氟是将氟化物制剂直接用于牙表面，通过局部作用预防龋病。目前局部用氟以含氟牙膏、含氟漱口水、含氟凝胶、氟化泡沫以及含氟涂料为主。其中，含氟牙膏在世界范围内的广泛应用是龋病在过去几十年里患病率下降的主要原因之一。

目前，我国市场上含氟牙膏的生产和销售也已占到相当大的比例。含氟牙膏中的氟制剂主要有单氟磷酸钠、氟化亚锡、氟化钠以及氟化胺4种，其氟浓度多在1 000～1 500 mg/kg。含氟凝胶、氟化泡沫及含氟涂料由于其氟浓度高，应在专业人员指导下应用。

【健康指导】

（1）保持口腔卫生，养成饮食后漱口、早晚刷牙的习惯，以减少菌斑及食物残渣的滞留时间。

（2）定期口腔检查，一般2～12岁每半年1次，12岁以上每年1次，以便早期发现龋病，及时治疗。

（3）采取特殊的防护措施，如使用含氟牙膏、窝沟封闭等，提高牙齿的抗龋能力。

（4）合理饮食，少摄入糖果、饼干等食品，特别教育儿童和青少年在临睡前勿进甜食，可使用蔗糖代用品，如木糖醇、甘露醇等。

二、牙髓炎

【概述】

牙髓炎是指因感染、理化因素等刺激造成牙髓的炎症反应，是口腔科最常见的疾病之一。多数由细菌感染引起，深龋是引起牙髓感染的主要途径，其次是牙周组织疾病引起的逆行感染。另外，外伤、化学药物及物理因素，如温度、电流刺激亦可引起牙髓炎。按其临床经过，分为急性牙髓炎与慢性牙髓炎。

【护理评估】

1. 症状与体征　牙髓炎按其临床经过可分为急性牙髓炎和慢性牙髓炎。

（1）急性牙髓炎：发病急，以剧烈的自发性疼痛、难以定位为其特征，往往夜间疼痛发作，疼痛向同侧面部、耳颞部或向对颌牙放射，常不能确定患牙。早期表现为自发的阵发性剧痛，疼痛时间短，间歇期长，温度刺激尤其是冷刺激可引起或加剧疼痛，去除刺激后，疼痛不能立即消失。晚期随着炎症加重，疼痛可由锐痛变为剧烈跳痛，间歇性痛变为持续性疼痛，且冷刺激缓解，热刺激加剧。若炎性渗出物和坏死组织经根尖孔扩展到根尖组织，则可产生咀嚼痛和叩痛。

（2）慢性牙髓炎：慢性牙髓炎是临床上最常见的一型牙髓炎，多由龋病发展而来，部分可由急性牙髓炎的渗出物得到引流，但未彻底治疗转变而成。一般疼痛性质较轻，为隐痛、钝痛或胀痛，疼痛呈长期反复间歇发作。长期温度刺激或食物嵌入龋洞中可有剧烈的疼痛，患者常可定位患牙，自觉患牙咬合不适或轻度叩痛。检查可见穿髓孔或牙髓息肉。

2. 健康史　了解患者是否有未彻底治疗的龋病及牙周疾病，询问疼痛发生的性质、方式和持续时间，了解患者有无全身性疾病，如心脏病、高血压病、糖尿病等，有无慢性感染性疾病，如慢性乙肝等，治疗时注意做好保护措施。

3. 心理社会因素　牙髓炎多由深龋引起，疼痛症状不明显时，不为患者所重视。当急性牙髓炎发作，出现难以忍受的疼痛时，才认识到其严重性。常有迫切要求医生立即为其解除痛苦，但又怕钻牙之矛盾心理。

4. 辅助检查　用电活力测试牙髓活力、温度试验及叩诊可帮助确定患牙，X 线有助于龋齿的检查。

【治疗原则】

尽量采用各种麻醉措施，失活操作要完备，减轻患者的疼痛；尽量保留牙髓，尤其是年轻的恒牙；尽量保留牙体组织，如采用银汞修复。在考虑固位型的前提下，也应充分考虑牙体组织；尽量保留患牙，只有在排除最后的修复方法后才考虑拔牙。

【常见护理诊断 / 问题】

1. 疼痛　牙痛，与炎症引起血管扩张、渗出物增加，压迫神经有关。
2. 知识缺乏　缺乏对牙病早期治疗重要性的认识。
3. 焦虑　与疼痛反复发作有关。

【护理措施】

1. 应急处理　急性牙髓炎的主要症状是难以忍受的疼痛，故应首先止痛。

（1）开髓引流：是最有效的止痛方法。在局麻下，医生用牙钻开髓后可见脓血流出，护士遵医嘱抽吸温生理盐水协助冲洗髓腔，备丁香油或牙痛水小棉球置于髓腔内，开放引流。

（2）药物镇痛：对于未开髓患者，遵医嘱给予丁香油或樟脑酚棉球置于龋洞内暂时镇痛，同时口服镇痛药。

2. 心理护理　采取各种治疗前首先向患者解释治疗的目的及步骤，消除其紧张、恐惧心理，以取得患者的合作，使其积极配合治疗。

3. 治疗与用药护理

（1）保存牙髓治疗的护理：牙髓炎早期可选择保留活髓的治疗方法，如盖髓术、冠髓切断术。

（2）保存患牙治疗的护理：牙髓炎晚期无条件保存活髓的牙齿时可选用保存牙体的治疗方法，如根管治疗、塑化治疗。

（3）密切观察患者各种用药或治疗后对疼痛的反应。

【健康指导】

（1）向患者介绍牙髓炎的病因、治疗方法和目的，牙病早期治疗的重要性以及保持口腔卫生、预防龋病的重要性。

（2）根管治疗需要多次完成，遵医嘱按时复诊。

（3）治疗后的患牙，因牙髓死亡而牙体组织无法得到营养，导致质地变脆易折裂，嘱患者勿用患牙咀嚼硬物或及时进行冠修复。

【知识拓展】

乳牙做治疗会不会对换牙有影响?

乳牙和继承恒牙是两个独立的个体，各自有自己的牙神经，所以乳牙的治疗不会影响要换牙齿的发育；相反，有问题的乳牙如果不及时治疗，它会影响继承恒牙胚的生长发育，也就是说会影响换牙。

三、根尖周炎

【概述】

根尖周炎是指牙根尖周围组织发生的炎症性疾病，其病变范围包括根尖部牙周膜、牙槽骨和牙骨质。病变多继发于牙髓病，特别是牙髓炎不及时治疗，感染通过根尖刺激根尖周组织引起炎症反应。临床上分为急性根尖周炎和慢性根尖周炎，而以慢性根尖周炎多见。其常见病因包括：

1. 感染　根尖周炎最常见的原因是感染。

2. 创伤　急剧外力，如跌倒碰撞、根管治疗时器械超过根尖孔等造成根尖周围组织创伤，都可引起根尖周炎。

3. 化学刺激　牙髓治疗使用砷剂时失活用量过大、封药时间过长、药物渗出根尖孔，也可引起化学性根尖周炎。

【护理评估】

1. 症状与体征

（1）急性根尖周炎：多由慢性根尖周炎急性发作所致，一般可分为浆液性炎症与急性化脓性炎症两个阶段。病变早期由于根尖周膜内炎症渗出物增加，局部压力升高，使患牙稍高出牙槽窝，临床表现为患牙浮出、发胀感和咬合时有早接触，可有轻度疼痛，与对𬌗牙咬合时症状减轻。当病情继续发展，渗出物瘀积使压力进一步升高，患牙浮出和伸长的感觉逐渐加重，出现自发性、持续性钝痛及咬合痛和叩痛，疼痛不受温度变化的影响，且能准确定位。颌面部相应区域肿胀、疼痛，可伴有体温升高。当脓肿达骨膜及黏膜下时，疼痛剧烈，可扪及波动感。脓肿破溃或切开引流后急性炎症可缓解，而转为慢性根尖周炎。

（2）慢性根尖周炎：一般无明显的自觉症状，有的患牙咀嚼时有不适感，患牙有牙髓炎病史，反复肿胀疼痛。口腔检查可查及深龋洞或充填体及其他牙体硬组织疾病，牙冠变色，探诊及牙髓活力测验无反应，叩诊反应无明显异常或仅有不适感，一般牙不松动，根尖区牙龈有瘘管。

2. 健康史　询问患者是否曾经罹患过牙髓炎，有无反复肿痛史及牙髓治疗史。

3. 心理社会因素　急性根尖周炎患者表现出患牙的剧烈疼痛，表现为紧张、焦虑。慢性根尖周炎患者自觉症状不明显，常被患者忽视，当患牙出现脓肿及瘘管时，才促使患者就诊。由于患者对治疗过程缺乏了解，期望一次治愈，缺乏治疗耐心。

4. 辅助检查　慢性根尖周炎牙髓活力测试无反应，X 线片显示根尖区有稀疏阴影。

【治疗原则】

根尖周炎的急性期治疗以除去病因，建立引流，消炎和镇痛为主；慢性根尖周炎除根管治疗外可根据情况做根尖刮治、根尖切除或牙再植术等。

【常见护理诊断 / 问题】

1. 疼痛　大多数均为慢性根尖周炎急性发作所致。

2. 体温过高　与炎症有关。

3. 焦虑　由颌面部相应区域肿胀，疼痛剧烈引起。

【护理措施】

1. 一般护理　嘱患者注意适当休息，高热患者多饮水，进流质及半流质食物，注意口腔卫生。

2. 心理护理　向患者解释治疗过程和可能出现的问题，及通过以上治疗可以达到的预期效果，消除患者的焦虑情绪，使患者树立治疗疾病的信心。

3. 治疗与用药护理

（1）开髓减压引流的护理：开髓减压引流是控制急性根尖周炎的首要措施。窝洞不封闭，以利引流。

（2）脓肿切开的护理：对急性根尖周炎骨膜下或黏膜下已形成脓肿者，除根管引流外，同时切开排脓，才能有效控制炎症。

（3）急性炎症控制后或慢性根尖周炎应做根管治疗或牙髓塑化治疗，以消除感染，防止根尖周组织的再感染，促进根尖周组织愈合。

（4）全身治疗：遵医嘱服用抗生素、镇痛药、维生素等药物，注意用药后反应。

（5）密切观察患者病情变化，开髓引流后疼痛是否缓解，脓肿切开后症状是否缓解，体温是否恢复正常。

【健康指导】

（1）让患者了解根尖周炎的发病原因及危害，治疗过程及可能出现的问题。

（2）向患者讲明开髓减压及脓肿切开均是应急处理，当急性炎症消退后，必须继续采取根除病原的治疗方法，如根管治疗或牙髓塑化治疗，才能达到根治目的。如根管治疗失败，可拔除患牙。

（3）进行各项治疗时，让患者了解治疗步骤及目的，取得患者的合作。嘱患者按时复诊，保证各项治疗的连续性，达到治疗的最佳效果。

【案例评析】

患者张某，50岁，左第二磨牙患龋病多年未治疗，近来出现患牙阵发性隐痛，常感患牙咬合不适，经口腔检查诊断为“慢性牙髓炎”，医嘱予牙髓塑化治疗。护士小金协助医生给予塑化剂，在操作过程中，患者不慎手碰到了她的手臂，导致器械上的塑化剂掉到口腔黏膜上，引起患者剧烈疼痛，医生及时处理才好转。根据上述病例，护士小金的护理措施是否得当？

解析　护士小金的护理措施不得当。原因：塑化剂可灼伤口腔黏膜，在填塞前要与患者做好解释，不能随意移动身体，慎防塑化剂触及口唇、口角及滴漏在口腔软组织上。特别是患牙为远中邻面洞且龈壁较低时，医生协助医生用暂封材料在远中做假壁后再塑化，上颌牙塑化要防止器械掉入咽喉部和药液流向咽部黏膜等严重情况发生。

第二节　牙周组织病患者的护理

牙周组织病是指牙齿支持组织，包括牙龈、牙周膜、牙槽骨及牙骨质等发生的慢性非特异性感染性疾病。其中以牙龈炎和牙周炎为最常见。在口腔疾病中牙周病和龋病一样，是人类的一种常见病和多发病。

一、牙龈炎

【概述】

牙龈炎（gingivitis）是指炎症只局限于龈乳头和龈缘，严重时可累及附着龈。主要是口腔卫生不良，如牙菌斑、牙垢和牙结石以及其他因素，如食物嵌塞、不良修复体及牙颈部龋的局部刺激引起。此外，妊娠期由于性激素水平的改变也可使原来的慢性牙龈炎加重。

发患者群以儿童和青少年多见。牙龈炎种类较多，以慢性龈缘炎和增生性牙龈炎最常见。牙龈炎的病变是可逆的，一旦病因去除，炎症消退，牙龈即可恢复正常。但部分牙龈炎如果炎症未被控制，可进一步发展成为牙周炎。因此，积极防治牙龈炎，是减少牙周病发病率的重要措施。

【护理评估】

1. 症状与体征

（1）一般无明显自觉症状，部分患者偶有牙龈痒肿感。多数患者往往因牙龈受到机械刺激，如刷牙、咀嚼、说话、吸吮等引起出血而来就诊。

（2）口腔检查发现患者牙龈有色、质及形的改变，即牙龈充血、红肿、光亮、松软，点彩消失，探查出血明显。严重的波及附着龈。炎症刺激龈缘及龈乳头，导致龈乳头圆钝肥大，向牙冠方向增生覆盖，可形成假性牙周袋，但上皮附着（龈沟底）仍位于正常的釉牙骨质界处，牙齿无松动，牙槽骨无破坏，这是区别牙龈炎和牙周炎的重要指征。

2. 健康史　了解患者口腔卫生情况，有无张口呼吸的习惯。了解患者的全身情况，妊娠期妇女由于性激素水平的改变，也可使原有的慢性牙龈炎加重和改变特性。

3. 心理社会因素　牙龈炎多无自觉症状，不易引起患者的注意。当牙龈出血、口臭影响人际交往时，患者易产生孤独、焦虑和自卑心理。

4. 辅助检查　X 线显示牙槽骨呈水平式吸收，牙周膜间隙增宽，硬骨板模糊，骨小梁疏松等。

【治疗原则】

去除病因，以洁治术彻底去除牙石，控制菌斑；教会患者正确刷牙和使用牙线的方法。

【常见护理诊断 / 问题】

1. 口腔黏膜改变　与牙龈组织炎症有关。
2. 社交障碍　与牙龈出血，口臭有关。
3. 知识缺乏　缺乏口腔卫生保健知识，与患者接受卫生教育的程度有关。

【护理措施】

1. 一般护理　指导患者合理营养饮食，增加维生素 A、维生素 C 的摄入，禁烟酒。

2. 心理护理　向患者介绍有关牙周病的预防知识，告知患者治疗后牙龈炎的口臭等症状会很快消失，恢复患者的社交信心。

3. 治疗和用药护理

（1）用药护理：①遵医嘱指导用药，如服用抗生素、用氯己定等含漱液漱口；②协助医生进行局部治疗，抽吸 3% 过氧化氢液与生理盐水供医生交替冲洗龈沟，拭干后涂布碘甘油。

（2）口内有不良修复体者，协助医生取下，消除食物嵌塞。

（3）洁牙术的护理：洁牙术是去除牙菌斑和牙结石的基本手段。全口洁治应分区进行，以免遗漏。

【健康指导】

（1）开展卫生宣教，指导患者采取正确的刷牙方法及其他保持口腔卫生的措施，如牙线及牙签的正确使用。

（2）增强患者的防病意识，积极治疗牙龈炎并定期复查，以巩固治疗效果，避免导致牙周炎而对口腔健康带来危害。

二、牙周炎

牙周炎

【概述】

牙周炎（periodontitis）是牙龈、牙周膜、牙槽骨及牙骨质等牙周支持组织发生的慢性、非特异性感染性疾病。除有牙龈炎的症状外，牙周袋的形成是其主要临床特点。牙周炎和龋病一样，是破坏咀嚼器官的主要口腔疾病之一。

牙周炎的病因基本上与牙龈炎相同，牙龈炎如未能及时治疗或由于致病因素增强，机体抵抗力下降，牙龈炎可能发展为牙周炎。局部刺激因素如菌斑、牙结石、食物嵌塞、牙排列拥挤等都是促进牙周炎的局部因素。全身因素可能与营养代谢障碍、内分泌紊乱、精神因素、自主神经功能紊乱等有关。

【护理评估】

1. 症状与体征　牙周炎的主要临床特征是牙周溢脓、牙齿松动。在牙周炎的早期，症状并不明显，仅为牙龈炎表现，如牙龈肿胀、出血，随着病变的发展逐渐出现咀嚼无力、牙周袋溢脓、口臭、倾斜、伸长或移位，严重时牙齿脱落。牙周炎晚期除有牙周袋形成、牙龈炎症、牙槽骨吸收和牙松动四大特征外，常可出现其他伴发症状：前牙扇形移位、食物嵌塞、继发性牙合创伤，牙根暴露，对温度敏感或发生根面龋、急性牙周脓肿、逆行性牙髓炎等。

2. 健康史　了解患者全身健康状况，有无慢性疾病史，有无牙龈炎、牙解剖形态异常等病史。

3. 心理社会因素　牙周炎是一种慢性疾病，早期因程度较轻，牙齿尚不松动，仅有牙龈红肿和刷牙、进食时出血，常不被患者重视。当疾病进一步发展，出现牙周脓肿、牙齿松动、咀嚼无力或疼痛时，才来就诊，此时松动牙常需拔除。牙缺失后，严重影响咀嚼功能及面容，患者表现焦虑情绪。由于口臭影响患者的社会交往，使其产生自卑心理。

4. 辅助检查　X线表现牙槽骨硬骨板吸收，牙周间隙增宽、牙槽嵴顶降低，严重时牙槽嵴顶部分或全部吸收、破坏甚至消失。

【知识拓展】

牙周疾病的警告

牙龈红肿、松软、刷牙或咬硬物时牙龈易出血；牙齿表面有牙石；牙龈和牙之间有深沟形成，轻压牙龈有脓溢出；牙有不同程度的松动、咬物无力、牙根暴露、口臭。

【治疗原则】

遵循以局部治疗为主，全身治疗为辅的原则。局部主要去除刺激因素，清理牙周袋，固定松动牙；全身抗感染及治疗全身性疾病。

【常见护理诊断/问题】

1. 口腔黏膜改变　与牙龈组织炎症有关。
2. 自我形象紊乱　与牙齿缺失影响面容、口臭而影响正常社交有关。
3. 知识缺乏　缺乏口腔卫生保健知识和对牙周炎危害性的认识。

【护理措施】

1. 一般护理和心理护理　同牙龈炎的护理。

2. 治疗和用药护理

（1）遵医嘱用药：近年来研究认为菌斑是牙周病的主要致病因素。遵医嘱使用抗生素，用氯己定抗菌类漱口剂等；协助医生进行局部治疗用药，用3%过氧化氢溶液冲洗牙周袋，袋内涂以碘甘油或碘酚等药物，涂擦时应避免烧灼邻近黏膜组织。

（2）协助医生进行洁治术或取出口腔内不良修复体或消除食物嵌塞等局部刺激因素。相关护理措施见本章牙龈炎的护理。

（3）消除牙周袋：经局部治疗，牙周袋不能消除者，可行牙周手术清除。常用手术方法有牙龈切除术及牙龈翻瓣术。

【健康指导】

同牙龈炎的健康指导。

【案例评析】

患者李某，男性，67岁，务农，诉牙齿出血、咀嚼无力1个月余。口腔检查：口腔卫生差，牙周有大量牙结石，上切牙临床冠变长，牙龈萎缩Ⅰ度，牙松动Ⅰ度，切牙唇侧移位2mm，牙周袋3～4mm，袋内无溢脓，探诊牙龈出血。医生拟予洁牙术，患者不能理解，不愿接受。

解析　洁牙术是利用特制的锐利器械或超声波洁牙机去除龈上、龈下牙石，消除牙结石和菌斑对牙龈的刺激，以利于牙龈恢复。案例中老人因年纪大，文化程度低，不清楚洁牙的目的，操作前要耐心细致地给老年人说明手术的目的和操作方法，取得患者配合。

第三节　口腔黏膜病患者的护理

口腔黏膜病是发生在口腔黏膜和软组织上的疾病，其种类繁多，较为常见。这些疾病可能是口腔黏膜本身的固有疾病，也可能是全身系统疾病在口腔局部的表现。

一、复发性阿弗他溃疡

【概述】

复发性阿弗他溃疡（recurrent aphthous ulcer，RAU）是指一类原因不明，反复发作且有自限性的、孤立的、圆形或椭圆形溃疡。是最常见的口腔黏膜病，患病率高达20%左右，一般7～10天自愈。病因目前不清楚，多数人认为本病与遗传、免疫失调、自身免疫、感染、胃肠疾病、贫血、内分泌失调、营养缺乏以及精神紧张等多种因素有关。近年来，也有学者认为本病是一种自身免疫性疾病。

【护理评估】

1. 症状与体征　临床上根据溃疡大小、深浅及数目不同将复发性阿弗他溃疡分为轻型、重型和疱疹型。

（1）轻型：最常见，每次1～5个溃疡孤立散在，一般直径2～4mm，圆形或椭圆形，边界清晰，好发于角化程度较差的区域，如唇、颊黏膜。溃疡中央凹陷，基底软，外周有约1mm的充血红晕带，表面覆有浅黄色假膜，灼痛感明显。本病具有复发性，一般分为发作期、愈合期和间歇期。整个发作期一般持续1～2周，具有不治而愈的自限性，溃疡愈合后不留瘢痕，间歇期长短不一。

（2）重型：又称复发性坏死性黏液腺周围炎、腺周口疮。溃疡大而深，常单个发生，似“弹坑状”，直径可达10～30mm，深及黏膜下层直至肌层，溃疡疼痛较重，周边红肿隆起，基底较硬，但边缘整个清晰。初始好发于口角，其后有向口腔后部移行趋势，如咽旁、软腭、腭垂等。发作期可长达月余，甚至数月，也有自限性。预后可留瘢痕，甚至造成舌尖、腭垂缺损。

（3）疱疹样溃疡：又称阿弗他口炎。溃疡小而多，散在分布于黏膜任何部位，直径小于2mm。邻近溃疡可融合成片，黏膜充血发红，疼痛较重。唾液增多，可伴有头痛、低热、全身不适，局部淋巴结肿大等病状，愈合后不留瘢痕。

2. 健康史　了解患者有无全身性疾病，近期有无上呼吸道感染、过度疲劳、消化道不适等诱发因素。

3. 心理社会因素　复发性阿弗他溃疡因溃疡反复发作，虽然没有明显的全身症状和体征，但患者感到十分痛苦。溃疡发作期间，因进食使疼痛加剧，患者常惧怕进食，求治心切。

【治疗原则】

1. 全身治疗　目的是防止或减少溃疡的复发。可用免疫抑制剂，免疫增强剂或中药。

2. 局部治疗　促进溃疡愈合，减轻患者的痛苦。可用含漱剂，局部应用糊剂、霜剂、散剂及局部封闭等。

【常见护理诊断 / 问题】

1. 疼痛　口腔灼痛，与口腔黏膜病损、进食刺激有关。

2. 口腔黏膜改变　与炎症引起黏膜充血、水肿、破溃有关。

3. 知识缺乏　缺乏本病的防治知识。

【护理措施】

1. 一般护理　让患者充分休息，给予全流或半流质、温凉易消化饮食，不可过热，禁食刺激性食物。

2. 心理护理　耐心解释疏导，使其了解本病有自限性，不经治疗 7～10 天也能自愈，减轻其焦虑情绪。特别是对重型溃疡患者，因其病情长而缺乏治疗信心，应反复解释病情，减轻其焦虑情绪，鼓励患者树立信心，积极配合治疗。

3. 治疗和用药护理

（1）镇痛：若疼痛剧烈，可在进食前用 0.5% 盐酸达克罗宁液或 1% 丁卡因溶液用棉签涂布溃疡面，可迅速镇痛。

（2）防腐消炎

①单个溃疡用 10% 硝酸银或 50% 三氯醋酸等烧灼，进行治疗时，护上应协助隔离唾液、压舌，切勿使药液超出溃疡面，以免伤及周围正常黏膜。

②中药散剂局部涂，常用养阴生肌散、锡类散、冰硼散等。

③口腔溃疡药膜（由抗生素、激素、止痛剂等组成）贴敷，1 日数次。也可用 1%～2% 甲紫或 2.5% 金霉素甘油糊剂涂布。对溃疡面大、经久不愈的腺周口疮可局部用糖皮质激素。

④密切观察药物疗效及毒副作用，密切观察溃疡面的愈合情况及有无继发感染。

【健康指导】

（1）注意口腔卫生，餐后漱口，早晚刷牙。

（2）开展疾病知识宣教，让患者了解复发性阿弗他溃疡的防治知识。失眠、疲劳、精神紧张等全身因素均与口腔溃疡的发生有关，要求患者学会自我调节，去除诱因，防止复发。

二、口腔单纯疱疹

【概述】

口腔单纯疱疹（herpes simplex）又称疱疹性口炎。发生在口腔黏膜处称为疱疹性口炎，单独发生在口周皮肤处称为唇疱疹。由Ⅰ型单纯疱疹病毒引起。人体是单纯疱疹病毒的天然宿主，病毒潜伏在正常黏膜、血液、泪液以及神经节细胞中，主要在三叉神经节中。

【护理评估】

1. 症状与体征

（1）疱疹性口炎：本病多见于6岁以下儿童，尤其6个月至2岁的婴幼儿。初起时常出现发热、头痛，患儿流涎、烦躁、拒食，经过1～2天后，口腔黏膜广泛充血水肿，继而出现成簇的透明小水疱，疱破溃形成浅表小溃疡，小溃疡可融合形成大溃疡，其上覆黄白色假膜。7～10天溃疡可自行愈合，不留瘢痕。

（2）唇疱疹：常见于成年人，好发于唇红黏膜与皮肤交界处。开始时局部有灼痛、痒等症状，继之出现多个成簇的小水疱，若继发感染水疱可成脓疱。随后疱破溃结痂，痂皮脱落，局部留下色素沉着。整个病程约10天，但继发感染常延缓愈合，愈合后不留瘢痕。

2. 健康史　了解患者近期有无上呼吸道感染、消化不良、过度疲劳等导致机体抵抗力下降的诱因。有无接触该类疾病的患者。

3. 心理社会因素　唇疱疹患者虽然全身反应较轻，但口腔局部多有不适，又因有反复发作的特点，患者十分苦恼。特别是疱疹性口炎患儿无法用语言表达内心感受，常表现为躁动不安、哭闹拒食，其家长也表现出烦躁、焦虑情绪，求治心切。

4. 辅助检查　生化查找包涵体，电镜检查受损细胞中的病毒颗粒，进行形态学诊断。通过抗原抗体检测进行免疫学检查。

【治疗原则】

主要是保持口腔清洁，对症和支持治疗。

（1）全身支持治疗。

（2）全身应用抗病毒药物，如阿昔洛韦，口腔局部应用抗菌含漱剂等。

【常见护理诊断/问题】

1. 体温过高　由病毒感染引起。

2. 疼痛　由疱疹破溃形成溃疡引起。

3. 口腔黏膜改变　与黏膜充血、水肿、溃疡有关。

【护理措施】

1. 一般护理

（1）让患者充分休息，给予高热量、易消化的流质或软食，若疼痛剧烈，可在进食前用 0.5% 盐酸达克罗宁液、1% 丁卡因涂布溃疡面，饭后用 2.5% 金霉素甘油糊剂局部涂布，每 2 小时 1 次，起到防腐消炎作用。

（2）进行必要的隔离，避免与他人接触，以免传染。

2. 心理护理　对患者及其家属进行心理安慰，介绍治疗方法，消除其烦躁焦虑情绪，使其认真遵医嘱用药，以缩短疗程，促进组织愈合。

3. 治疗和用药护理

（1）遵医嘱使用抗病毒药物及抗生素，进食困难者可静脉输液，补充维生素 B、维生素 C 等。

（2）遵医嘱使用 0.1% ～ 0.2% 氯己定溶液、复方硼酸溶液漱口，去除局部刺激。

（3）注意观察创面的愈合情况及有无继发感染。

【健康指导】

向患者或患儿家属耐心地解释本病的发病原因及特点，餐后清洁口腔，注意口腔卫生，注意增强机体抵抗力。

三、口腔念珠菌病

【概述】

口腔念珠菌病（oral candidiasis）是真菌—念珠菌属感染所引起的口腔黏膜疾病。可发生于任何年龄的人，以哺乳期婴幼儿及体弱儿童多见。病原菌主要为白色念珠菌，此菌常存在于正常人的口腔、肠道、阴道、皮肤等处，但不致病。当宿主防御功能降低时，这种非致病性念珠菌转化为致病性菌。婴儿常在分娩过程中被阴道念珠菌感染或通过被念珠菌污染的哺乳器及母亲乳头感染而致病，又称为新生儿鹅口疮或雪口病。

【护理评估】

1. 症状与体征

（1）鹅口疮好发于婴幼儿的唇颊、舌、软腭等黏膜处，开始损害区黏膜充血，有散在微凸的色白如雪的柔软小斑点，随后融合成白色或蓝白色丝绒状斑片，斑片继续相互融合成大的白色凝乳状斑块。斑块附着不紧，稍用力可被擦掉，暴露红色的黏膜糜烂面及轻度出血创面。患儿常烦躁不安、啼哭、拒食，偶有低热，全身反应轻。当病损波及喉部可能出现呼吸、吞咽困难。出现在口角区，张口时易出血并有疼痛。

（2）成人称为念珠菌性口炎，其病变处有假膜存在，并伴有口角炎，有时主要表现为黏膜充血糜烂及舌背乳头呈团块萎缩，味觉异常或丧失，口腔干燥，黏膜灼痛。

2. 健康史　了解患者的健康状况，是否患有慢性疾病，或长期大量使用抗生素、免疫抑制剂的病史。对于婴儿，应询问其母亲的身体状况和哺乳卫生情况。

3. 心理社会因素　患儿常表现为躁动不安、哭闹拒食，家属也表现出烦躁及焦虑情绪，求治心切。成人常因病变影响社交形象，有焦虑心理。

4. 辅助检查　涂片或培养检查显微镜下可见致病菌丝和孢子。

【治疗原则】…

局部和全身抗真菌药物治疗。

【常见护理诊断/问题】…

1. 口腔黏膜改变　与真菌引起黏膜充血、糜烂有关。
2. 知识缺乏　缺乏婴幼儿保健知识和疾病防治知识。
3. 吞咽困难　与病损波及喉部有关。

【护理措施】…

（1）指导患儿家长给予2%～4%碳酸氢钠液擦拭或漱口，使口腔呈碱性环境，以抑制白色念珠菌的生长繁殖。

（2）患处用消毒纱布清洗后，涂制霉菌素液，每日3～4次，以治疗婴儿鹅口疮或口角炎。

（3）重症患者遵医嘱给予抗真菌药物，如酮康唑或氟康唑。婴幼儿要注意防止脱水。

【健康指导】…

（1）让患者及家属了解疾病的发病原因及预防措施。

（2）经常用温开水洗涤婴幼儿口腔，哺乳期间注意卫生，哺乳用具及母亲乳头要经常清洗消毒，保持清洁。

（3）儿童在冬季宜防护口唇干燥，以免发生皲裂。

（4）长期使用抗生素与免疫抑制剂者应考虑停药。

四、口腔白斑病

【概述】…

口腔白斑病（oral leukoplakia）又称口腔白斑，是发生在黏膜表面不能被擦掉的白色斑块，并排除了其他疾病的可能。属于癌前病变，其癌变率为3%～5%，中年以上男性多见。

其发病原因与局部刺激因素有关，如吸烟、饮酒、辛辣或过热食物、口腔内的残根、残冠、不良修复体以及过锐的牙尖牙嵴等长期刺激均可能诱发白斑。其中吸烟是最常见的原因，其次是白色念珠菌感染和全身因素，如微量元素、微循环改变、易感的遗传体质等，以及维生素A和复合维生素B的缺乏、内分泌紊乱等因素能影响上皮角化，也与白斑的发生有关。

【护理评估】…

1. 症状与体征　口腔白斑好发于颊黏膜，舌部次之，唇、前庭沟、腭、牙龈也有发生。斑块呈灰白色或乳白色，稍高于周围黏膜，边界清楚。初起色浅，表面光滑，后逐渐扩大变厚，表面粗糙，触之较硬。根据白斑表面形态可分为均质型和非均质型两类，均质型白斑表面平坦，或有细纹，分为斑块状、皱纹纸状等；非均质型白斑在白色病变中夹有疣状、结节状突起或有糜烂、溃疡，分为颗粒状、疣状及溃疡状等。患者口腔黏膜有粗糙感、木涩感、味觉减退，当伴有溃烂时，可有刺激痛。

2. 健康史　了解患者的饮食生活习惯，口腔是否存在牙齿损坏导致残根、残冠或不良修复体的刺激等情况，有无慢性疾病病史或长期使用抗生素的情况。

3. 心理社会因素　当患者了解该病可为口腔黏膜癌前病变时，易产生焦虑、恐惧心理。

【治疗原则】

控制病变的发展，控制癌变；使过度增生、形态异常的上皮细胞逆转，恢复正常的组织形态。

【常见护理诊断 / 问题】

1. 恐惧　与担心癌变有关。

2. 口腔黏膜改变　与病损造成口腔黏膜变厚、皲裂、溃疡有关。

【护理措施】

1. 一般护理　要求患者戒烟、戒酒，少食辛辣食物，改正不良的饮食习惯。

2. 心理护理　给予患者积极的心理支持，帮助其消除恐惧、焦虑情绪，使其能正确对待疾病，树立信心，积极配合治疗。

3. 治疗和用药护理

（1）指导患者遵医嘱用药，局部用 0.1% ～ 0.3% 维 A 酸软膏或鱼肝油涂擦。口服维生素 A、维生素 E、维 A 酸 1 ～ 2 个月。

（2）白斑在治疗观察期间如有增生、硬结、溃疡等改变时，及早手术切除或冷冻治疗。术前向患者解释手术过程和手术的必要性，以争取患者的积极配合，并遵医嘱备好手术所需物品，术中正确传递器械，保持手术视野清晰，术后嘱患者遵医嘱服药。

（3）观察患者局部用药及其他治疗，黏膜病变部位是否变薄、变软，面积是否缩小。

【健康指导】

（1）让患者了解戒烟、戒酒是预防口腔白斑病发生的有效措施。

（2）注意口腔卫生，消除一切局部刺激因素。如清除牙结石、拔除残根、摘除不良修复体、磨除龋洞锐缘等。

（3）嘱患者遵医嘱定期复查。对已治愈的白斑患者须追踪观察，一般半年或 1 年复查一次，以便对复发早发现、早治疗。

（4）给予患者积极的心理支持，正确对待疾病，保持乐观的态度，积极配合治疗。

【知识拓展】

口腔白斑的警告

白斑属于癌前病变，但白斑不一定就会癌变。有以下情况者有癌变倾向，应该定期随访：

1. 白斑的类型中，非均质型更易恶变。

2. 白斑的发病部位，常见的危险区有：舌腹、口底、舌侧缘、软腭复合体及口角联合区。

3. 年龄越大，得病时间越长，越易恶变。

4. 女性恶变率高于男性。

5. 与吸烟和念珠菌感染有关。伴有念珠菌感染的白斑更易恶变。

6. 白斑区发现溃疡或基底变硬、表面增厚显著时，或已证明具有癌变改变的损害，应及早予以手术切除。

【案例评析】

患儿，男，新生儿，因咳嗽、气促在个体诊所输液治疗 1 周好转，今发现患儿烦躁不安、哭闹、拒食，检查口腔发现唇颊、舌及腭部黏膜大量白色斑块，家属自行擦除，发现舌面出血急送医院就诊。

解析　婴幼儿长期或大量使用抗生素后极易引起菌群失调，存在于人体口腔、肠道、阴道及皮肤等处的白色念珠菌大量繁殖而致病，好发于婴幼儿的唇颊、舌、软腭等黏膜，稍用力可擦掉，可出现潮红溢血的创面。应与家长做好解释沟通，不必强行擦掉，重点是加强口腔护理，用 2%～4% 的碳酸氢钠液擦洗口腔，每天 2～3 次，使口腔呈碱性环境，抑制细胞生长，促进康复。

第四节　口腔颌面部感染患者的护理

口腔颌面部感染可由口腔内潜在的细菌或口腔外部的细菌侵入引起，前者多为牙源性感染，后者多与损伤等有关。常见的颌面部感染主要有冠周炎、颌面部间隙感染、颌骨骨髓炎等。

一、冠周炎

【概述】

冠周炎（pericoronitis）是指发生在第三磨牙冠周围软组织的炎症，又称智齿冠周炎。临床上以下颌第三磨牙较多见，上颌第三磨牙发生率较低，症状较轻且并发症较少，多发生于 18 ～ 25 岁，是口腔科的常见病和多发病。由于下颌骨的牙槽长度与下颌牙列的位置不相适应，导致第三磨牙阻生、第三磨牙冠周袋形成和细菌感染（图 16-1），是智齿冠周炎发生的主要病因，其中阻生是根本原因。本节主要介绍下颌第三磨牙冠周炎。

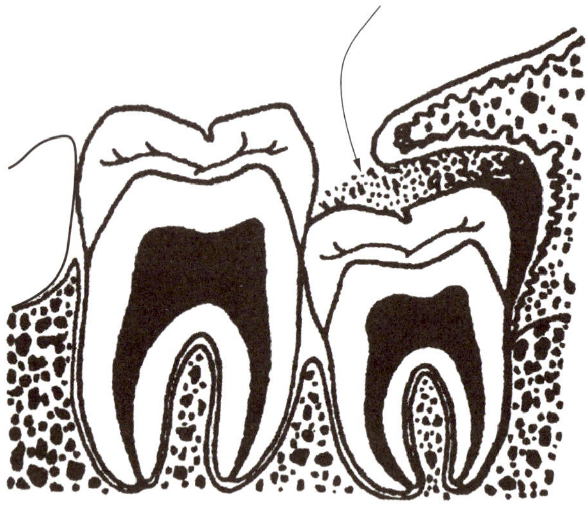

图 16-1　阻生牙盲袋

【护理评估】

1. 症状与体征　常表现为急性炎症过程。初期全身无明显反应，仅感患侧磨牙后区肿胀不适，偶有轻微疼痛。当炎症加重时，局部可呈自发性跳痛并可放射至耳颞区，炎症波及咀嚼肌可出现不同程度的开口受限。炎症继续发展，全身症状渐明显，可出现发热、畏寒、头痛等症状。

口腔检查常见下颌智齿萌出不全，冠周软组织红肿、糜烂、触痛。用探针在肿胀的龈瓣下方可触及牙冠，常有脓性分泌物溢出，有时形成冠周脓肿。严重者感染向邻近组织扩散，患侧颌下淋巴结肿大、触痛。

2. 健康史　了解患者第三磨牙萌出情况，有无疼痛、牙冠萌出位置和方向。

3. 心理社会因素　发病之初症状轻微，多被患者忽略，当感染迅速扩展，出现严重症状后才迫于就诊。阻生牙需拔除时，患者惧怕手术疼痛产生恐惧心理。

4. 辅助性查　X 线检查可帮助确定智齿萌出情况。

【治疗原则】

急性期消炎、镇痛、引流、防止感染扩散；炎症消退后及时处理病灶牙及覆盖的牙龈组织。

【常见护理诊断 / 问题】

1. 疼痛　口腔颌面部疼痛，与冠周炎症有关。

2. 潜在并发症　颌面部间隙感染。

【护理措施】

1. 一般护理　嘱患者适当休息，进食清淡、易消化流质饮食。可用高渗温盐水或含漱剂漱口，每日数次，特别是餐后。

2. 局部冲洗　局部冲洗为智齿冠周炎的治疗重点，协助医师用 1% ～ 3% 过氧化氢溶液、生理盐水、0.1% 氯己定（洗必泰）等反复冲洗龈袋，直至溢出液清亮为止。擦干局部，用探针蘸 2% 碘酒、碘甘油或少量碘酚液入龈袋内，每日 1 ～ 3 次。

3. 脓肿形成护理　如果龈瓣附近形成脓肿，应协助医师及时切开并放置引流条。若为不可能萌出的阻生牙，待炎症控制后，则应及早拔除，以防感染再发。

【健康指导】

儿童应多食粗粮，促进颌骨发育，使牙有正常位置；加强体育锻炼，增强机体抵抗力，避免冠周炎及冠周脓肿发生；定期健康检查，发现冠周炎应及时治疗。

【知识拓展】

口腔智齿拔除的适应证

1. 冠周炎反复发作，成为病灶。
2. 牙位不正，引起邻牙龋病、牙周病。
3. 无足够萌出位置。
4. 对殆牙位置不正或者已经拔除。
5. 反复食物嵌塞。
6. 伴有瘘瘘者，拔牙切除瘘管。

二、颌面部间隙感染

【概述】

颌面部间隙感染是指在口腔、颌面及颈上部各潜在性筋膜间隙中所发生的细菌性炎症的总称。口腔颌面部间隙感染均为继发性，常见于牙源性感染，如下颌第三磨牙冠周炎、根尖周炎、颌骨骨髓炎等；其次是腺源性感染扩散所致，多见于幼儿；损伤性、血源性及医源性感染较少见。感染可局限于一个间隙，也可波及相邻多个间隙，从而形成弥漫性蜂窝织炎或脓肿。若感染未得到控制，还可向颅内、纵隔等处发展，甚至导致全身化脓性感染等严重并发症。

【护理评估】

1. 症状与体征　常表现急性炎症过程，根据感染的性质、途径和部位不同而表现不同。

（1）一般局部表现为红、肿、热、痛、功能障碍，重者高热、寒战。

（2）因感染部位不同，可有其他特殊表现。如：①咀嚼肌受累，可出现张口受限、进食困难；②炎症侵及喉头、咽旁、口底可引起局部水肿，使咽腔缩小或压迫气管，或致舌体抬高后退，造成不同程度的呼吸和吞咽困难；③腐败坏死性感染者局部红、热不明显，但有广泛性水肿，甚至产生皮下气肿，全身中毒症状严重，或出现严重并发症；④浅层间隙感染者炎症局限时可扪及波动感；⑤深层间隙感染者则局部有凹陷性水肿及压痛点。

2. 健康史　仔细询问病史，了解患者是否存在未经彻底治愈的牙病史，患儿母亲有无化脓性乳腺炎病史。

3. 心理社会因素　蜂窝织炎所致局部及全身症状严重，患者感到紧张及焦虑，表现出烦躁不安、失眠、沉默或多语，对疾病的预后十分担忧。

4. 辅助检查

（1）炎症局限形成脓肿后，波动感是浅部脓肿的重要特征，如是深部脓肿，波动感常不明显，但压痛点比较清楚，按压区的表面皮肤出现不能很快恢复的凹陷性水肿。

（2）穿刺抽脓检查，化脓性感染脓液呈黄色或粉红色；腐败坏死性感染脓液稀薄、污黑且常有恶臭。

（3）实验室检查可见白细胞计数明显升高。

【治疗原则】

全身积极治疗原发病，注意和局部治疗相结合。

【常见护理诊断 / 问题】

1. 疼痛　颌面部疼痛，与炎症有关。
2. 有窒息的危险　与肿胀导致咽腔缩小或压迫气管有关。

【护理措施】

1. 一般护理

（1）提供安静舒适的环境，让患者充分休息。

（2）给予高营养易消化的流质饮食，张口受限者采取吸管进食。

（3）嘱其病情轻者用温盐水或漱口液漱口，重者进行口腔护理，用3%过氧化氢液清洗。

2. 心理护理　耐心向患者解释病情及治疗计划，减轻紧张情绪、消除顾虑。给予患者充分的同情及理解，鼓励患者说出心理感受，并有针对性地进行心理疏导。

3. 治疗和用药护理

（1）注意保持局部清洁，急性期脓肿尚未形成时，可局部外敷中成药六合丹、抑阳散、金黄散等。

（2）感染性病灶已形成脓肿引流不畅时，协助医生进行脓肿切开引流术或扩大引流术。

（3）遵医嘱给予镇痛药、镇静药、抗生素等，对于病情严重者，遵医嘱给予全身支持疗法、输血、输液、维持电解质平衡等。

（4）如肿胀严重引起呼吸困难者，遵医嘱备好气管切开术所必需的物品。

（5）体温过高时进行降温处理，如头部湿敷、酒精擦浴等。

（6）密切观察患者生命体征的变化，收缩压的变化是颅内感染的先兆，要早发现、早治疗。儿童高热时防止发生惊厥、抽搐等。

【健康指导】

（1）向患者介绍口腔颌面部的解剖结构特点及重要性，使其认识口腔颌面部感染的危害性。

（2）指导患者进行自我护理，如口腔卫生、进食方式、局部创口的自我保护、预防感染的措施等。

（3）感染控制后，嘱患者及时处理病灶牙，对不能保留的患牙应尽早拔除。

三、颌骨骨髓炎

【概述】

颌骨骨髓炎（osteomyelitis of the jaws）是指颌骨全部骨组织包括骨膜、骨皮质、骨髓及其中的血管、神经的炎症。以牙源性感染最多见，病原菌主要为金黄色葡萄球菌及其他化脓菌，少数为结核杆菌、螺旋体和放线菌等。化脓性颌骨骨髓炎多发生于青壮年，约占各类颌骨骨髓炎的90%，主要发生于下颌骨，但婴幼儿以上颌骨多见。

【护理评估】

1. 症状与体征　根据感染的病变特点，临床上将化脓性颌骨骨髓炎分为中央性颌骨骨髓炎和边缘性颌骨骨髓炎两种类型。

（1）中央性颌骨骨髓炎：指病变始发于颌骨中央的骨松质和骨髓，以后再由颌骨中央向外扩散，累及骨密质及骨膜。多发生于下颌骨，分为急性期与慢性期。急性期：起病急，全身症状重，有寒战、高热、头痛、食欲减退、嗜睡等，进入化脓期后，身体中毒症状较重，可引起败血症。下颌骨急性骨髓炎早期通常有四个特点：①深部剧烈疼痛；②间歇性高热；③三叉神经分布区异常或麻木；④有明显病因。早期牙不松动，肿胀不明显，皮肤无瘘管形成，是真正的骨髓内的骨髓炎；病变继续发展，患区软组织充血肿胀，多个牙松动，有伸长感，脓液可从松动牙的龈沟渗出，不能咀嚼。如炎症未被控制，则可扩散而波及整个颌骨，形成弥漫性骨髓炎。急性期持续10～14天，如炎症未被控制，可因颌骨内的小血管栓塞，导致组织营养障碍及坏死，死骨形成并进入慢性期。慢性期：急性期阶段未得到及时、有效而彻底的治疗，常转入慢性期。患者体征正常或有低热、贫血、消瘦等。局部症状缓解，口内或皮肤软组织硬结、压痛、瘘管形成且长期流脓，有时混杂有小块死骨，严重者有大块死骨形成或发生病理性骨折，出现咬合紊乱及面部畸形，死骨不清除，病变可持续数月至数年。一旦瘘管阻塞或全身抵抗力下降时，炎症则会急性发作。

（2）边缘性颌骨骨髓炎：指炎症继发于骨膜炎或骨膜下脓肿的髓质外板的炎症性病变，然后累及骨髓腔，多见于青年人，好发于下颌支及下颌角部。主要为牙源性感染，常在颌周间隙感染的基础上发生，如咬肌、翼颌间隙脓肿，脓液不能及时排出，则侵犯骨膜骨质。急性期常被间隙感染症状掩盖。慢性期腮腺嚼肌区出现炎性浸润硬块，压痛，凹陷性水肿和张口受限。可有长期排脓的瘘管。探诊骨面粗糙，瘘管阻塞时，炎症可急性发作。炎症发展至骨髓腔时，可并发中央性颌骨骨髓炎，继而有大块死骨形成。

2. 健康史　评估有无龋齿、牙周炎、根尖周炎、冠周炎、泪囊炎等，患儿母亲是否患化脓性乳腺炎。

3. 心理社会因素　急性颌骨骨髓炎一般起病急，病情重，患者及家属均有紧张心理。慢性颌骨骨髓炎因病程迁延，病性反复，患者对治疗缺乏信心。如果发生病理性颌骨骨折，患者出现咬合紊乱和面部畸形，由此严重影响其正常生活及社会交往。

4. 辅助检查　中央性颌骨骨髓炎；2～4 周后 X 线片可见骨质疏松密度减低区，2～3 个月后，显示骨破坏局限，有死骨形成或伴病理性骨折。边缘性颌骨骨髓炎 X 线片早期变化不明显，晚期下颌支后前位片，可见骨皮质不光滑，或有小片死骨形成或骨质增生。

【治疗原则】

急性期以全身应用抗生素，局部切开引流或拔除松动牙为主；贫血者，除一般支持治疗外，还应小量输血，增强机体抵抗力。慢性期应以死骨刮除术及病灶牙拔除为主。

【常见护理诊断 / 问题】

1. 体温过高　与感染有关。
2. 疼痛　牙痛，与炎症有关。
3. 营养失调，低于机体需要量　与感染造成机体消耗增加、摄入不足有关。

【护理措施】

1. 一般护理和心理护理　见颌面部间隙感染。

2. 治疗和用药护理

（1）根据细菌培养和药物敏感试验结果，遵医嘱给予足量的抗生素控制感染，高热失水者给予静脉补液，维持水、电解质平衡。

（2）需要手术治疗者，按手术常规进行护理。

（3）对病理性骨折或摘除死骨术后用钢丝或夹板固定颌骨的患者，可采用加压冲洗法，即用温生理盐水或1 ： 5 000 呋喃西林溶液，将冲洗头放入口内，边冲洗边用吸引器吸出冲洗液，以达到彻底清洁口腔的目的。

（4）为加速创口愈合，改善局部血供及张口度，术后患者可进行理疗及热敷。

（5）密切观察患者的生命体征，对进行引流的患者观察其引流量及脓液性质。

【健康指导】

（1）指导患者在结扎丝及夹板去除后，练习张、闭口运动，直至功能恢复。

（2）给予患者心理支持，保证练习时的耐心和毅力。

（3）指导饮食，勿吃坚硬食物，保证营养摄入，以利身体恢复。

【案例评析】

患者，男性，65岁，因右下颌牙痛半个月，右侧眼下、鼻侧肿胀3天而就诊。患者呈急性面容，表情淡漠。查体：T40℃，P120次/分钟，R28次/分钟，BP85/55mmHg，右侧下颌第三磨牙远中深龋，探（-），叩（++），松动（-），前庭沟肿胀变浅，同侧鼻侧、眶下区肿胀明显，局部皮温增高，压痛和波动感存在，眼裂变小。根据上述病例，应给予患者怎样的护理措施?

解析　颌面部间隙感染可并发败血症、海绵窦血栓性静脉炎、中毒性休克等严重并发症，该患者入院表现休克征象，应立即协助医生积极进行抗休克治疗，如迅速建立静脉通路、控制感染、降温、维持水电解质平衡等治疗，密切观察患者生命体征、神志、瞳孔、尿量等变化，配合医生进行局部脓肿的处理。

第五节　口腔颌面部损伤患者的护理

口腔颌面部居人体显露部位，不论平时或战争均易遭受损伤，其损伤在全身各部位伤中占10%～15%。平时多为工伤、运动损伤、交通事故和生活中的意外伤害所致，交通事故所致损伤占其总数的30%～40%，战时则以火器伤为主。由于损伤原因和程度不同，症状和体征亦各有不同，轻者不留后患，重者可危及生命。

一、口腔颌面部损伤的特点和急救

1. 口腔颌面部损伤的特点

（1）口腔颌面部血供丰富，损伤后出血较多，易形成血肿，组织水肿反应快而重。且因血供丰富，创口组织抗感染及修复能力较强，创伤易于愈合。

（2）损伤常累及牙，一方面，损伤的牙齿或牙碎片可向邻近组织内扩散，并将牙结石及细菌带入深层组织，引起创口感染。另一方面，牙列的位置及咬合关系的判断有助于颌骨骨折的诊断和治疗。

（3）易并发颅脑损伤，尤其是上颌骨或面中1/3损伤容易并发颅脑损伤。包括脑震荡、脑挫裂伤、颅内血肿和颅底骨折等。

（4）口腔颌面部下连颈部，为大血管和颈椎所在部位，下颌骨损伤易并发颈部损伤，要注意有无颈部血肿、颈椎损伤或高位截瘫。

（5）损伤时可因组织移位肿胀、舌后坠、血凝块和分泌物的堵塞而影响呼吸或发生窒息。

（6）外伤后，创口多与口腔颌面部腔窦相通，由于异物的污染与窦内存在大量的细菌，易发生感染。

（7）易致功能障碍和颜面部畸形。颌面部骨折或颞下颌关节损伤均可影响呼吸、咀嚼吞咽、语言及表情等重要生理功能，损伤后引起的瘢痕、组织缺损或面神经损伤，均可造成颜面畸形和功能障碍，给患者生活和精神上带来极大痛苦。

2. 口腔颌面部损伤的急救　急救的根本目的是为了抢救生命，必须全面了解伤情，分清主次和轻重缓急，然后采取正确的急救措施。现场处理时，应从威胁生命的最主要问题开始。因此，首先处理窒息，然后是出血、休克及颅脑损伤等，应随着体征的改变及时采取有效措施。

（1）窒息的急救：防治窒息的关键在于及早发现、及时处理，仔细观察并做出正确判断。如已出现呼吸困难更应争分夺秒进行抢救。①清理呼吸道：首先将舌牵出，用手指或器械伸入口腔咽喉部，迅速取出堵塞物，用口吸橡皮管或用吸引器吸出分泌物、血液、血凝块等。②改变患者体位：先解开患者颈部衣扣，并将患者的头部偏向一侧或取俯卧位，便于唾液和呕吐物的引流。③对因咽部肿胀压迫呼吸道的患者，可经口或鼻插入通气导管以解除窒息。④如上述方法无效，紧急情况下，可用 1 ～ 2 根粗针头在环状软骨和甲状软骨之间做环甲膜穿刺，随后行气管切开术。

（2）出血的急救。①压迫止血：这是临时的止血方法，对于较大血管的出血，还需要做进一步的处理。常用方法有：指压止血法，用手指压迫出血动脉的近心端，可达到暂时止血的目的；包扎止血法，用于毛细血管、小静脉及小动脉出血；堵塞止血法，用于开放性或洞穿性创口或口底出血。②结扎止血：对较大的出血点，可用血管钳夹住，做结扎止血或连同止血钳包扎后转送，口腔颌面部较严重的出血，如局部不能妥善止血，可结扎颌外动脉。③药物止血，适用于组织渗血、小动脉、小静脉出血，将止血药粉与出血创面直接接触，然后立即用纱布加压包扎。局部应用云南白药、吸收性明胶海绵及止血粉等。全身性止血药物有酚磺乙胺、卡巴克络等。

（3）休克的急救：口腔颌面部严重的复合伤，可引起出血性休克。注意休克早期和休克期的全身变化。创伤性休克的处理原则为镇静、止血和输液，可用药物协助恢复和维持血压。失血性休克的治疗，则以补充血容量和止血为根本措施。

（4）伴发颅脑损伤的急救：应卧床休息，严密观察神志、脉搏、呼吸、血压及瞳孔的变化，减少搬动，暂停不急需的检查或手术。对烦躁不安的患者，可给予适量的镇静药，但禁用吗啡。如有颅内压增高现象，应控制入水量，并静脉推注或滴注 20% 甘露醇 200mL。

（5）防治感染：在有条件时，应尽早进行清创缝合术，如没有条件，应早期包扎创口。伤后应及时注射破伤风抗毒素，及时使用广谱抗生素。

（6）包扎和运送。①包扎：包扎是急救过程中不可缺少的治疗措施。常用的包扎方法有：四尾带包扎法和“十”字绷带包扎法。②运送：运送伤员时应保持呼吸道通畅。对昏迷伤员，应采用俯卧位，额部垫高，使口腔悬空。一般伤员可采取侧卧位，避免血凝块及分泌物堆积在咽部。运送途中，应随时观察伤情变化，防止窒息或休克等危重情况发生。搬运疑有颈椎损伤的伤员，应 2 ～ 4 人同时搬运，有一人稳定头部并加以牵引，其他人则以协调的力量将伤员平直“滚”抬到担架上，颈下应放置小枕，头部两侧用小枕固定，防止头的摆动。

二、口腔颌面部损伤

【概述】

口腔颌面部损伤的类型很多，临床上以软组织损伤、牙及牙槽损伤及颌骨骨折为常见。颌面部损伤多因突如其来的外伤、暴力或交通事故所致。

【护理评估】

1. 症状与体征

（1）口腔颌面部软组织损伤：口腔颌面部软组织损伤分为闭合性损伤与开放性损伤。前者常见有挫伤和血肿，表现为皮肤变色及皮下瘀血、疼痛、肿胀等。后者常见有擦伤、刺割伤、撕裂或撕脱伤、咬伤、火器伤等。损伤部位有不同程度的伤口出血、肿胀、疼痛，甚至咀嚼功能障碍等。严重的头发撕脱或撕裂可出现休克。

（2）牙及牙槽损伤：牙及牙槽骨损伤多发生在前牙区。轻则牙体松动，重则发生牙脱位、牙折断，以致伴发牙槽骨骨折。主要表现为 1 个或多个牙齿松动或脱位、牙折断。牙槽骨骨折时常伴唇和牙龈的肿胀和撕裂伤，骨折片移位，引起咬合紊乱。

（3）颌骨骨折：颌骨骨折包括上颌骨骨折、下颌骨骨折等。下颌骨骨折较上颌骨骨折常见，骨折线易发生在解剖结构较薄弱的部位，如颏部、颏孔区、下颌角部、髁突等处。骨折一般均有错位，咬合关系紊乱等，表现为局部肿胀、疼痛、出血和骨折处压痛，咬合错乱。下颌骨骨折伴有下牙槽神经损伤时，会出现下唇麻木。

2. 心理社会因素　日常生活中，颌面部损伤多因突如其来的外伤、暴力或交通事故所致，常给患者及家属带来重大打击，受伤后常有不同程度的面部畸形，从而加重了患者的心理负担，使患者表现出不同程度的恐惧与焦虑情绪。

3. 辅助检查　X 线片显示骨折部位及骨折片移位情况。

【治疗原则】

（1）闭合性损伤主要进行镇痛、止血，以促进血肿吸收，防止感染和恢复功能。

（2）开放性损伤首先处理窒息、休克等严重并发症，待病情平稳后再行清创缝合。

（3）牙齿轻度损伤不需特殊治疗，移位和脱位的牙齿及牙槽骨骨折，手法复位后固定。

（4）颌骨骨折者先进行全身检查和急救，再进行骨质的复位并固定。

【常见护理诊断 / 问题】

1. 疼痛　与外伤导致皮肤黏膜破损、骨折有关。

2. 潜在并发症　出血、窒息、感染、休克等。

3. 营养失调，低于机体需要量　与吞咽困难有关。

【护理措施】

1. 一般护理

（1）患者体位：患者一般取仰卧位，头偏向一侧，以利于唾液及呼吸道分泌物的引流。出血不多合并颅脑损伤的患者，可采取半坐卧位，以利于血液回流，减轻局部组织水肿。

（2）饮食护理：遵医嘱给予流质、半流质饮食，软食或普食，注意营养搭配。特殊患者应由医生特殊制定，如腮腺或颌下腺损伤者不宜食酸性饮食；而腮腺导管损伤者在导管吻合或导管再造术治疗期间应多食酸性饮食。进食方法应根据伤情轻重及口腔情况而定，对伤情较重不宜经口腔进食者，可采用鼻饲法或静脉补充营养。如伤员的唇、腭部有损伤，不能吸吮时应进行喂食，喂食应耐心，顺着伤员吞咽的节奏，慢慢咽入，切勿过快，并注意饮食的温度。

（3）口腔护理：颌间固定的患者在每次进食后，都应用冲洗器、棉签或小牙刷进行口腔清洗，并用漱口剂含漱。禁食或鼻饲的患者每日行口腔护理 2 ～ 3 次。

（4）呼吸道管理：缺氧患者及时给氧，及时清除口、鼻分泌物、呕吐物、异物及血凝块以预防窒息，必要时行气管插管或气管切开。

2. 心理护理　根据患者不同的心理问题加以疏导，鼓励患者说出使其不安及担忧的问题，给予耐心解释及安慰，树立战胜伤痛的信心和勇气。

3. 治疗与用药护理

（1）根据伤情准备急救用品，如氧气、吸引器、气管切开包、急救药品、输液架等。

（2）遵医嘱用药，如输液、输血等，及时注射抗生素、破伤风抗毒素等。

（3）需手术的患者根据手术需要，做好手术前及手术后的护理准备。

（4）密切观察患者生命体征变化，按时测量体温、脉搏、呼吸、血压，密切观察患者神志、瞳孔变化，如有异常，及时通知医生进行处理。

【健康指导】

（1）对口腔颌面部损伤，全身状况良好者，鼓励患者早期下床活动及早进行功能训练，以改善局部和全身的血液循环。

（2）对颌骨骨折患者，应指导其掌握张口训练的时机与方法，逐渐恢复咀嚼功能，减少并发症的发生。

【案例评析】

王医生刚到急救 120 上班不久，就接到交警打来电话，告知高速公路发生一起车祸。他们立即赶往现场，发现因两车碰撞导致数人受伤，大部分以颌面部受伤为主，其中伤者甲面部肿胀明显，口鼻部大量血液涌出；伤者乙头部撕脱伤，额部有伤口正在出血，患者直呼疼痛；伤者丙和丁面部受伤，伤者丁左手不能伸直。王医生立即用2根粗针头在伤者甲环状软骨和甲状软骨之间做环甲膜穿刺，嘱出诊唐护士用注射器抽吸口腔中涌出的血液，处理完毕后对伤者乙行头部包扎，嘱马上建立静脉通路，快速补液。再对伤者丁的左手用夹板固定，经初步处理后快速回医院做进一步处理。你认为王医生的处理正确吗?

解析　王医生的处理正确。口腔颌面部损伤急救的根本目的是为了抢救生命，必须全面了解伤情，分清主次和轻重缓急，然后采取正确的急救措施。现场处理时，应从威胁生命的最主要问题开始，因此，首先处理窒息，然后是出血、休克、颅脑损伤、骨折等其他情况，应密切观察病情，随着患者症状和体征的改变及时采取有效措施。

第六节　口腔先天性疾病患者的护理

先天性口腔颌面部发育畸形以唇裂、腭裂常见，其患病率约为1‰。根据我国出生缺陷检测中心1978年的调查显示，新生儿唇腭裂的患病率为1.81‰，近年来有上升趋势。据统计，唇腭裂男女性别比为1.5 ∶ 1。唇腭裂患者不仅是口腔、颌面骨骼及软组织形态、结构的异常，而且对咀嚼、吞咽、呼吸、语言等功能造成很大影响。对这类患者的治疗，主要采用手术整复的方法，以达到恢复外形和重建功能的目的。

一、唇裂

【概述】

唇裂（cleft lip）是最常见的先天性颌面部发育畸形，唇裂的患儿70%伴有腭裂或牙槽突裂，有时还可伴有心脏及其他部位的畸形。唇裂是胎儿在发育过程中，受到某些因素的影响，使上颌突与球状突未能融合而发生裂隙。

目前病因尚未完全明确，可能与遗传因素和妇女妊娠期间的营养、感染和损伤、药物及有毒化学物质、物理和内分泌等因素有关。

【护理评估】

1. 症状与体征　唇裂常按裂隙的部位和程度进行分类。

（1）按裂隙的部位分类：单侧唇裂和双侧唇裂。

（2）按裂隙的程度分类：Ⅰ度唇裂、Ⅱ度唇裂和Ⅲ度唇裂。

患儿因唇部缺隙，吸吮及进食有一定困难，加之唇部裂开，冷空气直接进入口咽部，患儿极易患呼吸道感染疾病，常会影响患儿的生长发育，可有营养和发育不良。

2. 健康史　了解患儿的全身情况，发育是否正常，有无先天性疾病，如先天性心脏病、胸腺肥大等。询问有无过敏史及传染病史，有无家族史。

3. 心理社会因素　先天性唇裂患儿如未在婴幼儿期进行整复术者，常有自卑心理，性格孤僻，不愿与人交往，常会受到同龄儿童的歧视。患儿父母也受到极大的心理创伤，对患儿的前途忧心忡忡，担心唇裂畸形会影响患儿的智力发育。

【治疗原则】

手术整复，以恢复唇的正常解剖形态和生理功能。最佳的实施年龄是单侧唇裂 3 ～ 6 个月，双侧唇裂推迟到 6 ～ 12 个月。

【常见护理诊断 / 问题】

1. 有窒息的危险　与全麻手术后体位及喂养不当有关。

2. 有感染的危险　与手术创口及小儿不配合有关。

【护理措施】

1. 一般护理

（1）指导家长正确的喂养方法。术前 3 天尽可能用汤匙或滴管喂饲流质饮食或母乳。

（2）保持口腔颌面部清洁，预防感染。

2. 心理护理　让患儿家长了解先天性唇裂患儿智力一般均属正常，不必过分忧虑，介绍唇裂的预后情况，增强信心，消除自卑感和心理创伤，积极鼓励其参与社会活动和人际交往。

3. 治疗和用药护理　手术治疗是修复唇裂的唯一手段。唇裂手术的年龄，主要根据患儿健康状况和畸形程度等做出决定。一般认为单侧唇裂整复术最合适的年龄为 3 ～ 6 个月，而双侧唇裂整复术年龄以 6 ～ 12 个月最合适。

4. 术前护理

（1）对患儿进行全面身体检查，包括体重、营养状况、心肺状况。血红蛋白、白细胞、出血时间及凝血时间都应在正常范围。常规进行 X 线胸部透视或摄片，特别注意有无先天性心脏病，胸腺有无肥大。无论全身或局部出现不正常情况，均应推迟手术。

（2）术前教育：①指导患儿家长改变喂养方式，术前 3 天停止母乳和奶瓶喂养，开始训练用汤匙或滴管喂食，以适应术后进食方式。②向患儿家长介绍术前注意事项，指导家属注意患儿的保暖，衣着薄厚恰当，防止受凉感冒而影响手术。③告知患儿家长应在术前 4 小时给予患儿 10% 葡萄糖液或糖水 100 ～ 150mL 口服，随后即需禁食。

（3）术前 1 天做局部皮肤准备：用肥皂水清洗上下唇及鼻部，并用生理盐水棉球擦洗口腔。如系成人，应剪除鼻毛及剃须、洁牙、清除病灶，并用含漱剂漱口。

5. 术后护理

（1）保持呼吸道通畅：术后患儿麻醉未醒前，应使患儿平卧，头偏向一侧，以免误吸。

（2）麻醉醒后取屈膝侧卧位，头偏向一侧，以利口内分泌物流出，用约束带或护臂夹板固定双臂，以免患儿用手搔抓唇部创口。

（3）饮食护理：患儿清醒后4小时，可给予少量葡萄糖水，若无呕吐，可开始喂奶粉或流质饮食，示范并指导患儿家属用滴管或小汤匙喂饲。喂食时，汤匙置于健侧，尽量不接触伤口，以免引起感染。术后10天方可吮吸母乳或奶瓶。

（4）术区在术后1日内可加压包扎，防止伤口出血。术后第2天即可使唇部创口暴露，每日以0.9%生理盐水清洗创口，切忌用力擦拭。如有血痂存积，可用3%过氧化氢液或生理盐水清洗，以防痂下感染，保持创口清洁。创口张力较大时，使用唇弓固定，唇弓松紧要适度，应注意观察皮肤对胶布有无过敏反应及皮肤压伤，如有发生应及时拆除。唇弓一般于术后10天去除。

（5）遵医嘱给予适当的抗生素，以预防感染。

（6）如创口愈合良好，可在术后5～7天拆去缝线。如提前拆除，应行清洁换药和加强减张固定。术后或拆线后，需提醒患儿家属防止患儿跌跤及碰撞唇部，防止伤口裂开。

6. 出院指导

（1）教会患儿家属清洁唇部及牙槽骨的方法。

（2）术后3个月内复诊，如发现唇部或鼻部的修复仍有缺陷，可考虑12岁或适当时间施行二期整复术。

【知识拓展】

微笑列车

“微笑列车”是美籍华人王嘉廉先生于1999年在美国正式注册的非营利性慈善组织，其主要宗旨是帮助世界各地的贫困唇腭裂患者解除病苦、免费实施矫治手术。1999年3月，中华慈善总会和美国“微笑列车”项目部正式签订第一期合作协议，由美国“微笑列车”项目部出资，中华慈善总会具体实施，为我国先天性唇腭裂贫困患儿进行初期矫治手术。

二、腭裂

【概述】

腭裂（cleft palate）可伴随唇裂发生，也可单独发生。腭裂与唇裂一样，是胎儿在发育过程中，因某种因素的影响，使面部前腭突与侧鼻突、鼻中隔的互相连接受阻而形成的裂隙。

绝大多数畸形的发生是遗传与环境两种因素共同作用的结果。此外，妇科疾病或经常接触放射线等，也可能导致胎儿发生畸形。

【护理评估】

1. 症状与体征　腭裂根据裂隙程度不同，可分为软腭裂、不完全性腭裂、单侧完全性腭裂、双侧完全唇腭裂。

因腭裂造成鼻口相通，使吸吮、进食、发音等功能障碍。进食时食物易从鼻腔溢出，吞咽常有食物反流，易引起咽鼓管及中耳的感染，部分患儿有听力降低；发音时含橄榄语音；因鼻腔失去对空气的过滤和加温作用，易发生上呼吸道感染。部分患儿可有上颌骨发育不全，面中 1/3 塌陷，呈刀削状脸。

2. 健康史及心理社会因素　见唇裂。

【治疗原则】

手术整复，一般认为 1 岁半至 2 岁进行手术，有利于语言的正常矫正。

【常见护理诊断 / 问题】

1. 有窒息的危险　与全麻手术后体位及喂养不当有关。
2. 有体温升高的危险　与手术创伤有关。
3. 潜在并发症　创口出血、感染、裂口。
4. 婴儿喂养困难　与腭裂造成鼻腔与口腔相通有关。
5. 语言沟通障碍　与腭裂及手术有关。

【护理措施】

1. 一般护理和心理护理　见唇裂的护理。
2. 治疗和用药护理　见唇裂的护理。
3 术前护理　见唇裂的护理。
4. 术后护理

（1）全麻未清醒前，取平卧位，头偏向一侧，以便口内分泌物流出，防止窒息或吸入性肺炎。麻醉完全清醒后可取头高卧位，以减轻局部水肿。

（2）保持呼吸道通畅，用吸痰管及时吸出口、鼻腔血性渗出物和呕吐物。吸引时切勿接触伤口，以免引起伤口出血。

（3）密切观察伤口及鼻腔有无渗血及喉头水肿，保持腭护板固定位良好，防止松脱。

（4）遵医嘱应用抗生素，预防感染。鼻内可用 1% 呋喃西林麻黄碱液滴入，每日 3 次。

（5）术后应保持患儿安静，避免大声哭闹，以防腭部伤口裂开，并注意保暖，预防感冒，以免因咳嗽影响创口愈合。

（6）如患儿合作，应每日清洗口腔，成人每次餐后都应用漱口剂漱口，防止食物黏附于创口，引起创口感染。

（7）饮食护理；相关措施见唇裂的护理。

（8）术后 8 ～ 10 天可分次抽除两侧松弛切口内填塞的碘仿纱条，腭部创口缝线可手术后 2 周拆除，1 ～ 2 个月后做语音训练。

5. 语音训练　腭裂整复术后为正确发音创造了解剖条件，但一般仍需进行一段时间的功能训练后，才可能获得较正确的语音。而对年龄较大或成年时行手术治疗者，由于其已经形成一定的腭裂语音习惯，即使进行了解剖上的重建，发音效果仍往往不能令人满意，在这种情况下，语音训练就更成为整个腭裂治疗中十分重要的环节。腭裂整复术后 1 ～ 2 个月开始进行语音训练，其训练分两个阶段进行。

（1）第一阶段：主要是练习软腭及咽部的肌肉活动，使其有效地完成“腭咽闭合”动作。此阶段中较常用的有以下几种方法：①吹气法：这是一种最简单而有效的方法，可以训练正确的呼吸方向，以及逐渐增加口腔中的气压。可用玻璃管吹水泡或肥皂泡，或练习吹笛子、吹气球、喇叭、口琴等。②练习唇舌部肌肉活动：唇舌的肌肉活动对正确发音有密切关系。腭裂患者在发音时常常运用唇舌的运动强行代偿，因此，必须重新训练，以纠正其不正确的习惯，使唇舌肌肉变得灵活和协调。

（2）第二阶段：在软腭、咽部以及唇舌部的肌肉活动已趋正常，“腭咽闭合”也已基本恢复正常后，就可以开始第二阶段的发音练习。常用的有以下几种方法：①练习单音：可按学习汉语拼音法进行训练，在练习字母发音时，最好由专门人员指导，并注意观察患者不能准确发音的原因，并随时予以纠正。在这方面学校的教师和家属应积极协助，反复耐心地教导练习，直到掌握为止。②练习单字的拼音：能够准确发出元音及辅音字母后，即可以开始练习单字的拼音。③练习语句及谈话：在拼音的基础上，可练习一些简短的语句和谈话。在练习语句时，要求语句的每个单字发音清楚，待能缓慢而正确地读出短句后，再进一步练习朗读较长的文章，速度也可逐渐加快。可先由练习唱歌、朗诵、读报等做起，然后再练习谈话。

语音训练需要在一定的指导下，患者长时间的坚持、不懈的努力才能取得良好的效果。

【案例评析】

患儿刘某，男，因发现腭裂 2 年伴言语不清而入院。完善各种检查后在全麻下行腭裂修补术，术后 4 小时患儿麻醉已醒，遵医嘱护士及家长给患儿喂食糖水，不慎引起患儿呛咳，孩子哭闹不已。根据上述案例，你认为护士应进行怎样的护理措施?

解析　腭裂修补手术后的护理很关键，其中防止伤口复裂是很重要的方面。要让孩子保持安静，避免大声哭闹，避免引起患儿哭闹的各种因素，如喂食不可操之过急，可用小汤匙或滴管喂少量流质饮食，每次不可过多，避免呛咳。

【学习检测】

参考文献

[1]孙勇刚，王兴．现代口腔颌面外科学诊疗手册[M]．北京：北京医科大学出版社，2000.

[2]张志愿．口腔科学[M]．北京：人民卫生出版社，2013.

[3]田勇泉．耳鼻咽喉头颈外科学[M]．北京：人民卫生出版社，2013.

[4]高学军，沙月琴．现代口腔内科学诊疗手册[M]．北京：北京医科大学出版社，2000.

[5]陈燕燕．眼耳鼻咽喉口腔科护理学[M]．北京：人民卫生出版社，2014.

[6]谢洪．口腔颌面外科学[M]．北京：人民卫生出版社，2006.

[7]葛坚，王宁利．眼科学[M]．北京：人民卫生出版社，2015.

[8]马惠萍．五官科护理学[M]．北京：科学出版社，2008.

[9]中华医学会．临床技术操作规范：眼科学分册[M]．北京：人民军医出版社，2007.

[10]韩杰．眼科临床护理手册[M]．北京：科学技术文献出版社，2009.

[11]韩杰．实用眼科护理及技术[M]．北京：科学出版社，2008.

[12]曾常爱．五官科护理学[M]．北京：科学出版社，2007.

[13]席淑新．眼耳鼻咽喉口腔科护理学[M]．北京：人民卫生出版社，2012.

[14]李敏．五官科护理学[M]．北京：人民卫生出版社，2009.

[15]郭剑．五官科护理学[M]．上海：同济大学出版社，2007.

[16]黄选兆，汪吉宝．实用耳鼻咽喉科学[M]．北京：人民卫生出版社，2005.